医院全面质量管理

实践

《现代医院管理与等级评审指南》丛书

主　编　朱丽琴

副主编　祝益民　柴湘平　杨飞龙　万欢　陈湘华

U0783920

湖南科学技术出版社·长沙

3

图书在版编目（CIP）数据

医院全面质量管理实践 / 朱丽琴，祝益民主编.
长沙 ：湖南科学技术出版社，2025. 3. -- （现代医院管理与等级评审指南）. -- ISBN 978-7-5710-3460-3

Ⅰ. R197.323.4

中国国家版本馆 CIP 数据核字第 202558WOB8 号

YIYUAN QUANMIAN ZHILIANG GUANLI SHIJIAN
医院全面质量管理实践

主　　编：朱丽琴　祝益民
出 版 人：潘晓山
责任编辑：李　忠
出版发行：湖南科学技术出版社
社　　址：长沙市芙蓉中路一段 416 号泊富国际金融中心
网　　址：http://www.hnstp.com
湖南科学技术出版社天猫旗舰店网址：
　　　　　http://hnkjcbs.tmall.com
邮购联系：0731-84375808
印　　刷：长沙鸿发印务实业有限公司
　　　　　（印装质量问题请直接与本厂联系）
厂　　址：长沙市长沙县黄花镇工业园 3 号
邮　　编：410137
版　　次：2025 年 3 月第 1 版
印　　次：2025 年 3 月第 1 次印刷
开　　本：740 mm×1000 mm　1/16
印　　张：12.5
字　　数：278 千字
书　　号：ISBN 978-7-5710-3460-3
定　　价：53.00 元

前 言

　　质量是医院的生命线，医院作为人类健康服务的核心机构，肩负着重大民生的社会责任；质量管理是医院发展的永恒主题，不仅直接影响患者生命安全，同时对社会资源的高效利用、医疗技术的创新发展以及医疗服务的公平可及产生深远影响。

　　当今世界正经历着百年未有之大变局，我国正处于中华民族伟大复兴的关键时刻，医院面临的挑战和机遇也是前所未有的。信息技术的迭代更新与人工智能的快速发展，人与人的联系从未如此快捷与紧密，然而人与人的关系却从未如此陌生与疏离，在"以人为本"的医院实现高质量发展，不但要实现医疗技术和服务能力的升级革命，还要追求医院运行效率的最大化。在这一背景下，医院全面质量管理显得尤为重要。

　　全面质量管理追求的是一种"以人为中心（包括患者与员工）"的、以持续改进为灵魂的管理哲学，强调全面、全员、全过程。这一理念要求医院的质量管理是一项战略决策，从患者导向出发，把满意度作为决定因素，在实现医疗质量、运营效率和服务体验全面提升的过程中，整合多学科资源，构建以追求卓越和高质量发展为核心的管理体系。

　　本书聚焦医院全面质量管理的理论前沿和实践热点，旨在为医院管理者、医疗从业者以及相关研究人员提供一份系统性、前瞻性和实践性的指导蓝图。全书以理论与实践并重的写作思路，从宏观布局到微观实施，层层递进，全面展现了医院质量管理的系统性、科学性与可持续性。首先，从宏观视角出发，探讨医院全面质量管理的理论框架、发展脉络及发展趋势，梳理出全面质量管理的核心理念与基本路径。其次，详细阐述了医院全面质量管理体系的构建与运行，展示了如何在医院内部构建动态且高效的管理网络，并强调基层参与和多层联动在质量管理中的重要性。第三，以建设原则为指导，从体系策划与设计、文件编制到运行与评价，提供了全流程指引，详细分析了评价指标与常用工具的应用，以及外部评价机制的探索，为医院管理者构建高效且符合国际标准的质量管理体系提供了切实可行的操作指南。第四，将理论与实践紧密结合，围绕内部培训、内部控制与内部审核三大核心环节，全面阐述通过闭环管理提升医院整体质量管理水平的具体措施，不仅体现了全面质量管理的现代化内涵，更为医院治理提供了一种新的实践模式。最后，深入探讨了长效运行的动力机制，从领导力、执行力、服务力到文化力四大维度，系统分析如何增强组织领导力、激发团队执行力、优化服务能力与营造积极文化氛围，为全面质量管理提供坚实保障。

全面质量管理的核心在于实现从理念到行动的全面转化，其本质是推动医院组织与每位成员的共同进步。管理者不仅需要系统性的思维，更需要从患者视角出发，始终坚持以人为本的价值导向。大道万千，不可穷尽。我们的愿景是建造一个以"质量"为核心的医院卓越服务的管理体系，不仅要追求"零医疗事故"的目标，更要致力于创造"患者至上"的医疗环境。面向新时代，医院全面质量管理更需拥抱创新与变革，通过跨团队的协作，努力消除每一个细小瑕疵，提高患者的参与感与满意度，这才是我们更深层次的追求。因此，本书作者团队汇聚了来自医疗、管理等多个领域的专家学者，力求从理论高度到实践深度均能展现全面质量管理的魅力与价值。希望这本书不仅是一本系统化的理论指南，更是贴近实践的行动手册，能为推动医院高质量发展提升提供有力支撑。

编　者
于长沙

目录

§1

概　　述

§1.1 质 量

一、质量的定义

质量是产品或服务满足明确或隐含所需能力特征和特性的总和。目前更流行、更通俗的是从用户的角度去定义，质量是用户对一个产品（包括相关的服务）的满足程度。质量是产品或服务的生命，受生产经营管理活动中诸多因素的影响，是各项工作的综合反映。因此，大质量管理思想和管理方法必不可少，树立大质量观，必须进行全面系统的管理。

二、质量观的演变

质量观的演变源远流长，它伴随着商品的出现而出现，几乎贯穿于人类的所有活动，整个人类发展史也可被看作是一部质量观发展史。质量概念的演变是从质量定义为"符合指示"开始，到产品的未来使用及顾客的需求和期望，并随着社会的发展而不断演变深化。在不同的阶段，人们对质量的认知是不同的，它随着经济发展和社会进步不断演变，质量理念的变化大致经历了 4 个阶段（表 1-1）。

表 1-1　　　　　　　　　　质量理念经历的 4 个阶段

	符合性质量	适用性质量	满意性质量	感知性质量
时间	20 世纪初至 20 世纪 50 年代	20 世纪 60—70 年代	20 世纪 80 年代至 21 世纪 10 年代	21 世纪 10 年代至今
含义	一组固有特性满足规定要求的程度	一组固有特性满足使用要求的程度	一组固有特性满足顾客和其他相关方要求的能力	顾客感知价值
范畴	技术管理	项目管理	企业经营管理	生态链管理
质量观	狭义质量	广义质量	大质量	大质量
质量职能	辅助职能	行政职能	改进职能	战略职能
协调者	质量经理	项目经理	质量管理委员会	战略管理委员会
关注点	产品质量/产品过程质量	产品、服务质量	经营质量	战略质量
管理方法	质量检验/统计质量控制	全面质量管理	全面质量管理/标准化管理	数字化质量管理

（一）符合性质量

20 世纪初至 20 世纪 50 年代，认为质量就是产品或服务符合规定的技术标准，以检验为手段。这是长期以来人们对质量的定义，认为产品只要符合标准，就满足了顾客需求。"规格"和"标准"有先进和落后之分，过去认为是先进的，现在可能是落后的。落后的标准即使百分之百地符合，也不能认为是质量好的产品。同时，"规格"和"标准"不可能将顾客的各种需求和期望都规定出来，特别是隐含的需求与期望。

（二）适用性质量

20 世纪 60 年代至 20 世纪 70 年代，认为质量是产品或服务在使用或履行时能够成功满足用户需求的程度，在设计、研发、生产及服务等各个环节进行控制，提供满足用户使用需求的产品。质量管理专家朱兰从顾客的角度出发，提出了"适用性"的观点。对顾客而言，他们很少知道"规范"是什么，质量就意味着产品在交货时和使用中的适用性。故"适用性"就是产品使用过程中成功地满足顾客要求的程度，是一种以顾客为中心的主观质量观。

（三）满意性质量

20 世纪 80 年代至 21 世纪 10 年代，认为质量是反映实体满足明确和隐含需要能力的特性总和（ISO 8402），一组固有特性满足要求的程度（ISO 9000），体现了以客户为关注焦点的原则。这种质量不仅要满足顾客对产品的稳定性、可靠性、性能、寿命、安全性等质量指标及价格、服务等方面的要求，还要满足客户的个性化需求、竞争性体验、服务过程心态感受等方面的需求，需要全方位、持续获得客户认可和满意。

（四）感知性质量

21 世纪 10 年代至今，认为质量是顾客对产品或服务的感知价值，是指顾客购买某一产品与服务所期望获得产品价值、服务价值、人员价值和形象价值等构成的总体利益与顾客为购买所耗费的时间、精神、体力及所支付的货币资金等构成的差额。顾客感知价值是主观的，由产品价值、服务价值和体验价值 3 个核心驱动要素构成。1982 年，格鲁诺斯（Christian Gronroos）第一次提出了顾客感知服务质量概念，其思想核心是"质量是由顾客来评价的"。顾客满意度是衡量企业成功、推动企业不断进步的重要指标之一，企业必须不断提供具有高感知价值的产品或服务。

§1.2 质量管理

一、质量管理的定义

质量管理是为了能够在最经济的水平上，考虑充分满足顾客要求的条件下，进行市场研究、设计、制造和售后服务，把内部各部门的研制质量、维持质量和提高质量的活动构成为一体的一种有效的体系（费根堡姆）。国际标准化组织的定义：在质量方面指挥和控制组织的协调活动，通常包括制定质量方针和质量目标、质量策划、质量控制、质量保证、质量改进。质量管理遵循七个原则：以顾客为关注焦点、领导作用、全员参与、过程方法、持续改进、循证决策、关系管理。

二、质量管理发展史

（一）检验质量阶段（20 世纪 20—30 年代）

以 1908 年泰勒发表《科学管理》为起点，质量管理开始步入科学化轨道。科学管理强调在人员中实施科学分工，提出将计划职能与执行职能分离，并在两者之间增加检验环节，以监督和检查计划、设计、产品标准等内容的贯彻执行。这一理念推动了质量检验的专业化，促进了产品技术标准（技术规范）的落实与相关制度的不断完善。在此过程中，各类检验工具和技术也得到了迅速发展，为质量管理奠定了坚实的技术基础。然而，随着社会科技、文化和生产力的不断进步，人们逐渐认识到事后检验无法有效实现预防和控制的功能，这推动了质量管理理念的进一步转变和创新。

（二）统计质量控制阶段（20 世纪 40—50 年代）

为了实现质量预防，贝尔实验室在休哈特的领导下成立了过程控制课题组，提出了"实现控制、预防废品"的理念，主张通过对生产过程的控制来确保产品质量。课题组要求生产人员在生产过程中严格规范操作，并创立了控制图，旨在提前发现生产过程中可能的异常，从而稳定质量。控制图证明了生产过程中的差异会直接导致产品质量的差异，这一理论最终发展为六西格玛管理体系的基本概念之一。同时，课题组提出了"产品检查批允许不合格品率"的概念，并设计了抽样检查表，从而减少了总体检查量。这种方法有效地将预防控制与科学检验相结合，推动了质量管理的精确化和高效化

（三）全面质量管理阶段（20 世纪 60 年代至 21 世纪初）

随着第三次科技革命的推进，生产力迅速发展，科学技术日新月异。20 世纪 60 年代初，费根鲍姆提出了全面质量控制（total quality control，TQC）的概念，定义为在最佳经济水平并考虑充分满足顾客要求的条件下，进行市场研究、设计、生产和服务，把企业内部各部门的研制、维持和提高质量的活动，构成一体的一种有效的体系。日本企业在戴明和朱兰的指导下率先实践了 TQC 方法，并开发了一系列新的实用工具、技术和操作系统。石川馨提出了石川图（或鱼骨图），用于进行根本原因分析，揭示因果关系；同时，他还发展了质量圈，将产品质量的事后检验转变为生产过程中的质量控制。到了 20 世纪 70 年代，受日本产品市场渗透以及费根鲍姆、朱兰、戴明和克劳斯比等人的影响，美国开始发展全面质量管理（total quality management，TQM）。世界各国的质量组织和学术机构纷纷将这些理念与质量管理实践相结合，最终形成了全面质量管理的概念，并将其提升到企业经营层面，强调质量管理应覆盖整个组织，并提供了基于 TQM 的整体组织方法指南与评价标准。后来，克劳斯比提出了零缺陷的概念，强调质量管理的重点应放在预防，而非过程控制。

（四）生态链质量管理阶段（21 世纪 10 年代至今）

这一阶段又称"质量 4.0"。"质量 4.0"概念源自"工业 4.0"，最早在 2011 年德国汉诺威工业博览会上提出，标志着全球迈入第四次工业革命的新时代。互联网的普及使信息变得愈加透明，传统基于信息不对称的经济模式受到冲击，这一变革推动了人们对个性化产品的追求，质量管理的焦点也从"基于缺陷的角度来描述质量"转变为"从客户的体验来描述质量"。在此背景下，"质量 4.0"的概念应运而生。在质量 4.0 出现之前，人们习惯从缺陷的角度描述质量，关注点主要集中在企业内部。然而，与质量 4.0 所强调的客户体验需求相比，这种视角显得有限。因此，人们借鉴了美国营销领域知名专家 Zeithaml 于 1988 年提出的"客户感知价值"理论，将质量的定义拓展为"顾客感知价值"（Zeithaml，

1988）。这一理论解释了许多仅靠满意度无法回答的现象，例如某些产品或服务尽管满意度不高，却因其较高的感知价值而在市场上取得成功。

三、历次工业革命中的质量管理发展

（一）早期至第一次工业革命

人类社会的进步发展史是一部质量不断提升改进的创新史。多项考古发现证明，即使在原始社会，质量也推动了人类文明的繁荣。早在 3 000 年前，就出现了各种质量保证的技术与制度，成为沿用至今的许多基本制度的雏形。在之后漫长的演变中，许多国家都发展出一套适应于本国特点的质量管理制度体系，其中共性的包括质量技术开发、质量标准规格、质量监管制度等。

中世纪的欧洲，封建领主和专业协会会在织物上加上一定的标记，用来表示织物的质量。质量控制活动生成的数据被汇总到分类账中，用于会计和计划目的。随着工业革命的到来，批量化生产逐渐兴起，逐步有了标准以及标准化的概念，并且由于大量商品交换活动，开始了检验与验证方面的工作。需要重点指出的是，零件的标准化对于生产和质量的贡献。标准化是大量实践基础上的群众智慧，美国机械工程师伊莱·惠特尼是早期采用这一思想最成功且最知名者，他明确提出可互换零件的批量生产概念。按照标准化和互换化的要求，大幅提高了生产效率，降低了缺陷率，且更容易维护保养，因而大规模生产成为可能。

（二）第二次工业革命

20 世纪初期，泰勒、法约尔等学者的研究使管理真正成为一门科学。随着工厂规模和产品产量提升，质量成为竞争力的主要维度，质量管理被明确提出。统计学家沃特·休哈特提出的统计工具和控制图具有里程碑意义，标志着质量检验从事后控制转移到过程控制。后来，戴明和朱兰为质量管理增添了组织方面的内容，最终形成了以科学管理、工业民主和工业统计等为基础的现代质量管理学科。戴明集成了休哈特的统计思维，更偏重工程知识；朱兰则研究出一套综合管理系统，他根据在美国西电公司获得的经验，撰写了知名的质量三部曲，即质量计划、质量改进和质量控制，该理论能够通用于各类组织，并独立于其他学科，标志着质量管理正式成为一门管理学科。此后，在戴明和朱兰等人开辟的道路上，又不断加入工业工程、运营管理、供应链管理等理论成果，使质量管理成为重要的管理学科之一，尤其是到了 20 世纪 70 年代后期，日本因其杰出的质量表现获得显著的国际竞争优势，在此之后，质量管理几乎成为科学管理的代名词。

这一阶段，对质量的关注已经从检测和过程控制转移到对改进提升的研究中去。值得指出的是，对数据处理分析的重视是质量管理与其他管理学科如战略、人力资源、组织等的重要区别，许多致力于质量管理的人常为学习概率论和各种统计模型而苦恼。

（三）第三次工业革命

第三次工业革命源于计算机的出现。从设计开始，物料采购、生产制造、仓储物流等都可以通过计算机辅助，将大型连续流生产系统的规模与车间的灵活性结合在一起，使得

"大规模定制"成为可能。在这个阶段，质量学科向两个方向开始了分叉：一个分支是注重从组织管理的角度看待质量问题，通过计划、组织、协调、控制、反馈等管理手段，强化质量意识，落实质量责任，从而加强企业的质量绩效，典型代表是全面质量管理的不断升华；而另一个分支则从工程角度出发，沿着费舍尔开创的统计学道路，解决具体的工程实践问题，典型代表之一是田口玄一的稳健性设计。该方法通过实验设计改进产品和流程的稳健性，同时极大提高产品精度，降低误差和成本。这两个分支都不可避免地与计算机结合起来，产生了应用广泛的管理软件，如质量管理软件（QMS）、统计过程控制（SPC）、客户管理系统（CRM）、企业资源规划（MIS）、管理信息系统（ERP）等。

（四）第四次工业革命

自传感器和物联网设备的数据助推了第四次工业革命，而计算机算力的提高则为其提供了动力。物联网是互联网连接到物理设备和日常对象的扩展，将电子器件、网络协议或其他形式的硬件嵌入机器和产品中，可以实现终端通信和交互，并进行远程监视和控制。信息技术和制造业正在不断融合，生产也变得越来越自主。这一切发展对于数据科学家来说也蕴含更多的意义。工业4.0涉及的技术变革很多，已经得到了快速发展和应用，主要包括：①大数据技术；②人工智能；③智能制造；④区块链技术。这些技术将对质量管理现有的基本框架发起全面挑战。

四、质量管理现状

（一）高层对质量的重要性认知不够

在谈论质量时常表现得慷慨激昂，但面对实际质量问题时却往往优先考虑经营需求，为了控制成本而降低质量标准，导致品牌美誉度下降，并对企业的长期发展造成巨大损害。在一些领导眼中，质量团队的存在感微乎其微，只有在质量问题爆发时才被动"救火"，这种现象在许多组织中普遍存在。

（二）未建立实质性的质量管理体系

质量管理体系的框架源于ISO 9001，是组织内部为实现质量目标而建立的系统化管理模式，同时也是一项重要的战略决策。然而，许多单位虽然经历了各种论证和评估，看似具备齐全的文档资料，但实际执行却严重脱节，流于形式。其质量方针不够明确，缺乏强有力的质量管理组织，无法形成有效的质量控制，更遑论实现质量保证和持续改进。

（三）管理者缺乏基本的质量知识

许多质量管理负责人是从其他岗位转任而来，缺乏系统的质量管理基础知识、经验积累和必要的专业技能。不少领导认为质量管理并不需要深入的专业知识，这种观念直接影响了实际效果。此外，对质量工具的应用认识不足，即使接受过QCC等工具的培训，也常常缺乏详细的应用流程、规范的模板、明确的责任分工、具体的检查点和清晰的评估标准。有些管理者过于注重单一工具的局部应用，而忽视了系统性统筹和整体优化的作用，导致管理成效受限。

（四）质量组织结构设置不合理

有效的质量管理应涵盖质量计划、质量控制与改进以及质量保证3个方面，这需要建立相应的组织架构、设置专门岗位并明确职责。然而，能够真正落实这些要求的机构寥寥无几。各部门之间缺乏清晰的质量职责分工，同时也缺乏对整个过程的有效质量管理。

（五）缺乏有效的质量考核手段

一方面，质量职责不明确，质量团队难以确定考核的具体方向；另一方面，缺乏深入细致的分析，导致考核指标难以细化和落实。同时，对质量人员的素质与能力缺乏系统且明确的要求，使质量管理目标难以实现。此外，缺乏系统化的质量人员能力培养体系，培训通常缺乏分阶段、分层次、成体系的课程设计，成为影响质量控制效果的重要因素。

（六）未能建立学习型质量管理组织

随着客户需求和认知的不断变化，以及产品结构、功能和质量标准的持续演进，内外环境也在不断变化，促使新的质量管理理念和工具层出不穷。为适应这一趋势，需要从高层入手，为团队创造学习新理论和技术方法的时间与条件，激发学习兴趣，营造贯穿整个组织的学习氛围。通过充分发挥员工的创造性思维能力，构建起一种有机、高度柔性且可持续发展的质量管理组织。

五、质量管理发展新阶段——质量4.0

（一）质量4.0的定义

工业4.0将在质量管理内涵、质量供给、质量基础设施、质量监管等领域产生深刻影响，推动质量管理理论和实践各层面、各维度的发展。Chiarini等人提出质量4.0是一种以客户为中心和数字化赋能的方法，将来源于工业4.0的整个价值链集成理念上的人员、流程和技术整合起来，与利益相关者协作，从而做出基于证据的决策。因此，质量4.0的定义是在工业4.0背景下，利用新一代信息技术对质量管理理念、方法的改进与创新，从而最大化提升产品全生命周期质量、提高质量管理效率、减少缺陷并降低成本。质量4.0的基础架构由物理层、边缘层、分析层和决策层组成，并依托八大关键技术：工业大数据、数字孪生、机器学习、机器视觉、可视化技术、优化技术、连接技术和协作技术。

（二）质量4.0的特征

质量4.0强调在改进传统质量管理方法的基础上，创新出适应新时代需求的质量管理模式。它以个性化产品全生命周期的价值创造为核心，注重将精益管理与零缺陷质量理念相结合。通过构建"小而精"的组织架构，大量工作由高度自动化、数字化和智能化的设备与系统承担，有效降低缺陷与错误的发生率，推动零缺陷目标的实现。因此，质量4.0的特征包括质量管理模式协同化、质量管理流程数字化、质量管理工具智能化及质量管理结果预测化4个方面。质量4.0是六西格玛管理、管理系统与数字化转型的有机结合。它不仅关注技术层面的提升，还重视文化、协作、能力和领导力的差异化影响。其目标是通过改善卓越运营、提升绩效、推动创新，并在每个接触点提供更优质的客户体验。由此，质量不再是事后的补充或附加项，而是融入核心业务战略的重要组成部分。

（三）质量4.0的10个要素

工业4.0通常更侧重于技术，而质量4.0则将技术视为质量管理的一部分，更加注重人员与技能的培养、沟通与团队协作。它要求从多个维度入手，综合解决战略、文化和技术等方面的问题。要实现质量4.0，需要具备以下十个关键要素。

1. 数据　以数据为驱动进行决策，需整合各类系统中的数据，确保其准确性和透明度。

2. 分析工具　选择适合的数据分析工具，以有效利用数据并制订精准的计划和策略。

3. 连接性　将信息技术与运营相结合，实现数据、流程和人员的协同运作。

4. 应用程序开发　具备开发和应用交互式应用程序的能力，包括可穿戴设备、增强现实（AR）和虚拟现实（VR）。

5. 可扩展性　领导者需要评估其组织在全球范围内支持数据量、用户、设备和分析的能力，以便删除零散的数据源和系统。特别是云计算技术，在系统的可伸缩性方面至关重要。

6. 管理系统　通过流程和系统的协调、自动化和集成，将质量人员的重心从执行转向创新和改进。

7. 持续改进　利用在线工具持续评估现有系统和策略，识别潜在改进空间。

8. 文化　整个范围内（而不仅仅是质量专业人士），质量文化似乎难以捉摸，但质量4.0通过改进的连通性、可见性、洞察力和协作可促进这一目标的实现。

9. 战略　质量团队必须重新调整其目标，使之与组织的战略目标紧密联系与关联起来。

10. 学习　充分利用在线平台、机器学习、人工智能以及可穿戴设备和虚拟现实等技术，优化员工培训与知识共享体系。

（四）质量4.0助力高质量发展

1. 全面认识质量　质量1.0关注产品，质量2.0关注过程，质量3.0关注体系，质量4.0则关注生态，即相互共生、共存的企业集群生态系统中的顾客自己定义质量（关注顾客感知质量），生态系统中的组织协同、共同改进、共创价值以及持续的发展能力是本质核心。

2. 系统管理质量　美国波多里奇国家质量奖（MBNQA）在质量3.0的理论框架下，将质量管理与组织文化、战略、资源整合核心职能进行了关联，形成了组织卓越经营管理的评价模型。这一模型为组织在追求卓越的过程中提供了方法论指导，推动系统性提升经营质量管理水平，并提出了卓越经营管理模式。因此，追求卓越绩效是质量4.0数字化转型的核心目标。

3. 实施质量创新　质量创新不仅关注基于价格支付的质量评价，更注重满意度评价。质量创新的关键在于大数据的有效应用，要获取尽可能多地反映消费者需求的大数据，拥有的实时大数据越多，就越能够在质量性能上快速、准确、多样化地满足消费者需求，这样才能确保质量提升和高质量发展工作持续有效，不断实现卓越。

六、质量管理的内容

（一）质量方针

质量方针是由组织的最高管理者正式发布的该组织总的质量宗旨和方向，体现组织在一定时期内的质量战略决策和总纲领。它是管理体系的龙头，是组织向社会展示的质量大旗及声明承诺，也是对质量和质量管理态度及实现手段的明确表达。质量方针的制定旨在赢得客户信任，为员工提供行为准则，统一员工的质量思想与行动。它应具有号召力和凝聚力，清晰阐明组织在质量方面的追求与方向，并承诺满足客户需求，持续改进质量体系。

（二）质量目标

质量目标是组织为满足要求和持续改进质量管理体系有效性的承诺和追求的目标。按期限可分为短期目标、中长期目标和年度目标；按预期成果特点可分为突破性目标和控制性目标。

质量方针给出了质量政策方向，质量目标则给出了实施的标准。建立质量目标为组织提供了关注的焦点，有助于激发员工的积极性、提升产品质量、提高工作效率、提升财务绩效、增强相关方的满意度。

（三）质量策划

质量策划可分为质量管理体系策划、过程策划、产品质量策划和改进策划等，致力于制定质量目标并规定必要的运行过程和相关资源以实现质量目标。明确为达到质量目标应采取的措施和作业过程，明确应提供的人员、设备等必要条件，明确各参与方或岗位的质量职责。

质量策划最后需要以书面文件的形式呈现出来，这些成果主要包含：

1. 质量管理计划　就是标识与该项目有关的那些质量标准，确定项目应当采用哪些质量标准以及如何达到，主要说明项目管理组织将要如何实施其质量方针，包含质量目标、管理机构、质量控制程序、分级质量控制点等内容。

2. 质量检查表　在项目中，需要对作业、作业方法、作业条件加以规定，使之标准化，根据这些工作标准制定的表格就是质量检查表，它是一种用于核实一系列要求的步骤是否已经实施的结构化工具。

3. 质量技术文件　是用以表述保证和提高项目质量的技术支持内容，包括与项目质量有关的设计文件、工艺文件、研究试验文件等。

4. 其他方面　包括但不限于质量测量指标，过程改进计划，质量基准，项目管理计划或更新等。

（四）质量保证

质量保证（quality assurance，QA），是向用户出示证据，表明产品是在严格的质量管理中完成，其目标是让消费者能够放心地购买商品，并在使用中获得安全感、满足感以及经久耐用的体验。因此，质量保证被视为质量管理的精髓。质量保证是为使产品或服务与规定的质量要求相符合并提供足够的置信度所必需的一系列有计划的系统化的活动，要实现这一目标，必须建立系统化、持续性和有计划的质量保证体系，以提升和稳定产品质量为核心。通过系统化的方法，将各部门和各环节的质量管理活动严密组织起来，形成一个任务明确、职责清晰、权限统一、相互协调的有机整体。本质上，这是一种责任制，辅以科学的奖惩机制。质量保证体系的内容涵盖了质量保证的组织系统、职责分工、具体执行方法以及流程、规范、指引、标准、检查表和模板等体系文件，确保各项工作有章可循、有据可查，最终实现质量目标。

（五）质量控制

质量控制（quality control，QC）是指为达到质量要求所采取的作业技术和活动，通过监视质量形成过程，消除质量环上所有阶段引起不合格或不满意效果的因素，以实现达到质量要求、获取经济效益的目的。质量控制的关键在于收集控制对象的质量数据，利用各种质量工具对数据进行分析和整理，将测量结果与相关标准进行对比，找出差异或异常，并深入分析原因。基于分析结果，提出并实施纠正措施，确保所有质量过程和活动始终处于受控状态，同时尽量减少波动，最终实现高度一致性的质量要求。作为一种管理手段，质量控制包括制订质量标准、评价标准的执行情况、偏离标准时采取纠正措施、安排改善标准的计划 4 个步骤。

质量保证和质量控制相辅相成、密切相关，但二者仍有显著差异，可以通过以下方面加以区分（表 1 - 2）：

表 1 - 2　　　　　　　　　　　　质量控制与质量保证的区别

角色	质量控制（QC）	质量保证（QA）
工作对象	产品	过程
工作方式	事后反应	事现预防
功能类型	生产功能	人员功能
缺陷应对	发现缺陷	预防缺陷
工作风格	被动务实	主动务虚
隶属关系	受项目经理领导	独立于项目经理
能力要求	专业技术人才能力	全面的高级人才
工作时限	项目运行的特定阶段	项目运行全过程

1. 管理范围　质量保证范围更宏观，一般涉及的是项目整体；而质量控制的对象相对具体，一般涉及项目的具体成果。

2. 项目管理过程　实施质量保证属于执行过程组，要审计质量要求和质量控制测量结果，确保采用合理的质量标准和操作定义的过程；而质量控制属于监控过程组，要监督并记录质量活动执行结果（表现为可交付成果物的质量），并评估绩效，管理变更。

3. 目的　实施质量保证是为了过程改进，预防问题的发生和建立对未来产品交付的信心；而实施质量控制则旨在识别导致过程低效或产品质量不佳的原因，提出变更建议，从而确保可交付成果符合干系人（客户或发起人）的既定要求，并为范围确认过程中的验收提供依据。

（六）质量改进

质量改进是指为向本组织及其顾客提供增值效益，在整个组织范围内所采取的提高活动和过程的效果与效率的措施，消除系统性问题，对现有的质量水平在控制的基础上加以提高，使质量达到一个新水平、新高度。

依据 PDCA 循环实施质量改进：

1. 明确问题　围绕质量、成本、交货期、安全、激励、环境等方面选择。
2. 把握现状　通过调研分析，明确当前问题的现状。
3. 分析原因　确定可能的原因，进一步调研分析，确定主要原因。
4. 制定并实施对策　通过评估确定最终方案并实施。
5. 确认改进效果　通过收集、分析改进后的数据客观评价。
6. 结果固化　对于有效的措施，要进行标准化并纳入流程、文件或标准，并进行宣传、推广和实施，以防止类似问题的再次发生。
7. 总结　对改进效果不明显的举措及实施过程中出现的问题，及时予以总结，为下一次质量改进活动提供依据。

§1.3　全面质量管理

一、全面质量管理的概念

（一）定义

全面质量管理（TQM）是一种由顾客需求和期望驱动的管理哲学，是在整个组织中提供质量承诺的系列方法、工具和技术。TQM 是以质量为核心，以全员参与为基础，建立起一套科学严密高效的质量体系，以提供满足用户需要的产品和服务的全部活动。其核心特征是以顾客为中心，全方位、全过程、全员参与的管理。

（二）内涵

强烈地关注顾客，注重顾客价值，以顾客为中心的管理模式，最终让顾客放心满意。因此，TQM 是一种永远不能满足的承诺，非常好还不够，没有最好，只有更好。要坚持不断地改进，改进组织中每项工作的质量。如何迅速地响应顾客的投诉，如何为客户提供更好的服务，如何发现问题，追踪问题的根源，依靠团队发现和解决问题。

二、TQM 的特点与要领

1961 年，美国通用电气公司的阿曼德·菲根堡姆（A. V. Feigenbaum）出版了《全面质量管理》一书，标志着全面质量管理时代的到来。结果来自过程，要保证和提高产品质量就必然需要从产品生产的所有环节和过程去考虑。全面质量管理思想的提出，为质量管理的系统化、科学化提供了指南和依据，对现代质量管理的发展产生了深远影响。

（一）特点

具有三大特点：一是，质量的含义具有全面性，涵盖了服务质量与工作质量两个层面；二是，质量管理贯穿全过程，不仅涉及生产制造过程，还包括采购、设计、储存、销售及售后服务等每个环节；三是，质量管理坚持以数据为客观依据，以顾客需求为核心，并在实现方法上严格遵循 PDCA 循环的原则。

（二）要领

TQM 必须要做到"三全"，即内容与方法的全面性、全过程控制和全员性。为实现这一目标，需要建立质量责任制，并设立专门的质量管理机构。同时，推动 TQM 的关键在于高层领导的带头执行，尤其是"一把手"的积极参与，否则难以实现长期推行。实施过程中应逐步向下渗透，要求员工自上而下严格贯彻执行，确保全员协作，共同达成质量管理目标。

三、TQM 与 ISO 9000 对比的不同

两者之间并不存在明确的界限，将二者有机结合，才是现代质量管理深化发展的正确方向。

（一）相同点

1. 理论基础一致　两者都基于相同的管理理论和统计理论，均认为产品质量是在产品全过程中形成的。

2. 实现方法相同　两者均采用 PDCA 质量循环模式作为运行方法。

3. 系统化管理要求　两者都强调系统化管理的重要性，特别突出"一把手"在质量管理中的核心作用。

4. 最终目标一致　两者的最终目标都是提高产品质量，满足客户需求，同时强调任何过程都可以通过持续改进和完善而达到更高的质量水平。

（二）不同点

1. 效果不一致　TQM 质量计划管理活动的效果是改变现状，其作业只限于一次，目标实现后其管理活动也就结束；而 ISO 9000 质量管理活动的效果是维持标准现状，其目标值为定值，其管理活动是重复相同的方法和作业，使实际工作结果与标准值的偏差量尽量减少。

2. 工作中心不同　TQM 是以人为中心，ISO 9000 是以标准为中心。

3. 执行标准及检查方式不同　TQM 是结合其自身特点制定的自我约束的管理体制，检查主要是内部人员，检查方法是考核和评价（如方针目标讲评、QC 小组成果发布等）；而 ISO 9000 系列标准是国际公认的质量管理体系，由公正的第三方进行认证，并接受认证机构的监督和检查。

4. 措施不同　TQM 是一种达到长期成功的管理途径，但成功推行必须达到一定的条件，直接引入有一定的难度；而 ISO 9000 则是质量管理的基本要求，只要求有稳定组织结构，确定质量体系的要素和模式就可以贯彻实施。

§1.4　全面质量管理与现代医院管理制度

现代医院管理制度是中国特色基本医疗卫生制度的重要组成部分，也是我国深化医改

实践探索的结晶。近年来，国务院办公厅印发的《关于建立现代医院管理制度的指导意见》等文件，标志着公立医院改革进入新的篇章。作为五项基本医疗卫生制度之一，现代医院管理制度无疑占据着举足轻重的位置。该制度把深化公立医院改革的单项突破、政策框架、典型经验进行系统集成，形成了制度设计，在制度框架内，规范医院运行、管理、监督，提升医院治理能力现代化水平。现代医院管理制度是全面质量管理体系建设的一部分，是全面质量管理的具体体现，全面质量管理是现代医院管理制度的管理基础，他们之间既有区别，又有联系。

一、全面质量管理与现代医院管理制度的联系

（一）均强调完善公立医院内部运行机制

现代医院管理制度与全面质量管理均强调，要完善公立医院内部运行机制。制定好各级各类医院的章程，通过章程进一步明晰内部治理结构和权力运行规则，健全民主管理制度，健全医疗质量安全管理制度等，并且强调制度的刚性约束。《关于建立现代医院管理制度的指导意见》对于完善医院管理制度作了明确具体的要求。而全面质量管理在注重结果质量的前提下，特别强调过程质量，过程质量的控制就必须要求有完善的制度体系做支撑。

（二）现代医院管理制度是全面质量管理体系建设的重要部分

《关于建立现代医院管理制度的指导意见》要求建立的制度体系具体包括：制定医院章程，健全医院决策机制，健全民主管理制度，健全医疗质量安全管理制度，健全人力资源管理制度，健全财务资产管理制度，健全绩效考核制度，健全人才培养培训管理制度，健全科研管理制度，健全后勤管理制度，健全信息管理制度，加强医院文化建设和全面开展便民惠民服务等，这些制度建设是全面质量管理体系建设最重要的部分。

二、现代医院管理制度与全面质量管理的区别

建立健全现代医院管理制度中的三项任务（加强医院党的领导、完善医院管理制度、建立健全医院治理体系）中，加强党的领导与医院治理体系建设是中国特色的体现。

（一）现代医院管理制度更加强化党对公立医院的全面领导

现代医院管理制度更加突出党对公立医院的全面领导，这是中国特色社会主义最具标志性的体现，也是医院政治建设的重要组成部分。相比之下，医院的全面质量管理则更注重医院自身发展和适应时代需求。

（二）现代医院管理制度更加强调建立健全医院治理体系

医院全面质量管理注重自身发展，更多聚焦于内部管理，主体责任在于医院本身，属于内部治理的范畴。而现代医院管理制度则强调建立和完善医院治理体系，将内部治理与外部治理相结合，主要体现在：

1. 明确政府对公立医院的举办职能　积极探索公立医院管办分开的多种有效实现形式，统筹履行政府办医职责。

2. 明确政府对医院的监管职能　建立综合监管制度，问责机制；强化卫生健康行政部

门医疗服务监管职能；逐步将医保对医疗机构服务监管延伸到对医务人员医疗服务行为的监管；从严控制公立医院床位规模、建设标准和大型医用设备配备等；控制公立医院特需服务规模；强化对公立医院经济运行和财务活动的会计和审计监督；健全非营利性和营利性社会办医院分类管理制度。

3. 落实公立医院经营管理自主权　公立医院要依法依规进行经营管理和提供医疗服务，行使内部人事管理、机构设置、中层干部聘任、人员招聘和人才引进、内部绩效考核与薪酬分配、年度预算执行等经营管理自主权；落实公立医院用人自主权；进一步改进艰苦边远地区公立医院人员招聘工作。

4. 加强社会监督和行业自律　加强医院质量安全、价格、医疗费用、财务状况、绩效考核等信息公开；加强行业协会、学会等社会组织在行业自律和职业道德建设中的作用；改革完善医疗质量、技术、安全和服务评估认证制度；探索建立第三方评价机制。

§1.5　全面质量管理与医院等级评审

一、医院等级评审

（一）概念

医院等级是医院功能任务、规模和管理、质量与水平的综合标志，是医院综合实力的具体体现。医院等级评审是政府实施行业监管、强化医院管理的重要行政手段，是对医院的功能定位、医疗质量、服务能力和管理水平等进行综合评价并确定等级的专业技术活动；通过周期性评审，引导医院进行科学化、精细化、标准化管理，推动医院加强内涵建设，建立完善现代医院管理制度、深化医药卫生体制改革、促进医院高质量发展。

（二）我国等级医院评审现状

我国等级医院评审在全面推进深化医改、满足人民群众多层次的医疗服务需求、提高医疗行业整体服务水平与服务能力方面起到了非常积极的作用。经历了从关注医院规模、软硬件设备设施以满足老百姓就医需求，到关注标准、流程、制度以规范医疗行为，发展到今天，更关注以患者为中心的理念、以问题为导向的思路、以有效性与系统性的思维来不断推动医院内涵建设。新的等级医院评审标准（《三级医院评审标准（2022 年版）》）更适合时代发展的需求。

1. 评价理念的转变　树立以患者为中心的理念，重点围绕"质量、安全、服务、管理、绩效"，更加注重内涵建设。在"精简高效、公正准确"前提下，始终秉持"政府主导、分级负责、社会参与、公平公正"的工作原则和"以评促建、以评促改、评建并举、重在内涵"的工作方针，引入全面质量管理理念，强调体系建设、服务质量及持续改进，将过程与结果评价相结合。

2. 评价标准的转变　为指导各地持续做好医院评审工作，保障医院评审标准与现行政策的一致性，充分发挥医院评审工作在推动医院加强内涵建设、完善和落实医院管理制度、提高管理水平和保障医疗质量安全中的作用，国家卫生健康委员会在保持《三级医院评审标准（2020 年版）》主体框架和内容不变的基础上，对实施细则进行了"更新式"的修订，形成了《三级医院评审标准（2022 年版）》及实施细则。主要修订内容包含 3 个方面：

（1）衔接政策要求、保障政策一致性：根据 2020 年以来国家新颁布的政策要求，补充或更新了医疗技术临床应用管理、护理管理、检查检验结果互认、医院安全秩序管理、便利老年人就医等相关条款。

（2）吸纳行业进展、丰富标准内涵：将近两年国家卫生健康委发布的病案管理、心血管系统疾病、超声诊断、康复医院、临床营养、消化内镜等专业或技术的质控指标纳入，并优化相关条款表述。

（3）汲取实践经验、保障标准适用性：根据各地评审实践和行业专家意见，对部分通用术语和编码进行了修订和完善，保障标准与医疗机构实际管理工作相契合。

3. 评审作用的转变　《三级医院评审标准（2022 年版）》（以下简称《新版标准》）的发布，标志着我国新一轮三级医院等级评审工作正式启动。《新版标准》给新时代医院管理尤其是运营管理带来新的挑战与考验，也对健全现代医院管理制度、提高医院综合管理水平，促进医院高质量发展起到重要的导向激励作用，并产生深远的积极影响，表现如下：

（1）在强化管理者及管理团队方面的积极作用：《新版标准》内容覆盖了质量、安全、能力、效率、运行等多个维度，参评医院可以参照评审标准对医院现状进行对比，找到差距和不足，帮助医院管理者理清思路，对明确医院的工作方向和改善方向起到较大推动作用。院党委书记、院长作为医院等级评审的第一责任人，能快速实现高层决策者对工作的部署，也能督促提升中层管理者自身专业能力，为评审团队的建设提供快速、精准的决策方向及思路。

（2）在理清责任归属、理顺环节方面的积极作用：在医院管理中，各部门之间常常存在职责不明确、区域划分模糊，以及相互推诿的现象，这些问题不利于管理工作的顺利开展与推进。而医院等级评审不仅明确了各部门的工作内容，还清晰界定了工作方向、目标和任务。此外，等级评审有效促进了部门间的协作，推动了细节上的改进，增强了团队的凝聚力和协作默契，从整体上提升了工作效率。

二、全面质量管理与医院等级评审的关系

（一）全面质量管理与医院等级评审的联系

医院等级评审与全面质量管理之间具有高度的正相关性，两者互动性强，彼此依托，共同促进发展。等级评审所强调的"以人为本"、PDCA 循环及关注医疗过程质量与安全的理念，与全面质量管理倡导的全员参与、持续改进和全过程管理的核心思想高度契合。这种理念贯穿于各项评审标准的设计中，并深入医院的每个科室和员工，推动人人按制度办事，规范自身行为，切实实现全员参与、齐心协力，从而不断提升医院的全面质量管理水平。

（二）全面质量管理与医院等级评审的区别

1. 相宜性的区别　医院等级评审强调统一标准，而全面质量管理体系更注重相宜性。

等级评审的标准适用于所有参评医院，但不同医院即便级别相同，其人员素养、设备状况、基础设施和工作环境等方面可能存在显著差异。在医院等级评审中引入全面质量管理理念，可以显著提升医院的质量管理水平。全面质量管理体系的建设则更加注重相宜性，其目标和文件可根据医院的实际情况制定，确保适配性与可操作性。相宜性体现在所制定的目标经过努力能够实现，制定的制度和规定切合实际且具有实用性。体系文件作为医院内部的规范性文件，所有员工，包括领导层，必须严格遵守。同时，这些文件需接受实际工作的检验，并在实践中根据需要进行动态调整，以不断优化和完善不相宜之处。

2. 监督机制的区别　医院等级评审的监督机制依托卫生行政部门，通过对医院质量，尤其是环节质量和终末质量的检查，来评估其是否达标。这种以行政手段促进医院发展的方式被实践证明为一种有效的管理手段。而全面质量管理则更注重主动性，是一项全员参与的活动，也是医院自我管理的重要形式。全面质量管理通过激发内部动力和协作精神，推动医院持续改进质量，体现了管理由外部监督向内部驱动的转变。

三、以医院等级评审为契机，推进医院全面质量管理体系建设

医院等级评审是卫生行政监管的需要，是促进医院科学发展和规范化管理的需要，也是建立公众选择就医的重要导向标识。医院迎接等级评审的过程，也是医院全面质量管理体系不断健全和完善的过程，属于全面质量管理体系建设中外部审核的一种形式。

【案例】

以某医院等级评审为例，以全面质量管理体系理念为指导，高分通过等级医院评审。具体体现在：

1. 全盘统筹　总部署，共建等级评审"一盘棋"。一是强化组织领导：在院党委的坚强领导下迅速组建医院等级评审领导小组。二是细化层级负责：行政职能部门和临床、医技科室主任为所在部门或科室等级评审工作的第一责任人。三是深化思想认识：医院将各级管理职能紧密连接，加深全院职工评审工作任务的认同度，为评审工作的有序有力推进奠定坚实的基础。

2. 全面发力　强推进，延伸内部评审"一条链"。将医疗行政业务查房与三级医院评审有机结合，以现场督查、追踪方法学为线索，组织医政、质控等11个查房组，围绕等级医院评审工作展开常态化督查，实现临床医技科室全覆盖。

3. 全过程控制　提实效，推动以评促建"一把尺"。一是规范行政审批：医院出台《行政审批暂行管理规定》和《财务报账管理细则》文件。二是优化制度流程：全面梳理职能部门各项工作，不断提升操作性、提高执行力。三是深化标识管理：制定《标识管理实施方案》文件，进行强化管理。四是强化人员身份管理：建立身份信息化管理系统，印发《进一步加强医院各类人员管理规定》文件规范医院各类人员。五是提升医疗质量管理：以问题为导向，以环节质量为抓手，动态监测医疗质量指标，全面提升医疗质量管理。

4. 全员参与　广动员，营造全院迎评"一条心"。在等级评审自评阶段中，医院从

解读评审要求到人员分组，从任务下达到综合自查、从监测条款指标解析到全院自评，全院职工积极行动、科学调度，以"分分重要、每分必拿"的精神将每一项工作都落到实处。

§1.6　全面质量管理与公立医院高质量发展

一、公立医院高质量发展

（一）概述

高质量发展是全面建设社会主义现代化国家的首要任务，从医疗健康领域深刻理解发展质量的全局和长远意义，就更能理解把发展质量摆在更突出位置的意义。医疗机构关乎每一个老百姓的切身利益，坚持发展优先，强化体系创新、技术创新、模式创新和管理创新尤为重要，医院的高质量发展是坚持人民至上、生命至上的根本立场和公益性价值导向的具体体现，是坚持新时代党的卫生健康工作方针，深入推进健康中国行动的战略部署。

（二）历程

2018年，国家卫生健康委员会发布关于坚持以人民健康为中心，推动医疗服务高质量发展的意见。2021年6月，国务院办公厅发布了《关于推动公立医院高质量发展的意见》（国办发〔2021〕18号），为构建公立医院高质量发展体系提供了根本遵循，是公立医院高质量发展的宏观指导。2021年9月，国家卫生健康委、国家中医药管理局下发了《关于印发公立医院高质量发展促进行动（2021—2025年）的通知》（国卫医发〔2021〕27号），为公立医院高质量发展提供了行动方法、重点推进意见和可行路径。2022年2月，国务院医改领导小组秘书处制定了《关于抓好推动公立医院高质量发展意见落实的通知》（国医改秘函〔2022〕6号），构建了公立医院高质量发展评价指标体系，实现评价的闭环。上述国家文件的出台，从宏观指导、具体落实到效果评价，形成了三位一体的政策体系，为推动公立医院高质量发展提供了系统而完善的政策指引与发展方向，充分彰显了公立医院在国家高质量发展战略中的重要作用。在此背景下，公立医院应顺应时代发展，积极主动融入高质量发展国家战略，坚定地走高质量发展道路，完成党和国家所赋予的时代使命和历史责任。

（三）必要性

1. 公立医院高质量发展是回应人民对高质量医疗服务的需要　公立医院是医疗卫生事业的中坚力量，是保障人民群众生命健康的主力军。截至2021年末，我国11 804家公立医院有床位520.6万张、工作人员646.1万人、诊疗人次32.7亿、入院人次16 404万，分别占所有医院总数的70.2%、76.2%、84.2%、81.4%。党的十九大报告明确指出，我国社会的主要矛盾已经转化为人民日益增长的美好生活需要和不平衡不充分的发展之间的矛盾。这一转变在卫生健康服务领域尤为突出，具体表现为公立医院提供的医疗服务与人民群众对高质量医疗服务的期待仍存在较大差距。因此，公立医院必须坚定践行高质量发展理念，持续提升优质医疗服务供给能力，切实满足人民群众对医疗服务的更高需求，不断增进人民的健康福祉。

2. 高质量发展是公立医院补齐短板弱项的需要　近年来，随着医保疾病诊断相关分组（DRG）和病种分值（DIP）支付改革的深入推进，以及药品和耗材加成政策的取消，公立医院收入受到显著影响，运营压力持续加大，传统粗放式发展模式已难以为继。2019年全国三级公立医院绩效考核国家监测数据显示：39.04%的三级公立医院资产负债率＞50%。2020年，全国753家三级公立医院医疗盈余为负，占比43.5%，较2019年增加25.89个百分点；全国三级公立医院医疗盈余率为－0.6%，较2019年下降3.6个百分点。面对这一现状，公立医院亟须挖掘内外部资源深化改革，摒弃粗放式管理模式，聚焦提质增效，充分发挥人才和技术要素的关键作用，加快补齐短板，走内涵式高质量发展之路。

二、全面质量管理与公立医院高质量发展的联系

（一）立足点一致

国家主席习近平向中国质量（杭州）大会致贺信中明确指出："中国致力于质量提升行动，提高质量标准，加强全面质量管理，推动质量变革、效率变革、动力变革，推动高质量发展。"2018年国务院印发《关于加强质量认证体系建设促进全面质量管理的意见》，"质量强国"已经成为共识。

1. 以人为本的理念一致　全面质量管理是以产品质量为核心，以全员参与为基础，形成让顾客满意和本组织所有者及相关方受益而建立的一套科学、严密、高效的质量体系，通过提供满足用户需要的产品全部活动，达到长期成功的管理途径。全面质量管理的重要出发点是满足客户需求，而在公立医院的语境下，这一理念正是以满足患者需求为中心，与公立医院高质量发展聚焦于解决"公立医院提供的医疗服务与人民群众期待的高质量医疗服务存在差距"这一主要矛盾高度契合，二者均以回应和满足人民群众的实际需求为导向。

2. 长效发展的机制一致　全面质量管理的最终目标是实现"长期成功"，这对于医院个体而言，意味着长期稳定的发展；对于医疗卫生事业，则指向持续的繁荣与进步。而公立医院的高质量发展同样以人民的幸福安康为根本目标，坚持将高质量发展与创造高品质生活有机结合，致力于实现人民幸福安康的美好愿景。因此，全面质量管理与公立医院高质量发展在最终目标上是高度一致的，二者都致力于推动长效发展的实现。

（二）全面质量管理是公立医院高质量发展的必然要求

长期以来，公立医院的发展呈现出粗放式特征，资源消耗高但质量与效益低，投入产出比偏低。高质量发展要求通过技术创新、管理革新和服务优化，推动医院运行模式的调整与升级，实现以最小的资源投入获取最大的卫生健康产出。因此，在高质量发展的时代背景下，公立医院必须引入全面质量管理理念，构建全面质量管理体系。发展评估需从过去注重门急诊人次、住院人次、手术人次和先进设备数量等"量"的指标，逐步转向以"质"的指标为核心，统筹兼顾规模、质量、结构和效率的关系，妥善处理增量与提质的平衡。这一从"量"到"质"的转变，离不开质量管理体系的有效落实，包括实施质量策划、质量控制、质量保证和质量改进等措施，覆盖全范围、全流程的全面质量管理。通过提升服务质量达到规范要求，并满足患者需求，公立医院能够实现从高消耗、低质量的规模扩张型发展向质量效益型发展的转型，最终达到持续、稳定的高质量发展目标。

（三）全面质量管理是公立医院高质量发展的保障

公立医院高质量发展受到内外部环境的双重影响。从外部来看，高质量发展需要推进医疗、医保、医药的"三医联动"，完善政府投入机制、医保支付机制和医疗服务价格调整机制，形成良好的外部治理体系。这不仅有助于公立医院依靠技术价值获取持续稳定的收入，还能破除逐利机制，优化收入结构，进一步保障公立医院的公益性。从内部来看，实现高质量发展离不开全面质量管理这一重要手段。高质量发展强调创新驱动，突破资源要素限制，改革运行模式。而全面质量管理正是通过革新管理模式、创新理念、扩充参与主体、优化控制方式，为公立医院的高质量发展提供强有力的支持。

全面质量管理的实施需要建立科学化、规范化、系统化的运营管理体系。通过法规和经济管理手段实现现代化管理，高度重视人才和技术等核心资源，推动医疗服务模式创新，规范诊疗行为，同时强化信息化支撑作用。完善内部控制、绩效分配、预算管理和人事薪酬等方面制度，持续推进降本增效，激发内部活力，充分调动医务人员的主观能动性。全面质量管理的最终目标是扩大优质医疗服务的供给，助力公立医院治理体系和治理能力的现代化，为实现持续、稳定的高质量发展提供坚实保障（图1-1）。

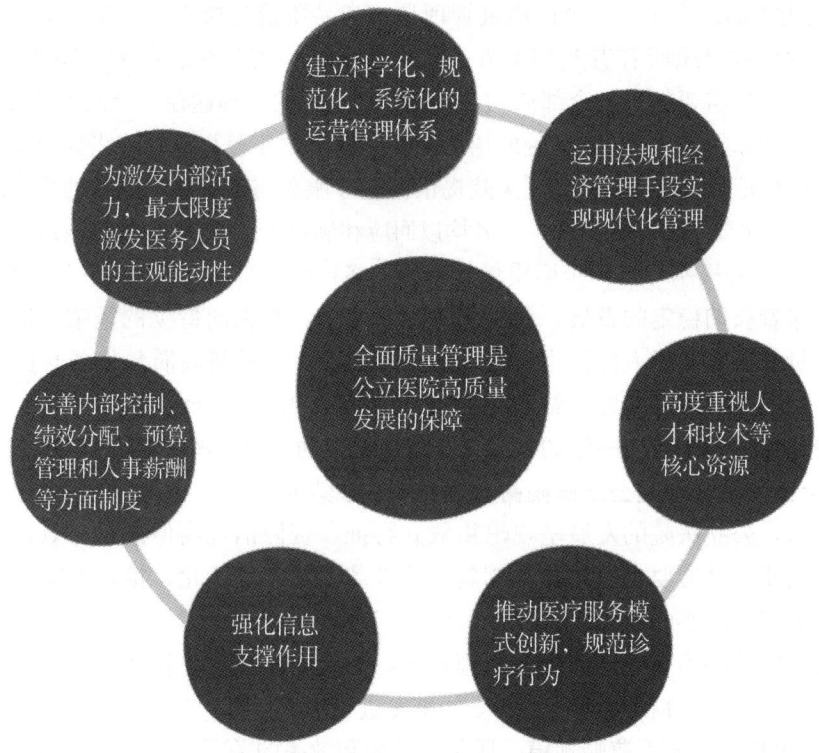

图1-1 公立医院高质量发展和全面质量管理的联系

§2

质量管理体系

§2.1 医院全面质量管理体系

20 世纪 40 年代，科学技术取得了巨大突破，生产力水平空前提高，市场竞争愈发激烈，消费者意识逐渐觉醒，人们对产品和服务的质量提出了更高要求。在这一背景下，质量管理的提升受到了多种综合因素的影响，逐渐引发了全面质量管理的兴起。

1956 年，美国通用电气公司的阿曼德·费根堡姆（A. V. Feigenbaum）在《哈佛商业评论》上发表了论文《全面质量控制》（*Total Quality Control*），首次提出了全面质量管理（TQM）的概念。1961 年，阿曼德·费根堡姆出版了《全面质量管理》一书，标志着全面质量管理时代的到来。

在全面质量管理的发展过程中，一些质量管理大师为全面质量管理的发展和完善做出了不可磨灭的贡献，各个代表国家根据自己的经济模式不断开发出具有自身特色的全面质量管理模式。例如，戴明博士提出的质量管理的 14 个要点；约瑟夫·朱兰博士提出的质量三部曲和质量螺旋；菲利普·克罗斯比博士最早在全面质量管理中提出了质量成本的定义；石川馨、新卿重夫推行 QC 小组活动，上述模式都为开展全面质量管理奠定了坚实的理论基础。

随着社会经济的不断发展，人们越来越意识到，全面质量管理体系的建设是提升企业和单位质量、降低成本、增强竞争力的先进管理理念和有效方法，也是实现战略目标和可持续发展的重要保障。因此，全面质量管理得到了广泛的推广和深入的应用。

一、医院质量管理

（一）定义

医院质量管理是以医疗质量为核心的管理，是医院在确定服务质量方针、目标和职责时，在质量体系进行中对诸如质量策划、质量控制、质量保证和质量改进等采取的措施，使医院提供的服务质量达到规范要求和患者满意的效果，这一系列全部管理职能的活动。其中，医疗质量是医院各项工作和综合实力的集中体现，是评价医院整体水平的重要指标。随着医疗卫生体制改革的不断深入，医院所面临的医疗市场竞争日趋激烈，作为医疗市场竞争的核心，医疗质量已直接影响到医院的可持续发展能力。

（二）现代医院质量管理与传统医院质量管理

自改革开放以来，中国医院引入了全面质量管理、持续质量改进、系统管理等国外先进质量管理理论与方法，尤其从 1989 年全国医院开始实施分级管理，以及 2005 年医院管理年活动启动以来，我国医院的质量管理进入了快速发展阶段，现代医院质量管理理论逐渐形成体系。现代医院质量管理的一个重要标志是建立并实施医院质量管理体系。

现代医院质量管理与传统医院质量管理的主要区别体现在管理模式、主要负责人、管理理念、参与人员、控制方式等多个方面。此外，现代医院质量管理更多依赖于法规和经济管理，而传统医院质量管理则以行政管理为主（表 2-1）。

表 2－1　　　　　　　　　　　　现代医院质量管理与传统医院质量管理的区别

现代医院质量管理	传统医院质量管理
全面质量经营	临床质量管理
院长对质量负全责	质量管理人员负责
以患者为中心	以疾病为中心
全员参与质量管理	少数人参与质量管理
全员接受质量教育	管理者接受质量教育
全过程控制	事后控制
我要抓质量	要我抓质量
顾客或患者满意	符合标准

二、医院全面质量管理

医院全面质量管理是引入了全面质量管理、持续质量改进与系统管理等相关理念的系列管理活动，是指医院内部的所有部门、所有科室、所有人员都以质量为核心，融专业技术、管理技术、数字统计技术等于一体，通过科学严密高效的质量保证体系，控制影响质量的因素，全面提高质量。其重点是医疗质量，其核心是 PDCA 循环。

（一）全面质量管理理论的运用

全面质量管理理论在医院管理中的应用，旨在通过全程、全员、全面质量控制的理念，形成"发现问题、反馈问题、修正问题、持续改进"的闭环循环，以此不断提升医疗质量。

（二）持续质量改进理论的运用

持续质量改进理论强调过程管理和环节质量控制，着重以患者需求为导向，通过不断改进质量提升患者满意度。同时，这一理论提倡医院医疗工作不应仅仅满足最低质量标准，而应创造一个全员参与、持续改进、追求卓越的氛围。此外，持续质量改进理论还可应用于个人素质提升，推动医院管理者和医务人员的持续自我发展。

（三）系统管理理论的运用

系统管理理论认为，任何机构或组织的管理本质上是一个相互关联、相互影响的系统。因此，需全面分析和综合控制系统中的各个因素，以确保管理职能的有效性。在医院工作中，整体医疗和整体护理是系统管理理论的具体延伸与实践。应用这一理论要求医院作为一个现代质量管理整体，将全院的医疗质量及其潜在影响因素——如人员管理、药械管理、医疗流程管理以及相关医疗保障系统——纳入质量管理体系，以实现全面的质量控制与提升。

三、质量管理体系

（一）质量体系的定义

质量体系是指为实施质量管理过程中所需的组织结构、程序、过程和资源。为实现质量目标，就需要设置必要的组织机构，明确责任制度，配备必要的设备和人员，分解产品质量形成过程，采取适当的控制办法，使影响产品质量的技术、管理和人员各项因素得到控制，减少、清除、预防质量缺陷的产生，所有这些总和就是质量体系。建立质量体系是全面质量管理的核心任务，离开质量体系，全面质量管理就成了空中楼阁。

（二）质量管理体系的核心

质量管理体系的核心是一套组织体系内部用于确保产品或服务质量的方法和原则。它提供了一个框架，帮助组织制定和实施质量策略，并确保产品或服务符合客户需求和预期。其关键组成部分包含：

1. 客户导向　质量管理体系将客户需求和满意度放在首位。它要求组织了解客户需求、期望和反馈，并将其作为决策和改进的依据。客户导向的核心是卓越的客户体验和提供符合客户期望的产品或服务。

2. 过程管理　质量管理体系关注组织内部的过程和流程。它要求组织制定和实施标准化的工作流程，并确保各个环节都能按照既定的质量标准执行。过程管理的核心是优化流程、提高效率和减少变异，以确保产品或服务的一致性和稳定性。

3. 持续改进　质量管理体系强调组织开展持续改进，要求设定明确的质量目标，监测和评估绩效，并采取有效措施解决当前问题和预防潜在风险。持续改进的核心在于追求卓越，通过不断学习和创新，持续提升组织的质量水平。

4. 员工参与　质量管理体系重视员工的参与和贡献，要求组织培养和激励员工，使其具备必要的知识和技能，从而有效参与质量管理活动。员工参与的核心在于提升质量控制意识，强调团队合作，并通过落实激励政策，确保员工的积极性和驱动力。

5. 数据驱动　质量管理体系强调数据的重要性。它要求组织收集、分析和利用各种数据来监测和改进质量。数据驱动的核心是基于事实和证据做出决策，以确保质量管理的有效性和可持续性。

综上所述，质量管理体系的核心包括客户导向、过程管理、持续改进、员工参与和数据驱动。这些要素相互关联，共同保障组织能够提供高质量的产品或服务，并持续提升质量水平，从而确保客户的安全与满意。

四、医院质量管理体系

（一）定义

医院质量管理体系是指医院为达到设定的医疗服务安全和质量目标，在组织上、制度上和物质技术条件上对医院的组织结构、工作程序、安全重点和管理资源进行优化配置，以保障医疗服务安全和质量达到预期要求的系统。旨在实现医院质量管理的持续改进，不断提高患者满意度，真正做到"以患者为中心"的服务理念，增强医院的核心竞争力，促进医院高质量发展。

（二）关键点

医院质量管理体系的核心在于运用 PDCA 循环，通过控制和影响各类质量因素，持续全面地提升质量。体系强调以患者需求为导向，通过不断改进质量来提高患者满意度。同时，它要求将医院视为一个整体，将所有可能影响医院质量的因素纳入质量管理体系。其关键在于确保医院提供安全、高质量的医疗服务，满足患者的需求和期望。其关键点包含：

1. 患者安全　患者安全是医院质量管理的首要关注点。医院必须采取有效措施预防医疗差错、院内感染及其他安全风险。这包括建立严格的感染控制措施、实施药物管理政策、确保手术安全等方面的保障措施。

2. 质量指标和绩效评估　医院质量管理需要明确设定质量指标，以评估医疗服务的质量水平。这些指标可能包括患者满意度、医疗错误率、院内感染率等。通过收集和分析相关数据，医院可以了解当前的绩效水平，并据此采取相应的改进措施。

3. 标准化的流程和作业指南　医院质量管理需要建立标准化的流程和作业指南，以确保医疗服务的稳定性和一致性。这包括制定质量标准、明确最佳实践，以及建立规范的操作程序。标准化流程能够有效减少工作中的变异性，提升效率，同时确保质量的统一性与可靠性。

4. 患者导向　医院质量管理应以患者为中心，关注患者的需求与期望。医院需积极收集患者的反馈、投诉和建议，并据此采取措施改进服务质量。这包括加强沟通与信息共享、注重患者体验与关怀，以及提供个性化的医疗服务，以更好地满足患者的多样化需求。

5. 持续改进　医院质量管理强调不断追求卓越，持续提升医疗服务质量。为此，医院应设定明确的质量目标，制订改进计划，并对改进效果进行监测和评估。持续改进的过程包括员工培训、技术创新的引入以及最佳实践的应用，以推动质量的全面提升。

除上述关键点外，医院质量管理体系还需包含合规性管理、风险管理、团队合作和员工参与等要素。这些方面相辅相成，共同推动医院提供高质量的医疗服务，确保患者的安全与满意度。

五、医院全面质量管理体系

（一）定义

1. 体系　相互关联或相互作用的一组要素，按照特定的秩序和内部联系组合而成的整体。要素是构成体系的基本单元，在管理体系中可将其细化为组织结构、程序、过程和资源。其中，组织结构是指人员职责、权限和相互关系的有序安排；资源是指人员、资金、基础设施、信息、技术和方法等。

2. 管理体系　建立方针和目标并实现这些目标的一系列政策、程序、过程和方法。

3. 全面质量管理体系　为了有效地开展全面质量管理活动，应制定质量方针和目标，并通过质量策划、质量控制、质量保证和质量改进活动来实现质量目标。为确保这些活动的有效性，则必须对人员的职责、权限和相互关系作出有序安排，配备所需的资源，识别并管理所需的过程以及制定相应的控制程序。

（二）特征

医院全面质量管理体系具有以下特征：

1. 为内部质量管理的需要而建立　医院全面质量管理体系应以内部质量管理需求为核

心，而非单纯为了应付检查。如果质量管理体系仅为形式化应付检查，而未能切实履行其多项职责，最终将流于表面，难以发挥实际作用。只有将全面质量管理体系视为推动医院高质量发展的重要资源，将"上级部门要求要做"转变为"医院自身发展需要做"，才能切实提升其效率和实际成效，使管理体系进入良性循环。

2. 依据运营环境和自身条件而建立　医院质量管理体系的构建应基于运营环境的需求和自身条件的实际情况。运营环境包括患者对医疗服务的迫切需求以及同行业竞争的现状；自身条件则涵盖医疗服务的方向和特点、服务提供的方式，以及人员、资金、床位、医疗设施设备、知识技能与信息等生产要素。

完善的质量管理体系无法一蹴而就，应遵循实事求是、循序渐进的原则，稳步推进。单纯采用固定模式的"范本"体系文件，而不根据医院的实际情况量身定制，仅做表面调整以适应变化，这种方式难以使体系有效运行并产生实质效益。因此，照搬其他组织的质量管理体系文件是不可取的。医院应根据实际需求设定切实可行的质量目标，注重体系的适宜性，建立一套自我完善的机制，使质量管理体系既符合标准要求，又能够契合医院的运营环境和自身条件，确保长期运行的有效性和可持续性。

3. 质量管理体系是通过一系列过程来实现的　虽然质量管理体系的基本过程具有共性（如管理职责、资源、控制、测量、分析与改进等），但每个组织的具体过程却各不相同。因此，首先需要识别和确定符合组织特征的必需过程，并对现有过程进行深入分析与评估，明确哪些是非增值过程，哪些具有潜在增值空间。在此基础上，适当调整和优化过程，以确保建立一个既符合组织实际需求，又具备更高效率和效益的质量管理体系。

4. 质量管理体系应包括形成文件的信息　在进行整体策划与设计的基础上，质量管理体系应建立完善的形成文件。这些文件规定了体系要求的实施方法和具体措施。因此，形成文件的质量管理体系水平，在很大程度上决定了体系运行的效果及可能达成的水平。虽然一个组织可以采用一套体系文件，但这并不意味着同样的文件能适用于其他条件相似的组织。文件化体系的制定应建立在充分调研和深入分析的基础上，不能依赖"速成"方式编写。匆忙制定的体系文件可能带来长远的隐患，影响体系的实际运行效果和持续改进能力。

5. 质量管理体系贵在实施　一个精心设计的文件化体系，如果没有投入实际运行，就无法发挥其应有的作用。然而，当前许多组织面临文件规定与实际执行脱节的问题。这种脱节往往源于文件编制者缺乏对操作可行性的充分考量，以及对实际运行效果缺乏有效跟踪。在实施过程中，由于内部沟通不足，无法及时反馈不可操作的文件内容，导致这一问题长期得不到解决。

§2.2　医院全面质量管理委员会

组织的功能，在于聚合安人的力量，协同一致。《荀子·王制篇》指出："人何以能群？曰：分。"人的力量没有牛那么大，行走起来不像马那样快，而牛马反为人所用，主要是因为人能够合群，有"组织"的概念，而牛马则无。而安人的基础，在于人人自觉，各有其分，并且各守其分。只有"人人各守其分"，才可能"大家和合为一"。医院的全面质量管理委员会则起到了组织的作用，让各团队根据各自分工，各守其分、"同心"协力，达到"大家和合为一"的效果。

一、定义

医院全面质量管理委员会是一个由医院内部成员组成的委员会，旨在推动和监督医院的全面质量管理体系的实施和运行。它是医院质量管理体系中的核心组织机构，负责制定质量管理策略、政策和指南、监测绩效和推动持续改进。它的设立有助于加强医院的质量管理体系，提高医疗服务的质量和安全性。通过协调和推动各项质量管理活动，确保医院的运作符合最佳实践和法规要求，并持续改进医疗服务的质量水平。

二、组织架构

强化医院全面质量管理对于医院的建设与发展起着重要作用，其体系构建的完善与否，直接影响医疗质量与安全管理的具体实施。国家《医疗质量管理办法》明确强调医疗机构对质量管理的责任主体、组织体系和职责、保障机制、重点环节、风险防范、持续改进方面的监督管理和法律责任。建立符合医院管理与运行实际的全面质量管理体系，即以患者为中心，以优质的服务质量和安全为目标的质量保障、评估与持续改进的全面管理体系。为适应质量管理从"粗放"向"精细"转变，实现全方位管理、全过程管理、全员参与管理的建设思路，国内外较普遍的模式是构建院、科"两级四层"质量管理构架（表2-2）。

表2-2 医院全面质量管理基本形式表

院级	决策层	医院全面质量管理委员会（单独成立办公室或挂靠一个综合职能管理部门）	负责建立医院全面质量管理的组织架构、制度规范、部门分工、运行机制等 负责制订医院质量方针、目标与计划
	管理层	医院全面质量管理专门委员会（办公室挂靠在职能部门）	负责组织开展本专业（机构）质控工作，工作内容有记录且可追溯 负责建立健全医疗质量管理人员培训和考核制度 相关人员能够熟练运用医疗质量管理工具 负责建立各部门（科室）医疗质量内部现场检查和公示制度
科级	执行层	科室医疗质量管理工作小组	负责质量控制措施落实，组织开展监督检查 覆盖临床诊疗服务全过程
	操作层	各部门（科室）工作人员	全员参与、岗位质量管理

（一）院级

1. 院级决策层 全面质量管理委员会是医院的重要机构，主任由医疗机构主要负责人（院长）担任，委员由医疗管理、质量控制、护理、医院感染管理、医学工程、信息、后勤等相关职能部门负责人以及相关临床、药学、医技等科室负责人组成。下设全面质量管理委员会办公室（有的医院称为质控部、精细化管理办、评审评价办、等级医院创建办等），负责全面质量管理委员会日常工作的开展。

2. 院级管理层　医院以全面质量管理为切入点，根据《国务院办公厅关于推动公立医院高质量发展的意见》《国务院办公厅关于加强三级公立医院绩效考核工作的意见》等规范性文件，结合医院质量控制管理和业务发展需要，制定《医院全面质量管理办法》，成立医院全面质量管理专门委员会，包含医疗质量管理委员会、医疗技术临床应用管理委员会、临床用血管理委员会、医学伦理委员会、护理质量与安全管理委员会、护理管理委员会、医院感染管理委员会、医学装备管理委员会、医院药事管理与治疗学委员会、预算管理委员会、医疗服务价格管理委员会、医院信息化建设领导小组和医院信息管理委员会、爱国卫生运动委员会、医疗器械临床使用管理委员会、医学装备委员会、病案管理委员会、医院信息化领导小组/委员会、应急管理委员会等专门委员。专委会办公室设在相应职能部门，推进各专委会日常工作的开展。

（二）科级

1. 科级执行层　科室是质量管理体系的执行层，医院各业务科室应当成立本科室医疗质量管理工作小组，组长由科室主要负责人担任，指定专人负责日常具体工作开展。科室主任为科室质量管理第一责任人，根据医院的整体部署，结合学科发展实际，带领团队遵循质量管理体系的要求和程序，确保医疗质量和安全达到预期目标。

2. 科级操作层　全面质量管理强调全面全员全过程，医院每个员工为操作层，对岗位质控负责，坚持以患者为中心，动员家属参与，为患者提供卓越医疗服务，强调自我管理。

具体架构图如图2-1：

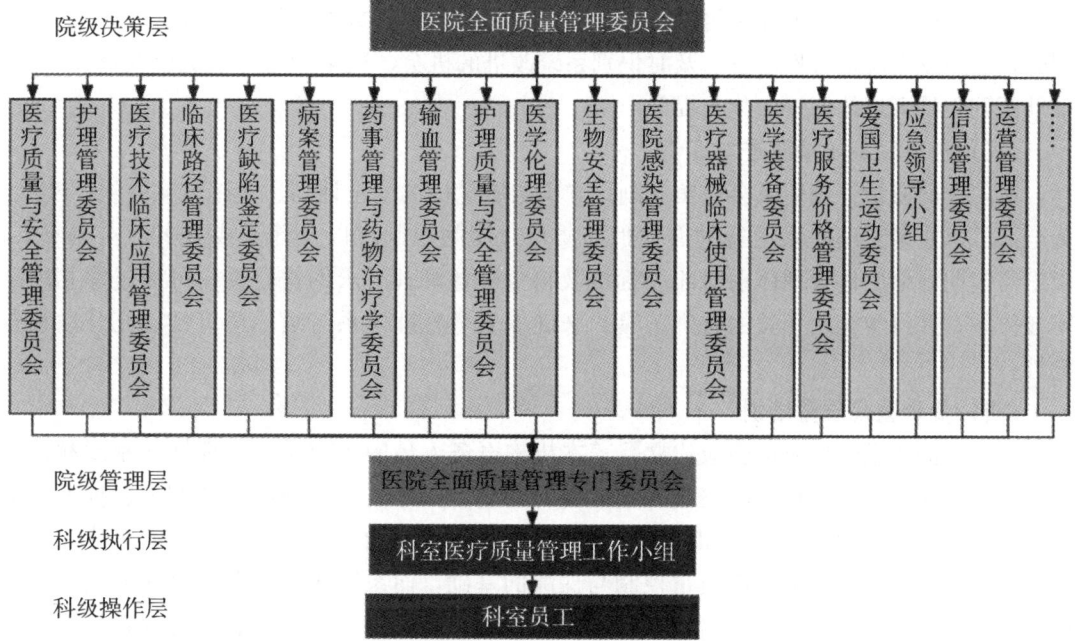

图2-1　医院全面质量管理组织构架图

三、主要职责

（一）负责建立医院全面质量管理的组织架构与制度规范

医院全面质量管理委员会应肩负起以下关键职责：深入掌握国家政策，结合实际情况，适时调整和优化本机构的质量管理体系；建立或完善相关文件和管理制度，确保这些文件在组织内部得到充分沟通、理解与有效应用。同时，委员会应始终坚持以患者为中心，落实医院的公益性宗旨，保障质量管理体系的完整性，并确保资源的合理配置与可持续获得。

中共中央、国务院印发的《质量强国建设纲要》目标：到 2035 年，质量强国建设基础更加牢固，先进质量文化蔚然成风，质量和品牌综合实力达到更高水平。国务院办公厅发布了《关于推动公立医院高质量发展的意见》，国家卫生健康委和国家中医药管理局联合印发《公立医院高质量发展促进行动（2021—2025 年）》，旨在推动"十四五"时期公立医院实现高质量发展，进一步强化公立医院公益性，通过打造一批高水平的公立医院，为广大人民群众持续提供优质高效的医疗卫生服务，不断增强人民群众就医获得感、幸福感、安全感。医院在制定质量管理制度与工作规范过程中，应始终按照国家特别是国家卫生健康委员会的有关要求，制定本机构质量管理制度与工作规范并组织实施。

（二）负责制定医院质量运行机制

医院全面质量管理委员会应负责制定并落实医院质量运行机制，组织开展以医疗质量为核心的质量监测、预警、分析、考核、评估及反馈工作。委员会应定期发布医院的质量管理信息，确保透明度与沟通的有效性。

委员会需对医院质量进行系统梳理，明确需监测的质量指标、预期质量目标及相应的监测方法。还需设定监测和预警的具体时机，明确何时进行数据分析、评价、反馈及考核。同时，定期发布质量管理信息，及时识别系统改进的机会、决策所需的变更以及资源需求，推动医院质量管理的持续优化与提升。

（三）负责医院质量改进与评价

医院全面质量管理委员会应负责制订本机构质量持续改进计划、实施方案并组织实施。为全面了解质量管理体系运行的有效性、质量过程的控制度以及计划或方案的实施效果，组织需定期评估质量管理体系对相关标准及自身质量管理要求的符合性，可通过建立内部审核体系，并科学应用相关的管理工具，来确保质量管理体系持续的适宜性、充分性和有效性。

（四）负责医院质量培训

医院全面质量管理委员会应建立覆盖本机构医务人员的医疗质量管理规章制度和技术规范的培训体系、制订科学的培训计划并监督实施。医疗质量管理的规章制度、技术规范和培训制度是质量管理的基石和保障。在国家法律法规的指导下，制定完善的医疗质量管理规章制度和技术规范是实现质量控制与保障的基础，而系统化的培训不仅能够提高员工的质量意识和专业技能，还能培育共同的价值观，推动员工职业发展。通过优化培训，医院可有效降低质量管理过程中的时间成本。为此，全面质量管理委员会须从机构系统层面着手，建立健全培训计划并全程监督落实。

（五）制定临床新技术引进和医疗技术临床应用管理相关工作制度并组织实施

制定并实施临床新技术引进和医疗技术临床应用管理的相关制度是确保医疗质量的重要措施。质量改进应贯穿于质量体系的各个环节，以满足人民群众对美好生活日益增长的需求和市场竞争的挑战。为此，机构必须不断引进新技术、开展新项目。全面质量管理委员会应根据医院实际情况，制定相应的工作制度，确保人民群众的利益不受损害，规范新技术和新项目的准入及管理流程，预防并减少不良影响的发生。机构还需采取有效措施控制和纠正风险，并妥善处置可能出现的后果，确保改进措施得到落实。

（六）落实上级卫生健康行政部门相关规定

贯彻落实上级卫生健康行政部门的相关规定，是全面质量管理的重要基础。全面质量管理不仅涉及医疗质量的控制，更涵盖了整个医疗过程和体系的管理；不仅要对诊疗活动和服务质量进行监控，还需关注其安全性、有效性和适宜性等方面；不仅要管理诊疗的全过程，还要对患者及医疗人员的管理与保障给予足够的重视。此外，上级卫生健康行政部门发布的所有相关要求，都应纳入全面质量管理委员会的整体统筹管理范畴，确保各项规定和措施得到有效实施。

四、主要制度

医院根据实际工作需要，建立了全员参与、覆盖临床诊疗服务全过程的质量（安全）管理与控制制度，旨在推动医院质量管理的持续改进，确保患者安全，并全面提升医院的质量管理能力。医院的质量管理与控制制度分为院级和科级两类。院级制度包括医院管理制度、患者服务与管理关键流程、应急预案等；科级制度涵盖科室工作制度、流程、预案、诊疗指南、操作规范等。院级规章制度经审核通过后，由党办、院办等部门编号并发文，由规章制度建立部门组织培训与实施，并对实施情况进行监控与评估。

医院规章制度的规范化管理使各项工作流程清晰，包括立项、起草、审核、废止、决定、公布、培训、解释、备案、修订、梳理与汇编等环节，文书规范统一，避免各职能部门制定的规章制度相互冲突、管理出现漏洞或不可操作的情况。医院力求做到"写实做实"，确保制度与实践相一致。各科室则按照医院发布的 SOP 文件格式编写本科室的工作制度、流程、预案、诊疗指南及操作规范，并在业务管理部门备案，医院负责将各科室资料汇编成"科室管理手册"。主要内容包括但不限于以下方面：

1. 组织机构类　医院全面质量管理委员会由医院领导班子成员担任主任委员，相关部门负责人和专家学者担任委员，委员会设立秘书处负责日常工作。

2. 职责和权限类　医院全面质量管理委员会负责制定医院的质量管理制度、政策和目标，制订全面质量管理的具体工作计划和措施。委员会有权对医院全面质量管理工作进行评估、监督和提出改进建议。

3. 会议制度类　医院全面质量管理委员会按规定周期定期召开会议，讨论并确定医院质量管理的重点、任务和目标，审议并批准相关政策和制度的制定。会议应做好详细记录，并对会议决议和相关文件进行归档与管理，确保决策过程的透明性和可追溯性。

4. 制度建设类 医院全面质量管理委员会负责制定和完善医院的全面质量管理制度，包括质量管理手册、程序文件、工作指引等。委员会要对这些制度进行定期的评估和修订，确保其与医院的实际情况相适应。

5. 资源协调类 医院全面质量管理委员会协调医院内部各部门的资源，促进各部门在质量管理工作中的合作和协调。委员会还可以协调外部资源，如专家咨询、培训等，为医院的质量管理提供支持和帮助。

6. 绩效考核类 医院全面质量管理委员会负责制定医院质量管理的绩效考核指标和评估方法，并定期对医院的质量管理工作进行评估与考核。根据评估结果，委员会可以对各部门和个人实施奖惩措施或激励措施，推动质量管理目标的实现和持续改进。

7. 信息管理类 医院全面质量管理委员会负责建立和维护医院的质量管理信息系统，收集、分析和报告有关质量管理的数据和信息。委员会要确保信息的准确性和及时性，为医院的决策和改进提供科学依据。

五、工作要求

（一）明确质量管理职责和权限

1. 各级负责人 明确院级和科级负责人在质量管理中的职责与权限，涵盖质量目标的制定和资源的分配。作为本层级的最高管理者，负责人应发挥领导作用，明确并制定本层级的质量目标和方针，确保各相关岗位职责与权限的合理分配、有效沟通与协调。各级负责人须始终以服务组织整体质量目标和方针为核心，确保质量管理各个环节顺利进行，达到预期目标。

2. 质量管理人员 明确质量管理部门及质量管理小组的职责与权限，涵盖质量数据的收集与分析、质量改进的推动等工作。从事质量管理的人员应熟悉质量方针、相关质量目标，掌握质量数据的收集与分析方法，推动质量改进，并确保医院全面质量管理体系的有效性和持续改进。相关人员可通过适当的教育、培训或经验选聘方式进行配备，并定期开展考核与评估，确保质量管理人员具备履行职责所需的能力与素质。

（二）梳理质量管理流程和程序

1. 医疗过程控制 规定医疗过程中的关键环节和步骤，确保医疗服务的一致性和高质量。医疗过程控制是防范医疗风险、确保医疗安全的根本保证，贯穿患者从入院、检查、治疗到出院的全过程。为实现效率最大化，需要对关键环节和步骤进行重点控制，并开展持续优化的改进措施，确保医疗服务始终保持一致性和高质量。

2. 不良事件管理 规定不良事件的报告、记录和处理程序，包括不良事件的分类、调查和改进措施的实施。不良事件是指患者在医疗机构中，因医疗活动以及医院运行过程期间，任何可能影响患者的诊疗结果、增加其痛苦和负担并可能引发医疗纠纷或医疗事故，以及影响医疗工作的正常运行和医务人员人身安全的因素和事件。运用 PDCA 管理与根因分析法等管理工具，对不良事件进行原因分析和闭环管理，达到发现隐患、保障医院质量和安全的目的。

3. 内部审核和评估 规定定期的内部审核和评估程序，以确保质量管理体系的有效性和符合性。内部审核由医院内部组织实施，审核的对象为医院质量管理体系，其目的在于验证质量管理体系是否持续满足相关要求并处于正常运行状态。内部审核为管理评审、纠正和预防措施的实施提供重要依据，需要组建经过系统培训并考核合格的审核员队伍，制定审核程序，明确审核重点，制订审核计划，并组织审核资源等。审核结果应按要求整理、综合、形成报告，按照既定程序及时传递并充分利用，对审核中发现的问题采取改进措施，并实施跟踪和监督，确保改进系统的持续有效运行。

4. 培训和教育

（1）培训计划和需求分析：制订医院员工的培训计划，并根据岗位需求和质量管理要求进行培训。质量管理的核心在于培训，其起点与终点均依赖于高质量的教育与学习，这是一项贯穿全机构的系统性工程。作为质量安全的责任主体，应明确培训计划、组织实施和效果评价等相关职责，并充分发挥各级管理者和相关部门在质量培训中的作用，以确保培训工作的高效开展与质量管理目标的实现。

（2）培训记录和评估：全面记录员工的培训情况，系统评估培训效果和员工的质量管理能力。培训记录和效果评价作为质量培训工作的重要组成部分和最后一个环节，不仅要关注培训课程的质量和学习效果，更要注重分析员工学习成长情况，以及培训工作对机构整体质量改进的实际贡献。

（三）抓牢质量政策和目标改进

1. 质量政策 明确医院对质量管理的承诺与目标，充分体现质量管理在医疗服务中的核心地位。在多元化的社会环境下，公立医院作为我国医药卫生体制改革的重点对象，其高质量发展对于构建高水平的医疗服务体系、提升人民群众医疗服务获得感具有深远意义。当前，持续推动和实现公立医院的高质量发展，是公立医院质量政策制定和实施的主要依据。

2. 质量目标和指标 设定医院在质量方面的具体目标和衡量指标，以便对质量绩效进行评估和监控。医疗质量提升是医院发展的最终目标，从国务院印发的《关于推动公立医院高质量发展的意见》和国家卫生健康委和国家中医药管理局联合印发的《公立医院高质量发展促进行动（2021—2025 年)》可以看出，公立医院高质量发展的目标是实现"三个转变"和"三个提高"，围绕这一目标，公立医院将在重点专科建设、人才队伍培养、智慧医院建设，以及医疗质量提升、患者体验改善、医院管理强化和临床科研突破等方面发力。在这一过程中，公立医院高质量发展评价指标和绩效考核评价指标，发挥了"指挥棒"的核心作用。各医院可结合自身实际，分解并细化指标，将其融入流程优化、运行决策和绩效考核等多个领域，同时制定相关配套文件，确保质量管理的持续改进和推动，为实现公立医院的高质量发展奠定坚实基础。

3. 数据分析和持续改进

（1）数据收集和分析：规定医院质量数据的收集方法和分析工具，以便识别质量问题和发现改进机会。数据的收集和分析是质量管理过程中不可或缺的环节之一，且越来越依赖"大数据""云计算"等先进技术，这些技术可以快速、高效地捕捉和处理海量信息，从中识别问题的根源，分析其可能引发的风险，从而找到改进的机会与途径。通过精准的数据分析，医院能够更清晰地掌握质量现状，洞察潜在问题，评估改进举措的可行性与预期效果，为质量管理下一步的计划制订和管理决策奠定坚实基础。

（2）持续改进活动：鼓励和支持医院内部的持续改进活动，包括质量改进项目的开展和推动。持续改进活动是实现医院战略目标的重要抓手，也是不断改善患者就医体验、增强医院活力的有效手段。这一过程不仅是打造卓越管理团队的有效手段和创新资源配置的先进方法，更是全员参与目标管理基础上的创新表现。通过明确质量改进目标、探索可行解决方案、评估实施效果并正式推广成功实践，医院可确保质量改进项目的高效推进。医院的生命是质量，唯有不断提升医疗服务质量，才能满足患者日益增长的需求，以及赢得社会的广泛认可。

4. 外部合作和认证

（1）外部合作机构：明确与外部机构的合作要求，如与监管机构的合作、参与质量认证等。通过与外部（第三方）质量评价机构合作，成立质量与安全评价或者认证体系，从而达到持续提高医院诊疗服务质量和效率的目的。

（2）认证要求：明确医院追求质量认证的要求和程序，如 ISO 认证、国家级认证等。医院质量体系认证是为了促进医疗质量的提高，公认被证实有效的、能持续促进医疗服务质量、提升患者满意度及员工满意度、促进医院管理更加科学和规范的一整套质量管理体系。国际上有 JCI、ISO 等认证，国内官方认证为国家三级医院评审，专项认证有国家级胸痛中心、卒中中心等。

§2.3　医院全面质量管理办公室

医院全面质量管理办公室作为全面质量管理委员会的日常工作机构，是保障医院持续发展的生命线。其设立方式灵活，可单独成立，也可挂靠于相关职能部门，但其使命始终如一：推动质量管理体系的高效运行。正如医院发展的核心理念所强调的，"质量、质量、还是质量"，唯有持续保持医疗服务的卓越品质，才能满足患者期望，回应社会需求。全面质量管理的推进，离不开科学的组织架构，设立全面质量管理办公室是实施质量管理体系的首要环节。作为医院标准化建设的核心职能部门，全面质量管理办公室肩负多重责任，涵盖医疗、医技、护理、药学以及行政后勤等领域的全面质量管理与监督。

一、工作职责与内容

（一）工作职责

医院全面质量管理办公室，围绕"重质量、抓管理、促改进、保安全"的工作理念，组织质量管理相关培训，不断增强全员质量管理意识和管理水平，培育质量管理文化。建立各部门、科室建设及管理标准，做好医院标准化建设；建立和完善医院质量管理体系，督导医院各质量与安全管理委员会制定管理目标及工作方案，修订医院各项工作质量控制标准，进行质量管理。以患者为中心、以质量安全为导向、以医院服务流程为路径，推动建立"全方位、全过程、全岗位"的管理标准，指导医院形成专业化实施、系统性维护和持续性改进的质量安全管理体系。医院全面质量管理办公室，除了常规维护质量管理体系的正常运行外，还负责对医院质量运行过程和服务流程进行测量和分析，对医院日常运行的质量进行检查。为确保职责落实和工作高效开展，该办公室在组织架构中直接接受院长的领导。

（二）工作内容

1. 持续健全、优化医院全面质量管理体系　依据医院年度工作目标，制订切实可行的年度质量与安全管理改进计划，以推动医院质量与安全管理的持续改进。根据三级公立医院绩效考核指标，科学地运用相关质量管理与评价工具，建立院级质量监测指标及监控重点，并对相关数据进行综合分析与评价，为医院管理提供决策支持。在具体实施过程中：

（1）负责指导相关部门定期修订医院工作制度、岗位职责、工作流程、应急预案等，确保管理体系的动态优化。

（2）负责健全医院安全（不良）事件管理制度，对季度及年度医院安全（不良）事件进行汇总、分析，并评价改进效果，以及在全院范围内开展不良事件教育与培训，推动医院质量与安全管理工作不断优化。

（3）负责定期对医院各类满意度进行分析和评价。

（4）负责对医疗、护理、医技等职能管理部门行使指导、检查、考核、监督、评价和整改职能，以形成全面质量控制的良性循环。

2. 定期督导、评价行政职能部门组织的业务开展情况　统筹组织并协调跨部门的质量与安全管理改进工作，推动各项改进措施的落实。针对评审阶段的任务，进行详细分解并下发，指导和推动评审工作按照计划、分步骤开展，同时督查周计划与月计划的落实情况，做到检查有反馈、落实有措施。严格执行《医院质量与安全管理办法》，每月组织全院范围内的质量与安全管理联合督导工作。对行政职能部门及临床医技科室的质量与安全工作考核结果进行审核，并提交至质量效能科具体执行。对于存在争议的申诉结果，组织专家进行论证，确保处理结果的公平性与科学性。

3. 每月编发《质量管理月报》　负责组织医院等级评审过程中各类相关会议，并对评审创建工作中产生的各类文字与图片资料进行详细记录、系统整理，并妥善归档，为医院等级评审工作提供扎实的数据基础和可靠的资料保障。

4. 培养医院质量与安全管理人才　根据医院总体发展战略，引入质量管理新理念和新方法，提高员工运用质量管理工具的能力，同时积极牵头组织并参加院外各级管理能力提升竞赛，全面推动竞赛成果在院内的落地实施。

二、工作要求

1. 建立质量管理组织　成立医院质量与安全管理委员会，并由党委书记、院长担任主任委员。统筹监督各管理委员会的工作推进，对各职能部门与质量控制单元提出改进意见并督导落实。

2. 实行质量管理责任制　督促各职能部门建立质量管理责任制，并落实到质量形成过程的每个环节和每个岗位，且有明确的质量管理要求和质量检查考评制度，做到逐级负责、层层把关。

3. 推进医院标准化管理　制定标准化管理细则，协调各职能部门高效落实，将医院主要医疗质量管理与控制指标纳入科室及个人年终考核体系，确保质量管理责任层层落实。

4. 坚持质量与安全教育　医院质量与安全教育每年至少开展一次，内容根据质量管理的深入逐步推进。通过教育，使医务人员深刻理解质量管理的意义与必要性，强化质量意识，并掌握质量管理的基本知识与方法，为持续提升医疗服务质量奠定基础。

5. 完善质量信息工作　逐步建立质量管理信息化平台，加强医疗质量信息监控，做到准确、及时地进行质量信息的收集、传递、反馈、处理等。

6. 反馈医院质量缺陷　及时向相关职能部门反馈质量管理过程中发现的缺陷问题，同时定期向医院质量与安全管理委员会汇报全院质量管理情况并进行原因分析和效果评价。

三、履行全面质量管理委员会工作职责

医院全面质量管理办公室接受全面质量管理委员会的领导，在医院的质量体系维护、质量策划设计、质量控制和质量持续改进等方面起着全面统筹和组织协调的作用。

1. 确立医院质量方针　质量方针是医院的办院方针和价值体现，应突出其个性化和价值观。医院质量方针的制定需要经过全院上下充分讨论与深入酝酿，切忌简单套用千篇一律和泛用化的标准。

2. 制定医院质量目标　医院应于每年年初制定数字化的质量目标，内容涵盖医疗、护理、教学、科研、服务、行政、人事、财务、安全等各个方面；质量目标要求数字化、可操作、可考核，由全面质量管理办公室定期跟踪和评估全院质量目标的达标情况。

3. 建立体系文件　组织建立和完善三层架构的体系文件，包括质量手册、质量程序书、作业指导书。负责编写、审核、统一排版体系文件，并根据执行情况进行补充、修改和完善，打造全院制度化、规范化的良好环境，使各项工作有章可循、有章可依。

4. 建立质量考核体系　每年组织全院内部审核1～2次，管理评审1次，外部审核1次。另外，全面质量管理办公室还需每月确立1～2项质控重点进行专项检查，通过书面形式反馈查到的问题，并持续跟踪落实其整改情况。重要的共性问题可通过院月会、质控通讯进行通报和讲评。

5. 建立一支质控员队伍　为顺利推动医院全面质量管理体系的建立与落实，根据质量管理体系的"全员参与"原则，首先在每个科室成立质控小组，其次建立一支由全面质量管理办公室牵头组建的医院质控员队伍。各科室需指定一名高年资主治医生或护士长担任质控员，负责每月科室质量自查、全院质量互查、文控管理、质量目标达标评估及问题报告等工作。同时，全面质量管理办公室每年对科室及质控员进行考核，考核内容包括科室

自查工作完成的及时性与质量、医院内部审核结果、日常质量检查情况及培训会议出勤率等，并评选优胜科室和优秀质控员予以奖励，以全面提升医院质量管理水平。

6. 建立质控月报　通过每月的质控通讯，将抽查结果、质量检查相关数据的分析统计情况以及各个阶段质量控制工作重点，以公示的形式进行全院通报，以达到质量控制的目的。

7. 加强医疗质量的过程管理　医疗工作的过程和环节繁杂，涵盖从患者入院到出院的每一环节，每个科室、每位医务人员的每项操作和每个步骤，均构成一系列复杂的过程。面对如此繁多的环节，过程质量的控制需通过管理的各层面进行系统化、标准化和精细化的调控，包括临床科室的定期自查、职能部门的日常检查、院级层面的不定期抽查。各级管理要坚持"三不放过"原则，即事故原因未找出不放过，责任者未吸取教训不放过，防范措施未落实不放过。

（1）临床科室质量自查：临床科室的质量自查控制，由科室质量控制小组负责。即由科主任、主管质量的副主任、质控员、护士长负责每月对本科室的病史质量、三级查房质量、围术期质量、医疗台帐记录质量、科间会诊质量、护理书写与操作质量、设备日常维护情况、非医疗因素可能引起的患者安全情况、医院职能部门检查中发现的问题，以及科室月度质量目标完成情况等，进行自查和评估。

对于自查结果，一方面以科室质量自查报告的形式，每月提交至全面质量管理办公室汇总；另一方面对自查中发现的问题在科务会上进行分析讨论，提出整改措施，并在下一次的科室质量自查时进行追踪复查，同时将自查结果及整改情况与科室内部考核挂钩。

（2）职能部门常规质量检查：即由医务部、门诊办公室、护理部每月对各临床科室的医疗护理进行质量常规检查。检查的内容与要求以卫生行政部门或各质控中心的质控标准、评估要求为依据。在职能部门的质量检查中应注意以下几个方面。①抽查的覆盖率：每月的抽检数量应随患者数量的增加而增加，按照一定的百分比，保证抽查的覆盖率，确保检查的有效性。②记录的真实性：医疗质量的检查往往通过各项记录体现，记录是否及时、真实、客观、全面，需要研究检查的方法，可借助信息系统，减少人为因素，确保其有效性。③保证病史的内涵质量：临床病史的内涵质量常因检查者非该领域专家而难以精确评估，为确保病史内涵质量，可组织专业专家检查队进行评价和把关。

全面质量管理办公室不定期对科室质量自查和职能部门的日常检查结果进行抽查，以验证检查结果的真实性、检查方法的有效性，以促进科室及职能部门日常检查质量的提升。

（3）院领导质量查房：院级层面的质量抽查控制，即院领导质量查房。建立以院长质量查房为龙头的质量循环体系，充分发挥质量管理中领导的作用。全面质量管理办公室定期将检查中发现的突出问题直接汇报给院长，由院长亲自带队检查体系运行中存在的质量问题。通过现场调查，及时协调、及时处理、及时解决，并在现场进行分析点评。院长质量查房的核心意义不在于检查数量的多寡，而在于彰显对质量问题的高度重视，体现问题处理的权威性与关键问题处置的时效性。通过定期深入科室和基层，院长得以获取客观依据，为质量决策提供支撑，充分发挥其在质量管理中宏观指导与微观监督的双重职能。

（4）建立行政总值班质量查房制度：对于夜间及节假日的环节质量，通过建立行政总值班质量查房制度，采用行政总值班质量查房的方法，实行质量无缝隙管理。

全面质量管理办公室根据行政总值班排班表，制定月度行政总值班质量查房安排表，检查的内容与值班者所在职能部门的工作内容一致，并附上设计印制好的检查表单。行政总值班于每日接班后，根据安排表的内容进行检查，待检查结果签字确认后，于次日上午交至全面质量管理办公室。

全面质量管理办公室每月将检查单进行汇总，并将检查结果中存在的缺陷和问题按性质整理后对口下发，要求相应部门或科室进行原因分析并拟定整改措施，同时将检查结果进行全院公示或通报。此外，全面质量管理办公室负责将行政总值班质量检查完成情况列入行政职能部门考核范畴。

（5）建立质量问题报告制度：质量问题报告制度是指临床科室在日常工作中，发现多接口的质量问题而又不能解决的，由质控员、护士长及时填写质量问题报告书，写明问题的事由、性质属性、起始时间、严重程度、解决建议，报告质控办。由全面质量管理办公室通过调查、协调、处理，不断理顺接口，优化流程。

医疗质量是医院各项诊疗过程中诸多环节质量连接形成的，任何一个环节点出现问题或者流程设计上的缺陷，都会导致整个医疗流程运行出现偏差。通过质量问题报告制度的实施，让每一位员工对自己所处的质量环节点进行监控，发现问题及时上报，将缺陷消灭在萌芽状态。

8. 开展多形式的质量培训 制度的建立容易，落实并实现长效管理难。为解决这一关键问题，应结合投诉接待、满意度调查及质量检查结果进行综合分析，提出整改方案，并采用互动式、体验式培训方法，辅以试卷考核，强化员工质量意识，从根本上改善不良习惯，推动质量管理持续优化。

四、全面质量管理办公室与其他职能部门之间的区别

全面质量管理办公室相较于其他职能部门更具有全局性，其职责不仅要求系统思维，还需具备统筹协调功能，主要存在以下区别。

1. 职责和目标 全面质量管理办公室的主要职责是确保组织的质量和安全管理体系的有效运行，负责制定和实施质量和安全政策、程序和标准，监督质量和安全绩效，进行内部审核和管理评审，并提供培训和支持。其他职能部门可能有不同的职责和目标，例如：人力资源部门负责招聘和员工培训，财务部门负责财务管理，生产部门负责生产过程等。

2. 专业知识和技能 全面质量管理办公室的成员通常具有质量和安全管理方面的专业知识和技能，需了解质量和安全管理体系的要求和最佳实践，并能够应用管理工具和技术来监督和改进组织的质量和安全绩效。其他职能部门的成员可能具有不同的专业知识和技能，以适应其特定领域的需求。

3. 组织级别 全面质量管理办公室通常在组织层面运作，与各个部门和层级进行协调和合作，职责涵盖整个组织，并与各个部门进行沟通和协调，以确保质量和安全管理的一

致性和有效性。其他职能部门可能更专注于特定的职能领域，并在各自的部门内部运作。

4. 流程和方法 全面质量管理办公室通常使用一系列质量和安全管理工具和方法来支持组织的质量和安全管理活动，即流程改进方法（如六西格玛、PDCA 循环）、质量工具（如统计过程控制、故障模式和影响分析）以及安全管理方法（如风险评估和事故调查）等。其他职能部门可能使用与其特定职能领域相关的工具和方法。

全面质量管理办公室与其他职能部门尽管存在差异，但密切协作对实现组织质量与安全目标至关重要，这种协调与合作直接影响组织的整体绩效和成效。

五、全面质量管理办公室在医院全面质量管理中的作用

1. 政策作用 全面质量管理办公室负责制定和实施医院的质量和安全政策，确保质量和安全政策符合法律法规和行业标准，并与医院管理层合作制定相关的目标和指标。

2. 维护作用 全面质量管理办公室负责建立和维护医院的质量和安全管理体系。制定和更新相关的程序和标准，确保医院的各项活动和流程符合质量和安全要求，并提供培训和指导以确保员工遵守。

3. 监督作用 全面质量管理办公室负责监督和评估医院的质量和安全绩效。收集和分析质量和安全数据，进行内部审核和管理评审，识别问题和风险，并提出改进措施和建议。

4. 改进作用 全面质量管理办公室促进医院的质量和安全改进。与各个部门合作，推动质量和安全改进项目的实施，引入最佳实践和创新方法，以提高医院的质量和安全水平。

5. 教育作用 全面质量管理办公室提供培训和教育，以提高医院员工对质量和安全管理的认识和理解。通过组织培训课程和设立工作坊，向员工传授质量和安全管理的知识和技能，并提供支持和指导。

6. 合作作用 全面质量管理办公室与监管机构和认证机构合作，确保医院符合相关的法律法规和认证要求。准备和协调监管机构的检查和评估，提供必要的文件和信息，并参与相关的改善行动。

通过这些作用，全面质量管理办公室有助于确保医院为患者提供安全、高质量的医疗服务，从而提升患者满意度，降低医疗风险，改善医院的绩效和声誉。

§2.4 医院全面质量管理专门委员会

一、内涵

医院全面质量管理专门委员会是若干个负责医院全面质量管理专门工作的机构，是医院质量管理体系的核心和重要组成部分。其主要职责是制定、推动和监督医院相应领域的全面质量管理政策和策略，确保医院的服务质量、安全性和有效性。

1. 发展 医院全面质量管理专门委员会的发展可以追溯到质量管理理念的兴起和医疗行业对质量管理的重视。质量管理理念在 20 世纪逐渐兴起，强调通过系统性的方法和策略

来提高产品和服务的质量。这种理念最早在制造业得到应用，后来逐渐扩展到其他行业，包括医疗行业。

2. 体系　随着医疗技术的发展和患者期望的提高，医疗行业对质量管理的重视日益增加。医院开始关注提供安全、高质量和以患者为中心的医疗服务，并引入质量管理的概念和方法。为了有效管理和提升医院的质量水平，医院开始建立质量管理体系。质量管理体系包括一系列的质量管理活动和流程，旨在确保医院的服务质量符合标准和要求。

3. 组成　为更好地组织和推动医院的质量管理工作，依据上述体系，医院开始设立全面质量管理专门委员会。各专门委员会通常由医院中/高层管理人员、医务人员、护理人员和质量管理专家组成，这些人员通常具备相关专业知识和经验，能够有效地参与和推动质量管理工作，其主要任务为负责制定质量管理政策和目标、推动质量管理计划、评估质量绩效、促进质量改进和创新、提供培训和教育等。

4. 职责　随着质量管理理念的不断发展和医疗行业的变革，全面质量管理专门委员会的职责和作用也在不断演变。委员会开始与外部机构合作，与监管机构、专业协会和学术机构保持联系，分享经验和最佳实践。同时，委员会也越来越注重患者参与和患者体验的改进。因此，专门委员会是学术机构，其具有为行政管理部门提供专业意见的职能，包括制定和推广质量管理政策和程序、监督和评估医疗质量、制订质量改进计划、推动临床路径和标准化护理、促进患者安全等。

5. 作用　医院全面质量管理专门委员会的设立和运作有助于医院建立科学、系统的质量管理体系，提高医院的整体绩效和患者满意度。通过持续的质量改进和创新，医院能够提供更安全、可靠和高质量的医疗服务，为患者提供更好的医疗体验，为医院的可持续发展奠定基础。

二、类型

医院全面质量管理专门委员会的类型可以根据医院的具体情况和上级主管部门对业务开展要求的不同而有所不同。如§2.2中"医院全面质量管理组织构架图"表述，其设置通常有但不限于以下几种类型：

（一）医疗质量与安全管理委员会

医疗质量与安全管理委员会（medical quality and safety management committee）负责制定和监督医疗质量与安全管理政策和程序，评估医疗服务的质量，制定改进措施，并监督其执行。医疗质量与安全管理委员会对确保医疗服务的质量与安全、提高患者满意度、持续改进医院的质量与安全管理体系具有重要意义。

1. 设计原则

（1）委员会成员应由涉及各个相关领域的专业人士组成，如医生、护士、行政人员、患者代表等，以确保多方观点被充分考虑并整合专业知识。

（2）委员会设计应明确其目标和使命，包括改善患者满意度、减少医疗错误、提高医疗机构的整体绩效。

（3）委员会应基于可靠的数据和证据进行决策和政策制定，包括收集和分析医疗机构的质量与安全指标、患者满意度调查结果、临床研究数据等。

（4）委员会应与医疗机构内的各个利益相关方进行有效沟通，并确保其工作的透明度。

（5）委员会应采用持续改进的原则，不断监测和评估医疗机构的绩效，并制订相应的改进计划，包括定期进行质量审核、开展培训和教育活动、分享最佳实践等。

2. 牵头部门　通常是医院内部的管理层或行政部门，包括医务部、质量管理部、临床质量与安全办等，负责领导、协调和监督医院质量委员会的工作，确保医院的服务质量和安全达到预期水平。

3. 主要职责

（1）制定医疗质量与安全管理政策和程序：负责制定医疗质量与安全管理的政策和程序，包括医疗质量与安全评估、风险管理、医疗错误报告和学习等多个方面，以确保医院在提供医疗服务时遵循一致的标准和规范。

（2）评估医疗服务质量：包括监测和评估医疗过程中的关键指标和绩效，如手术并发症率、感染控制率、用药错误率等。通过对质量的评估，委员会可以发现问题和潜在的风险，并采取相应的改进措施。

（3）预防医疗错误、安全事故发生：通过制定和推广最佳实践、审核和改进工作流程、提供培训和教育等方式，不断提高医务人员的专业技能和安全意识，从而有效减少医疗错误和安全事故的发生。

（4）制定医疗质量与安全改进措施：根据评估结果和患者反馈，制定基于科学证据和最佳实践的改进措施，通过制订培训计划、优化流程、完善标准及创新技术等提升医疗服务质量与安全，同时注重与医院各部门的协调合作，确保改进措施落地实施并有效发挥作用。

（5）监督改进措施的执行：委员会应定期审查和评估改进措施的实施情况，并确保其有效性和可持续性。如若发现执行问题，委员会须迅速采取适当措施予以解决，并确保改进措施全面贯彻落实。

（6）与其他委员会和部门合作：与其他委员会和部门合作，共同推动医疗质量与安全管理工作。通过跨部门合作，委员会能够更好地促进医疗质量与安全管理的整体效果。

（二）药事管理与药物治疗学委员会

药事管理与药物治疗学委员会（pharmacy and therapeutics committee）负责加强医疗机构药事管理，促进合理用药，发挥专家技术支持作用，推动药物治疗相关临床诊疗指南和药物临床应用指导原则的实施；促进完善医院药学服务体系，加强药师队伍建设，规范并发展药学服务等。

1. 设计原则　可设立药品质量管理、麻醉和精神药品管理、临床药品不良反应监测、抗菌药物临床应用管理和处方点评等管理小组，并指定专人负责。委员会需制定和执行与医院战略方向相符的药事管理与临床用药安全目标，并制定相应的策略和计划来实现这些目标。

2. 牵头部门 通常是医院内部的管理层或行政部门，包括医务部、药学部门等，负责领导、协调和监督医院药事管理与临床合理用药工作，确保医院的药事管理与临床用药达到预期水平。

3. 主要职责

（1）监督、检查医院有无贯彻国家有关药事管理法律、法规和主管行政部门药事工作的相关规定。

（2）制定医院药物临床应用指导原则、管理办法或实施细则，并加强培训与监督。

（3）根据国家《基本用药目录》，制定并调整医院"基本用药目录"和用药手册，定期审定增加或淘汰品种，保障临床用药的合理、科学。

（4）收集和分析临床用药数据，指导与监督合理用药，探讨及分析药物不良反应，研究用药安全防范措施，减少用药事故及药源性疾病风险，以全面提升医疗服务质量。

（5）督查包括毒、麻、精神及放射性等特殊管理药品在内的临床使用与规范化管理，发现问题及时提出改进与完善意见。定期评估与审核，以检视改进成效，并不断优化调整和持续改进。

（6）鼓励医务人员和员工积极参与临床用药的交流与培训，同时组织会议、研讨会和培训活动，以促进知识和经验的交流和分享。

（三）临床路径管理委员会

临床路径管理委员会（clinical pathways management committee）负责制定和管理临床路径的机构，通过规范诊疗流程，确保患者在院内获得统一且高质量的医疗服务。临床路径是一种标准化的、多学科合作的护理计划，旨在指导患者在特定疾病或手术过程中的治疗和护理过程。

1. 设计原则 临床路径管理委员会应秉持多学科参与、高层领导支持、数据驱动、持续改进、沟通合作等原则，并基于最新的临床实践指南和研究证据，定期审查并更新路径，确保高质量、标准化的医疗服务。同时，还应以患者为中心，重视个体差异、偏好与价值观，充分考虑患者需求与权益，并积极鼓励患者参与路径的制定与评估，以实现更精准且符合患者期望的医疗服务。

2. 牵头部门 通常是临床质量与安全部门或者医务部，负责协调和领导医院临床路径管理委员会的工作，确保医院临床路径的设计和实施质量安全的标准相符。

3. 主要职责

（1）制定标准化的临床路径：委员会通过与多学科团队合作，根据最佳实践、临床指南和医学证据，制订患者在特定疾病或手术过程中的治疗和护理计划，包括患者入院前的准备、手术或治疗过程中的各个环节，以及出院后的跟踪和康复计划。

（2）评估临床路径的有效性：委员会通过收集和分析临床数据，将实际治疗护理产生的结果与临床路径中设定的目标及指标进行比较，以确定临床路径的优势和不足之处，并做出相应的调整和改进。

（3）持续改进临床路径：委员会通过定期审查和更新临床路径，确保其与最新的临床指南和研究成果保持一致。此外，委员会还通过与临床团队的合作和反馈，收集意见和建议，改进临床路径的实施和效果。

（4）促进跨学科合作：委员会通过与医生、护士、药剂师、物理治疗师、社会工作者等多学科团队密切合作，确保临床路径的制定和实施充分考虑到各个专业的需求和贡献。通过跨学科合作，委员会可提高临床路径的质量和适应性，并优化患者的治疗和护理过程。

三、任务

医院全面质量管理各专门委员会的任务是确保医院的医疗服务安全、高质量发展和持续改进。通过制定政策、监督评估、制订改进计划、推广标准化护理和促进患者安全等方式，提升医院的质量管理水平，为患者提供更好的医疗服务。

1. 制定和推广质量管理政策和程序　负责制定符合医院使命、价值观、国家政策及行业标准的质量管理策略与目标，为医院管理层提供智力支持，明确质量管理的愿景与方向，并制订科学计划，指导全院各部门和团队有效落实质量管理要求。

2. 监督和评估医疗质量　开展质量监督和评估工作，以监测医院各专门领域的质量水平和绩效。收集和分析各种质量指标和数据，如患者满意度调查结果、医疗错误报告、感染控制数据等，以全面了解医院的质量状况和存在问题。通过定期的质量评估和监测，委员会可识别出质量改进的重点领域，并制订相应的改进计划。

3. 制订质量改进计划　负责制订医院各专门领域的质量改进计划，识别并解决质量问题。通过运用流程改进、根本原因分析、持续质量改进等工具，与各部门、团队协作，推进改进措施的实施与效果评价。还可组织质量改进项目组，协调资源、支持活动实施。通过分析质量数据、参与病例讨论、收集患者反馈等方式，确定改进的重点和措施，并监督改进计划的实施和效果。

4. 促进临床路径和标准化护理　通过参与制订临床路径和标准化护理方案，确保患者在医院内获得统一的高质量护理服务。同时与临床科室合作，制订标准化的治疗方案，并监督执行和评价效果。

5. 促进患者安全　通过"预防医疗错误、强化感染控制、保证用药安全"等综合防控策略，制定并实施安全政策，推广实践指南，培训医务人员和员工，提升患者安全意识与行为规范，最终促进患者安全。

6. 与相关部门和机构合作　需要同医院内部的各部门、各管理层以及外部的监管机构和认证机构合作，通过与其他委员会、小组或团队共同努力，推动医院的质量管理工作高效开展。

四、要求

1. 专业知识和经验　各委员会成员应具备相关的专业知识和经验，包括掌握医疗质量管理、质量改进、临床路径制定、患者安全等领域的知识，了解国家和行业的质量管理标准和指南，并能将其应用到医院的实际工作中。

2. 多学科合作　医院全面质量管理涉及多个学科和部门，各委员会成员应具备良好的团队合作能力。需要与医疗人员、护理人员、管理人员和其他专业人员紧密合作，共同制定质量管理的政策和措施并推动其实施。

3. 领导和管理能力　各委员会成员需具备较强的领导和管理能力，能够组织和协调质量管理工作，比如具备有效的沟通和决策能力，能够推动改进计划的实施，并进行过程监督和效果评价。

4. 数据分析和评估能力　各委员会成员须具备一定的数据分析和评估能力，能够收集、分析和解读医疗质量数据，识别质量问题，提出改进建议，并监督改进计划的执行和效果评估。

5. 持续学习和更新知识　在医疗质量管理领域的不断发展和演变中，各委员会成员须始终保持学习和更新知识的态度。通过积极参加培训、研讨会和学术会议，及时掌握最新的质量管理理论和实践，不断提升自身的专业水平。

6. 遵守伦理和法律规定　各委员会成员应遵守医疗伦理和法律规定，保护患者的权益和隐私。严格遵守医院的机密性和安全性要求，确保质量管理工作的合法性和合规性。

§2.5　医院全面质量管理月报

一、目的及意义

1. 医院领导的参考书　通过对质量管理的总结和分析，可以发现医院在医疗服务过程中存在的问题和不足，从而采取针对性的措施进行改进，提高医疗服务质量。

2. 职能部门的晴雨表　全面质量管理月报可以让医院各部门了解其他部门的工作进展和质量情况，促进部门间的沟通与协作，共同推进医院质量管理工作。

3. 全体员工的温度计　通过发布全面质量管理月报，可以让全体员工了解医院质量管理的现状和目标，增强员工的质量意识，提高工作积极性和主动性。

4. 社会形象的风向标　定期发布全面质量管理月报，表明医院对质量管理的重视和努力，有助于提升医院在社会公众心中的形象和信誉。

5. 监督检查的助力器　将日常监督和重点监督相结合、全过程监督与全科室参与相结合、强化监督和严惩违纪相结合，不断提高医院管理质量和管理效益。

总之，医院全面质量管理月报对于提高医院质量管理水平、促进内部沟通协作、增强员工质量意识、提升医院形象以及满足监管部门要求等方面具有重要意义。

二、主要内容

医院每月发布医院全面质量管理月报（以下简称质量月报），主要结合行政职能部门月工作计划完成情况、下发文件执行情况、医疗业务指标监控、行政查房、投诉纠纷、不良事件管理、满意度调查、专项督查等内容，对医院进行全方位、多层次、广维度的管理和评价。详见"医院全面质量管理月报参考模板"。

三、信息收集

1. 收集时间　各部门每月月初将上月督查情况按性质进行归类，并进行评价。

2. 收集方式　根据医院实际情况，所有信息可以通过 OA 办公系统发至全面质量管理办公室。

3. 收集要求　所有问题必须可追溯，包括具体的事项、时间、地点、住院号等；问题的确认必须有部门的初步意见；上报全面质量管理办公室的信息需经过三级审核程序，即部门办事员整理—部门负责人确认—主管院领导核准。

四、发布程序

全面质量管理办公室将所有信息资料分门别类进行整理，形成"质量月报"，由主管院领导初审后发至全体院领导审核。管理办公室依据院领导审核意见及时修改，提交院长办公会或呈院长批准签字，于每月固定时间在医院 OA 办公系统发布。

五、持续改进

1. 科室/部门整改　科室/部门按照"纠正措施报告"或"整改通知书"要求，于 1 周内对问题进行原因分析并及时纠正，纠正结果通过 OA 办公系统发至全面质量管理办公室。

2. 现场督办　依据各科室/部门"纠正措施报告"或"整改通知书"，全面质量管理办公室每月进行现场督办和整改效果评估。

3. 专项督导　院长办公会每月对质量安全管理重大问题进行专题研究，对反复出现的普遍性问题、难点问题、瓶颈问题等专项督导解决。专项督导由全面质量管理办公室组织，主管院领导带队，相关职能部门参与。督导方式有专项督导、现场办公、座谈或专题讨论、专项走访等。

六、评价考核

1. 每月会议评价　每月固定时间召开会议，由职能部门负责人报告部门质量目标完成、月工作计划等的自评结果，全面质量管理办公室进行考评，主管院领导进行点评，院长进行总体评价。

2. 明星科室与个人评选　依据医院目标管理考核办法、医院质量与服务奖惩规定和卓越服务手册等规定和要求，每季度按照各科室工作数量、服务质量等，评选明星科室与个人。

3. 内部审核评价　内部审核由全面质量管理办公室组织，每年至少 1 次。审核内容包括"质量月报"反映的问题、管理、质量与服务的薄弱环节，开展的质量管理活动，并结合医院评审、患者安全目标落实、卓越服务、改善就医体验、质量改进行动计划、母婴安全等卫生行政部门要求的年度重点工作。由具有内部审核资格的内部审核员进行现场审核。

4. 管理评审　由医院组织相关专家，必要时邀请外院专家，每年定期对医院质量与环境体系运行的符合性进行年度审核。此外，由全面质量管理办公室组织，每年至少召开 1 次全面质量管理评审会议，对质量管理整体情况进行评价，并确定下一年度质量目标。

医院全面质量管理月报
（参考模板）

前　言

医院每月大事与质量管理亮点工作综述，结合国家和省级层面质量相关监测指标（包括公立医院绩效考核指标、等级医院评审监测指标、国家质量安全改进目标、各专业质量控制指标等）进行对比分析。

一、上级部门质量指标监测

上级部门质量指标监测包括目标值、监督情况、效果分析、科室奖罚，并随着国家政策作相应调整。不要求每项指标每月通报，可结合医院实际情况，一段时间内重点监测部分指标。

（一）国家层面

公立医院绩效考核、妇幼保健等专科医疗机构绩效考核重点指标（根据医院情况确定监控指标）、国家质量改进项目、国家提升医疗质量三年专项行动相关指标等，重点指标和目标值考核是促进医院提高工作效率和服务质量，加强内部管理，确保医疗安全，提升患者满意度的重要抓手。同时，也是对医院工作的一种监督和激励方式，有助于推动医院持续改进和优化运营。

1. 公立医院绩效考核重点指标

（1）医疗质量相关指标：共有二级指标 4 个，三级指标 24 个（国家监测指标 10 个）；其中定量指标 22 个，定性指标 2 个。主要评估医疗质量和医疗行为的规范性，包括功能定位、质量安全、合理用药、服务流程四大内容，这些指标直接关系到患者治疗效果和医疗安全，体现了医院在保障患者安全方面的能力和责任。

（2）运营效率相关指标：共有二级指标 4 个，三级指标 19 个（国家监测指标 9 个）；其中定量指标 17 个，定性指标 2 个。涉及医院的内部运营和管理，包括资源效率、收支结构、费用控制、经济管理等内容。这些指标用于评估医院在成本控制和资源管理方面的表现，体现了医院管理水平。

（3）持续发展相关指标：共有二级指标 4 个，三级指标 9 个（国家监测指标 4 个）；其中定量指标 8 个，定性指标 1 个。包括医院人员结构、人才培养、学科建设、信用建设等方面。

（4）满意度评估相关指标：共有二级指标 2 个，三级指标 3 个，均为定量指标和国家监测指标。包括患者满意度和医务人员满意度，能直接反映患者对医疗服务的满意度和医院的服务质量。

（5）新增指标：如 2023 年度新增了重点监控高值医用耗材收入占比。

2. 国家医疗质量安全改进目标（2023 年度）

目标一：提高急性 ST 段抬高型心肌梗死再灌注治疗率。

目标二：提高急性脑梗死再灌注治疗率。

目标三：提高肿瘤治疗前临床 TNM 分期评估率。

目标四：降低住院患者围手术期死亡率。

目标五：提高医疗质量安全不良事件报告率。

目标六：提高住院患者静脉输液规范使用率。

目标七：提高四级手术术前多学科讨论完成率。

目标八：提高感染性休克集束化治疗完成率。

目标九：提高静脉血栓栓塞症规范预防率。

目标十：降低阴道分娩并发症发生率。

3. 国家提升医疗质量三年专项行动重点指标（2023—2025 年）

（1）专项行动之一：手术质量安全提升行动。到 2025 年末，日间手术占择期手术的比例进一步提升，全国三级医院手术患者住院死亡率明显下降、非计划重返手术室再手术率不高于 1.8‰、住院患者手术后获得性指标发生率不高于 7.5‰，全面落实四级手术术前多学科讨论制度。

（2）专项行动之二："破壁"行动。全国急性 ST 段抬高型心肌梗死再灌注治疗率提升至 80％；全国急性脑梗死再灌注治疗率提升至 45％。

（3）专项行动之三：病历内涵质量提升行动。到 2025 年末，病案首页主要诊断编码正确率不低于 90％，病历记录完整性和及时性进一步提高，评选全国百佳病案并开展巡讲。

（4）专项行动之四：患者安全专项行动。到 2025 年末，每百出院人次主动报告不良事件年均＞2.5 例次。

（5）专项行动之五："织网"行动。质控工作逐步覆盖住院、日间、门急诊等全诊疗人群。扩大单病种管理的病种（技术）。

（二）省级层面

政府民生实事考核指标、等级医院评审重点工作、医政管理重点工作等。

1. 政府民生实事的考核指标　可以根据具体的项目和政策目标来设定，以下是一些常见的考核指标：

（1）完成情况：这是最直接的考核指标，具体可以细化为完成的数量、质量、时限等。

（2）民众满意度：通过调查问卷、网络评价、现场访问等方式了解民众对民生实事的满意度，可以衡量政府工作的效果。

（3）可持续性：一些民生实事项目需要持续投入和关注，如环境治理、公共卫生等。对这类项目的考核应包括对项目可持续性的评估。

（4）成本效益比：在完成民生实事项目的同时，也要考虑投入的成本和产出的效益。低成本、高效益的项目是理想的考核目标。

（5）社会效益：民生实事项目往往具有社会效益，如提高民众生活水平、促进社会公平等。对项目社会效益的评价也是考核的重要方面。

（6）资源利用效率：在完成民生实事项目的过程中，资源的利用效率也是重要的考核指标，如土地、人力、财力等资源的利用效率。

2. 三级医院评审标准中的医疗服务能力与质量安全监测数据

（1）资源配置与运行数据指标：如床位配置（核定床位数、实际开放床位数、平均床位使用率等），科室配置，运行指标（相关手术科室年手术人次占其出院人次比例、开放床位使用率、人员支出占业务支出的比重等），人员配置（如卫生技术人员数与开放床位数比、全院护士人数与开放床位数比、病区护士人数与开放床位数比等），科研指标（如新技术临床转化数量、取得临床相关国家专利数量等）。

（2）医疗服务能力与医院治疗安全指标：收治病种数量、住院病种数量、DRG-DRGs 组数、DRG-CMI、DRG 时间指数、DRG 费用指数等；医院质量指标：年度国家医疗质量安全目标改进情况、DRGs 低风险组患者住院死亡率、新生儿患者住院死亡率、手术患者住院死亡率、住院患者出院后 0～31 天非预期再住院率、手术患者术后 48 小时/31 天内非预期重返手术室再次手术率、ICD 低风险病种患者住院死亡率、DRGs 低风险组患者住院死亡率等。

（3）重点专科质量控制指标：包括 13 个重点专业质量控制指标：重症、呼吸内科、护理、麻醉、临床检验、急诊、神经系统、医院感染、药事管理、产科、肾病、临床用血、病理。

（4）单病种（术种）质量控制指标：包括 51 个单病种（术种）质量控制指标，心血管系统疾病/手术 8 个、神经系统疾病/手术 9 个、呼吸系统疾病 5 个、运动系统疾病/手术 3 个、生殖系统疾病/手术 3 个、肿瘤（手术治疗）9 个、泌尿系统疾病/操作 3 个、口腔系统疾病/手术 3 个、眼科系统疾病/手术 2 个、其他疾病/手术 9 个。

（5）重点医疗技术临床应用质量控制指标：包括 15 项国家限制类医疗技术、4 项人体器官捐献、获取与移植技术。

3. 医政管理重点工作　以某省医政工作要点为例：

（1）"织网"行动与三级质控。

（2）病历内涵质量提升行动与"三基"训练。

（3）"破壁"行动与五大中心建设。

（4）手术质量安全行动与围手术期管理。

（5）患者安全行动与院内死亡病例评审。

（6）建立医院全面质量管理体系。

（7）建立临床重点专科评估体系。

（8）健全提升患者体验与医院卓越（护理）服务体系。

（9）打造高水平医疗服务体系。

（10）构建医防融合体系。

二、行政职能部门月工作目标（指标）完成情况

1. 质控指标　每个行政职能部门按照工作职责，建立质量质控指标（5～10 个）并有具体实施路径与考核措施，有相应配套制度与流程，有考核执行力与效果评价。如劳动纪律为人力资源部重要质量控制指标之一，质量月报应通报本月迟到/早退/旷工情况（含处理意见）。

2. 文件执行　每个行政职能部门下发的有效文件月执行情况：如医院（卓越）服务、医疗护理运行与质控、医德行风、医保、物价管理、后勤保障管理等。

3. 质量工具　每个行政职能部门做的 QI 项目（quality improvement project，是一个旨在提高医疗服务质量和效果的改进项目）或有关专业的重点项目。不一定每月通报，可根据项目具体情况进行通报。

三、全面质量管理各专门委员会工作开展情况

1. 规范设置各专门委员会　有配套的制度文件、监测指标、实施路径、考核评价方法等。

2. 执行效果追踪与改进　各科室各部门落实完成情况通报，如按月指标监测、趋势分析、改进措施、效果评价。具体包括医疗核心制度、诊疗三个合理、检查检验结果互认、危急值、临床用药、院感与传染病管理、病案（含死亡病例）管理、门急诊服务等。

四、院领导行政查房情况

每家医院均有固定的行政查房，按照计划对科室部门业务与管理问题进行通报并评价，并按要求限时整改。常见的院领导行政查房包括：医疗行政与行风建设查房、人才队伍建设与学科建设查房、后勤保障与消防安全查房、党风廉政查房。

（一）医疗行政与行风建设查房

通过定期对全院各临床、医技科室进行行政查房，促进科室规范化管理，提升医疗各项工作管理水平。由主管副院长带队，医务部、绩效考核办、药政办、质控办、安全办、行风办、病案管理科、应急办、院感办、护理部、医保部、门诊办、信息中心、事业发展部负责人和抽调有关医技部门负责人参加。查房内容主要包括科室行政管理、规章制度执行、劳动纪律、服务态度、环境卫生；科室依法执业、质量安全小组运行、医疗质量控制、医疗核心制度落实、绩效考核指标、科室医疗不良事件、院感、行风、合理用药情况、耗材管理、信息化推进等方面。对科室提出的疑问及实际困难进行现场解答和解决。对在查房中发现的问题，按规定限期整改。对原则性问题和产生重大影响问题，除给予经济处罚外，还与职称晋升、人事聘任直接挂钩。对需要整改的问题，职能部门要加强督办，并将承办进展情况、处理结果向领导汇报。

（二）人才队伍建设与学科发展查房

了解医疗机构在人才队伍建设和学科发展方面的现状和问题，提出相应的解决方案和发展建议。由主管副院长带队，人力资源部、医务部、护理部、保健部、财务科、科教部等相关职能科室负责人参加。查房内容包括对医疗机构的员工培训、职业发展、人才引进和培养等方面的检查，是对医疗机构的学科建设、专业设置、诊疗技术等方面进行检查和指导。在查房过程中，人才队伍建设与学科发展查房的负责人能及时发现和解决存在的问题，并针对具体情况提出相应的建议和整改措施，以促进医疗机构质量的持续改进和提升。

（三）后勤保障与消防安全查房

为了确保医疗机构的后勤保障工作和消防安全管理工作得到有效的落实和执行，由医院领导、消防管理部门、后勤保障部门、保卫部、设备部、医疗服务部门等职能部门负责人参加。后勤保障查房内容包括医疗机构的供水、供电、供气、供暖等基础设施的维护和管理，以及环境卫生、食堂管理、物资采购等方面的检查。消防安全查房内容包括消防设施的配备和运行情况、消防通道和出口的畅通情况、火灾应急预案的制定和演练情况等。在查房过程中，后勤保障与消防安全查房负责人及时指出问题，提出整改意见，并督促医疗机构高效落实改进措施，以确保安全与规范的全面落实。

（四）党风廉政建设查房

党风廉政建设查房是医疗机构加强党风廉政建设和反腐败工作的一项重要措施，也是保障医疗质量和安全的重要手段。由党委书记、纪委书记带队，党建、内部监督审计、医务、护理、医保、设备等职能部门负责人参加。查房内容包括对医疗机构的党风廉政建设情况进行检查，如廉政教育、清廉行医、清廉医保、劳动纪律等方面。同时，深入病室与患者面对面交流，听取诉求，了解患者的意见和建议。通过党风廉政查房，督促科室进一步建立健全和规范相关制度和流程，加强制度执行，对发现的问题狠抓整改落实，做到抓早抓小、防微杜渐。同时，教育提醒广大医护人员增强拒腐防变能力，遏制不合理用药、过度检查、收费不规范等行为，坚持患者利益高于一切，不断提高服务水平，最终赢得百姓口碑，促进学科发展。

五、医院投诉、纠纷及信访管理

建立患者诉求快速响应机制，及时回应患者急难愁盼问题，做到投诉有接待、处理有程序、结果有反馈、责任有落实、问题有改进、服务有提升，引导患者依法维权，保障医患双方合法权益，构建和谐医患关系，维护正常医疗秩序。要求医院做好每月投诉、纠纷及信访的台账整理、处置、追踪闭环管理通报，明确奖罚措施等。

（一）台账管理

投诉接待部门及管理部门均须建立投诉台账，医院各接待投诉部门每月对投诉进行原因分析，将分析整改情况报送一站式投诉接待（管理）部门，对整改情况进行追踪核实，分析总结全院投诉情况并提出系统性意见，实行闭环管理。

（二）首诉负责制

医院投诉接待实行"首诉负责制"，投诉接待部门第一时间调查、核实情况，当事人主动提供事件经过。投诉处理要做到事事有回音、件件有落实。对于能当面答复的投诉，应立即给予回复；需调查的投诉，应在接到投诉之日起 5 个工作日内向投诉者反馈处理情况或意见；涉及重大、疑难、复杂问题的投诉，应在 10 个工作日内完成反馈。

（三）一站式投诉

医院应设立一站式投诉接待部门，统一负责投诉的接待与统筹管理，明确各部门职责，提供投诉电话、电子邮箱、意见箱及意见本等多种渠道。针对涉及医疗安全风险或类似问题重复出现的投诉，应提交"投诉整改通知书"至相关科室或部门，科室或部门按要求及时落实整改措施，接待部门负责督查整改进度，且相关情况应按月、季度、半年及全年在院务会和科主任例会上公开通报。各科室或部门须对每例投诉进行分析讨论并落实整改，避免类似问题重复发生。

六、不良事件及差错、事故管理

规范医疗安全（不良）事件的主动报告，增强全院职工风险防范意识，及时发现医疗安全（不良）事件和安全隐患，及时并有效避免医疗差错与纠纷，保障患者安全。要求医院做好每月的不良事件报告及差错、事故台账整理、处置、追踪闭环管理通报，明确奖罚措施等。

说明：

1. Ⅰ级不良事件 报告人（尤其是值班人员）应立即电话报告该部门/科室负责人并采取有效措施，防止损害扩大，同时于事发 2 小时内通知医院值班人员协助处理，医疗事件报告医疗总值班，其他事件报告行政总值班，组织积极处理并核实不良事件经过和结果后逐级汇报至相应职能部门、分管院领导、院长/书记，按医院相关规定程序进行处理和协调改进。同时，报告人在事发 24 小时内进行网络补报（OA 系统）。

2. Ⅱ、Ⅲ、Ⅳ级不良事件 报告人于事发 72 小时内通过不良事件管理系统（OA 系统）填写上报表进行网络直报。相关职能科室负责人每天发现上报表后，将其分发至各科室负责人，要求于事发 7 天内完成处置，包括及时调查核实、分析原因、制定整改措施并消除隐患，最终在 OA 系统填写调查处理表上报职能科室。各职能科室负责协调处理、反馈整改意见、限期落实整改、确保整改质量。每月将不良事件汇总表和相关文件上报相应职能管理部门。如不良事件涉及 2 个及以上职能部门，由相应管理部门协调解决，必要时召开部门间联席会。相应职能管理部门每月 10 日接到汇总表及相关资料后进行统计分析和整理归档。

3. 台账管理 不良事件管理需实行闭环管理，不良事件管理部门及各上报科室应建立台账，处理不良事件的各职能部门需每月开展根因分析，并将分析结果及整改情况上报至不良事件管理部门。不良事件管理部门负责追踪核实整改成效，同时汇总全院不良事件情况，分析总结问题原因，并提出系统性改进意见，确保管理闭环高效运行。

七、满意度调查与分析

满意度调查是一种医疗机构常用的质量管理工具，可以帮助医疗机构更好地了解患者及员工的需求，优化医疗服务，提高医疗质量，并成为用于政府部门、医院、医务人员及患者对医疗质量评价的重要依据，其中第三方满意度调查成为触动传统医疗格局变革不可忽视的力量。以"纳入三级公立医院绩效考核的国家卫健委满意度调查"为例，阐述如下：

【案例】

（一）调查内容

1. 患者满意度　包括门诊患者和住院患者满意度，涵盖医患关系、信息提供、服务流程、硬件环境和总体满意度等多个方面，具体内容如下：

（1）医疗服务质量：患者对医生的诊断准确性、治疗的有效性以及护士和其他医疗人员的服务质量满意吗？

（2）设施和环境：医院的环境是否干净、整洁、舒适？医院的设施是否现代化、方便使用？

（3）等待时间和预约：患者等待时间是否过长？预约制度是否方便、灵活？

（4）费用和收费：患者对医院的收费制度满意吗？费用是否合理？

（5）沟通和信息：医生是否详细解释了病情和治疗方案？医院是否提供了足够的信息和支持？

（6）隐私和安全：医院是否充分保护了患者的隐私？患者的安全措施是否得当？

（7）整体满意度：总体而言，患者对医院的满意度如何？

2. 员工满意度　包括工作内容、薪酬福利、职业发展和总体满意度等。

（二）调查方式

通过移动互联网和大数据技术进行满意度在线调查。

（三）调查规则

1. 问卷填写规则　①调查前需关注国家卫生健康委医管中心公众号，否则提交问卷无效。②扫描医院专属的二维码，关注公众号后，打开问卷将自动显示医院名称，完整填写题目后点击提交即可完成答题。通过发送链接形式组织答题，问卷将被判定无效。③医务人员帮助没有智能手机的患者扫码答题时，提交前必须填写患者本人手机号和验证码，否则问卷将被判为重复问卷，并被清洗。④员工问卷须本人扫码填写，员工代替其他员工答题将判为无效问卷。⑤本院职工扫本院二维码填写患者问卷时，所答患者问卷判为无效问卷，仅保留所填写的员工问卷内容。⑥调查二维码分为患者问卷二维码、医务人员问卷二维码。患者问卷二维码对应门诊问卷、住院问卷；医务人员问卷二维码对应员工问卷。扫码时应注意区分，避免混淆，造成无效问卷。

2. 问卷清洗规则　①一级清洗规则：24小时之内，同一手机号/微信号重复填答的问卷只采用最后一次。②二级清洗规则：调查周期内，同一手机号/微信号重复填答的问卷只采用最后一次。③三级清洗规则：a. 答题时间清洗规则。对答题时长异常的问卷进行清洗。b. 反向问题清洗规则。对员工问卷存在答题选项逻辑问题的问卷进行清洗。c. 异常值清洗。通过长字符串分析等方法去除异常值样本。

（四）样本量达标要求

1. 门诊问卷量达标要求　调查周期结束后，调查周期内二级清洗后的问卷量＞400份。

2. 住院问卷量达标要求　调查周期结束后，调查周期内二级清洗后的问卷量＞400份。

3. 员工问卷量达标要求　调查周期结束后，二级清洗后的问卷量＞400份或者二级清洗后的问卷量大于等于满意度系统内填报的医院职工数的80％。

若未达到上述问卷量要求，绩效考核中满意度指标分值为0。

八、医院重点工作专项督导

按照上级要求，根据医院年度工作计划、职代会重点任务及医院突出问题，针对医院特定领域的深度检查和监督活动，由医院主要负责人牵头督查督办，确保医院在医疗质量、服务水平、安全管理等方面达标，以满足患者的需求和期望。

专项督导通常涉及医院的多个部门和多个层面，包括医疗技术、护理服务、药品管理、设备设施、院感防控等。通过专项督导，可以发现医院运营中存在的问题和不足，提出改进意见和建议，并监督改进措施的落实。医院专项督导的方式多种多样，包括现场检查、资料审查、人员访谈等。督导人员通常由医院内部人员和外部专家组成，他们具备丰富的专业知识和经验，能够对医院的工作进行深入分析和评估。医院专项督导的结果通常以书面报告的形式呈现，报告中会详细列出督导中发现的问题、提出的建议和改进措施。医院管理层可以根据报告中的内容，制订相应的改进计划，并组织实施，以提高医院的医疗质量和服务水平。

九、其他

如年度内部审核、学习培训等。

§2.6　科室全面质量管理小组

一、建立科室全面质量管理小组

科主任是科室全面质量管理小组的第一责任人，全面负责科室质量管理工作，科室全面质量管理小组成员协助科主任进行以医疗质量为主的科室质量管理工作。各科室应成立由科主任任组长，护士长、科副主任（或质控员）任副组长，各医疗诊疗组组长及其他相关人员为成员的医疗质量与安全管理小组。管理小组设一名专职质控员，负责科室全面质量管理活动本的记录等工作。所有小组均应向全面质量管理办公室备案。

（一）贯彻执行以医疗质量管理为主的质量管理相关的法律法规、规章、规范性文件和本科室质量管理制度

科室是医院质量管理的最小单元，临床一线人员的诊疗与服务直接关系到患者的切身利益，是一个机构质量最直接的体现。每一个成员必须严格贯彻执行上级卫生健康管理部门法律法规、医院各项规章制度及规范性文件、本科室质量管理制度等。科室全面质量管理小组负责培训、执行、督促和评估、反馈、改进等工作。

（二）制订本科室年度质量控制实施方案，组织科室开展以医疗质量为主的管理与控制工作

医疗机构科室设置复杂，一线科室主要分为临床科室和辅助检查科室，其中临床科室涵盖内科、外科、妇科、儿科及其他细分学科，各学科又可分为多个专科，各科室诊疗范围与质量要求各异。科室全面质量管理小组需依据上级及医院质量目标，制订符合本科室的质量控制方案和年度计划，并组织实施科室质量管理与控制工作。

（三）制订本科室医疗质量持续改进计划和具体落实措施

各科室因发展基础不同，其医疗质量目标与计划理应有所差异，切忌在质量管理上实施"一刀切"，而应由各科室全面质量管理小组根据本科室实际，制订以医疗质量为主的质量持续改进计划并全员培训，以推动各项措施落地落实。

（四）定期对科室质量进行分析和评估，对医疗质量薄弱环节提出整改措施并组织实施

科室质量管理工作应以全面质量管理理论为指导，强调全员参与、全面覆盖和全过程管控，综合考虑工作人员素质等因素，科室全面质量管理小组需定期对科室质量进行分析和评估，针对医疗为主的薄弱环节及风险因素提出改进意见，并将整改措施贯穿落实于各诊疗服务环节，持续提升医疗质量与服务水平。

（五）对本科室医务人员进行医疗质量管理相关法律法规、规章制度、技术规范、标准、诊疗常规及指南的培训和宣传教育

全面质量管理要求质量培训覆盖科室全体成员，包括最高领导、普通员工及第三方工作人员，并贯穿职业生涯的始终。科室全面质量管理小组需依据上级及医院要求制订科室培训计划，并定期组织与质量相关的培训，构建岗位质量知识体系，确保培训高效开展。

（六）按照有关要求报送本科室医疗质量管理相关信息

全面质量管理涵盖服务质量与工作质量的双重管理，涉及结果质量与过程质量并重。同时，科室全面质量管理小组需依据机构要求，定期报送以医疗质量为主的相关管理信息，这亦是其重要职责之一。

接下来通过一个案例予以说明：

【案例】

留置导尿管是妇产科手术的常规准备，有利于暴露手术视野，避免损伤膀胱，还可预防术后尿潴留。但留置导尿管，易导致导尿管相关尿路感染（catheter-associated urinary tract infection，CAUTI）。CAUTI不仅让患者感到不适，延长患者住院时间，增加医疗费用，甚至可能危及患者生命。

为降低CAUTI发生率，某妇科医疗质量（安全）管理小组对患者资料进行回顾性分析，最终确定易感染环节分为术前医生置管、术后尿管护理、拔除尿管，涉及的人员包括了置管医生、手术室护士和病房管床护士。管理小组根据人员分工，把妇科术后留置导尿管的管理流程进行拆分为置管、留管、拔管3个环节，对不同人员开展有针对性的培训，对关键步骤的操作重点进行分解说明，并制作成标准操作指导书，由科室院感质控员进行考核，保证人人掌握。由此完善了科室规范化质量管理。

中国式管理具有三大主轴，即以人为主，因道结合，依理应变。只有组织成员各守其分，大家才能和合为一，产生强大组织力。

二、工作职责

1. 构建本科室以医疗质量为主的质量管理方案，包括建立质量管理目标、指标、计划、措施、效果评价及信息反馈等，加强医疗质量关键环节、重要岗位的管理。

2. 建立健全和落实本科室各项规章制度、人员岗位职责和相关技术规范、操作规程、诊疗规范。

3. 做好本科室人员、技术、设备的权限与资格管理，确保依法执业。如执业医师护士证、麻醉药品、精神药品、输血及抗菌药物处方权、大型医疗设备上岗证等。

4. 加强基础、环节质量和终末质量管理，依据诊疗常规指导诊疗工作，根据临床路径与单病种质量管理规范临床诊疗行为。

5. 对科室医疗质量与安全管理方案、医疗工作制度的落实等进行自查、分析、评估、整改，同时依据医疗质量与安全管理部门的督查结果进行持续改进。

6. 加强对运行病历质量、终末病历质量的自查与管理。

7. 加强科室医疗质量和安全教育，牢固树立质量和安全意识，增强全员质量管理与改进意识，严格执行医疗技术操作规范和常规。

8. 组织本科室医务人员进行"三基三严"（"基础理论、基本知识、基本技能"，"严格要求、严密组织、严谨态度"）的培训和考核，必须人人达标。

9. 分析、评估科室医疗质量安全事件，发现缺陷并及时改进。

10. 对本科室人员开展的技术权限（包括手术、介入、麻醉、腔镜诊疗等高风险技术）进行初审，并报医务科审核以获授权，对科内人员技术开展情况进行监管。

11. 学习并应用质量管理工具对科室医疗质量与安全进行定期评价，持续改进医疗服务质量。

12. 定期向医疗质量与安全管理职能部门（医务部）汇报科室医疗质量与安全工作进展与状况。

13. 执行行业管理与行政管理的新要求。

三、工作内容及要求

1. 工作时限　科室全面质量管理小组除对科室的质量进行日常管理外，还需定期召开质量管理活动，要求每月至少开展1次。

2. 工作形式　运用PDCA方法持续改进质量管理工作，采取现场评估、暗访、抽查追踪、访视患者、查阅病历等方式开展活动。

3. 主要内容　科室的质控管理更加重视具体的临床工作和医疗服务质量，关注病历书写、手术安全、核心制度执行等方面，强调对患者的诊疗护理安全与质量。临床科室的质控管理团队负责本科室的质量管理，通过分析本科室的质量问题，制定改进措施并督促落实。包括质量与安全监测指标（日常工作量指标、住院患者相关指标、单病种质量指标、合理使用抗菌药物监测指标、医院感染监测指标、各临床医技科室专科质量指标等）；核心制度执行情况（医疗、护理核心制度）；患者安全目标管理；病案质量管理；合理用药、合理用血、合理检查；临床路径及单病种管理；医疗安全（不良）事件管理；医院感染管理；急危重患者的管理、围手术期患者管理、大额医疗费用患者的管理等。

4. 记录及报告要求

（1）各临床医技科室的全面质量管理小组活动，必须严格按照《三级综合医院评审标准（2022年版）》中有关本科室的各项评价标准要求，认真组织开展实施。

（2）科室全面质量管理小组活动讨论的时间必须提前一天报告医院全面质量管理办公室以便督导或参与。

四、考核体系

（一）考核原则

医院各科室医疗质量考核指标体系的建立应当是一个动态调整、持续优化的过程，整体目标就是在国家监测和考核指标体系（包括三级公立医院绩效考核、三级医院评审、国家医疗质量安全改进目标、各专科质量控制指标等）的引导下，结合医院自身发展过程中的实际情况和当年及近段时期的重点工作要求，以目标和结果为导向，服务于医院战略规划的要求，制定动态的医疗质量考核评价体系。其中监测指标和考核指标不是一成不变的，可动态调整，两者之间也可以相互转化，以确保科室工作平稳，并与国家和医院发展要求保持一致。

（二）实操方法

医院职能部门结合三级公立医院绩效考核、三级医院评审、国家医疗质量安全改进目标、各专科质量控制指标、医院自身发展过程中的实际情况和当年以及近段时期的重点工作要求拟定初步指标，再分组前往科室进行一对一多轮沟通，征集意见，确定最终指标，具体如下：

1. 科室分类　临床科室（如内科科室、外科科室），医技科室，特殊科室（急诊科、ICU、麻醉手术中心、日间服务中心、特需医疗中心）。

2. 指标分类　通识指标与专科指标相结合。

3. 分值权重　指标分值向医院年度重点工作和科室自身薄弱项倾斜。

4. 考核方式　拟定指标是否适合考核科室，指标定义、计算公式、规则和细则。

5. 举例　出院患者四级手术比例。

（1）计算公式：

出院患者四级手术比例＝出院患者四级手术台次数÷同期出院患者手术台次数×100％

（2）考核细则：当年高于国考目标值（40％）的，与去年同期比较每减少1％，扣0.1分，扣完为止。当年低于国考目标值（40％）的，未开展的得0分，每上升1％，得0.1分。

（三）实时监控

以现有信息平台为抓手，加强医疗质量的实时监控。充分运用信息化，是现代医院解决传统医疗质量与安全管理模式中存在的问题和挑战、实现全过程闭环管理、促进医疗质量与安全全面持续提升的重要手段。医院医疗质量与安全信息平台应是一个集检查、监测预警、数据存储及统计、追踪整改等功能于一体的整合信息系统，通过设立医疗质量与安全环节的关键质控点、监控指标和阈值，从而有效提高工作效率，重点实现环节质控，最终达到全方位提升全院医疗质量与安全管理的目的。

（四）环节质控

环节质控即医疗质量与安全日常监管，是落实各项医疗质量安全制度的基本措施，也是提升医疗服务水平、持续改进医疗质量、规范服务行为、保障医疗安全、形成全院医疗质量文化的重要手段。

1. 督查范围　全院各临床、保健、医技科室。

2. 督查形式

（1）院领导行政夜查房：为督促临床及医技科室值班人员坚守岗位、降低非工作时间医疗风险，强化科室管理，医院制定院领导行政夜查房制度。查房由院领导随机确定科室，医务部、护理部、运管部等参与并记录情况，在最近一期院务会上报告查房结果，同时作为后续查房安排的参考。原则上，每次夜查房覆盖不同科室。

（2）行政查房：①科室全面质量管理小组活动开展情况；②依法执业管理；③医疗质量管理；④医疗安全管理；⑤合理用药管理；⑥医疗授权管理；⑦人员培训管理。

（3）医务部医疗质控科监督检查、考核及反馈：根据医院下发的《关于下发医疗考核指标的通知》，质控科每月对临床科室医疗质量检查结果进行反馈，科室则根据要求在规定时间内整改，必要时质控科抽查整改落实情况，形成闭环管理。

（4）日常监督检查内容：①贯彻落实《病历书写基本规范》情况，科室内部定期开展病历自查活动、规范病历书写行为、加强病历内涵建设、提高病历质量；②医务人员依法执业情况；③严格执行医疗质量和医疗安全核心制度情况；④保证院内会诊的质量及时效性执行情况；⑤《危急值报告制度》的执行情况；⑥合理用血；⑦急诊绿色通道管理情况，及时救治急危重症患者；⑧手术安全；⑨主动报告医疗安全（不良）事件；⑩三基三严培训情况；⑪医院感染管理；⑫医疗技术及授权管理；⑬贯彻落实《放射诊疗管理规定》情况、医技科室相关标准和技术规范执行情况。

（5）临床及医技科室全面质量管理小组自查：①落实本科室医疗质量及安全控制标准的实施，执行医疗质量与安全管理工作；②组织本科室医务人员学习有关规章制度和工作职责，不断增强本科室医务人员自主质量控制和医疗风险防范意识，提高医疗质量水平和患者满意度；③至少每季度召开一次医疗质量与安全管理小组工作会议；④针对本科室发生的医疗纠纷（包括投诉、鉴定、诉讼等），科室必须组织专人进行讨论并记录，对于存在医疗过错的纠纷，科室须按照医务部的要求进行整改；⑤监督检查医疗工作中各项规章制度和技术操作规范的执行情况，发现问题及时纠正。

3. 工作要求

（1）各类形式的现场监督检查结束后，督查人员认真填写督查表，由各负责牵头部门对督查情况进行汇总并上报院领导。将全院医疗药事交叉检查及医疗质控科日常督查结果纳入科室考核，并作为科室年终评优评先的参考。

（2）医务部针对日常监督检查中发现的问题，采取分类处理措施：对情节较轻者，现场反馈并督促整改；对需限期整改者，下达整改通知书并按期复查；对科室反映的问题及时回复；涉及其他部门的问题迅速反馈并协助解决，全面推动医疗质量持续改进。

（3）严格纪律，督查期间科室应认真配合督查工作；督查人员在日常监督检查中不得妨碍科室正常诊疗活动。

4.结果运用医疗终末质量可整体反映医院医疗质量的优劣。因此，制定可量化的考核指标和标准，并将其融入科室与个人绩效、评优评级及缺陷管理，是推动科室制度有效落实及提升医院医疗质量与安全水平的重要手段。

【案例】

一、背景

某大型医院的心内科，近年来由于医疗技术的快速发展和患者需求的增加，医疗质量成了一个突出的问题。患者投诉增多，满意度下降，对科室的声誉和长远发展带来了负面影响。

二、问题分析

心内科主任和医护人员共同分析了医疗质量问题，发现主要存在以下问题：一是医疗服务流程不规范，导致患者等待时间长，医疗服务效率低下。二是医护人员技能水平参差不齐，部分新进人员临床经验不足，影响医疗服务质量。三是医患沟通不足，患者对治疗方案和自身病情了解不足，导致误解和不满。四是医疗设备维护不当，导致设备故障频发，影响正常的诊疗工作。

三、改进措施

针对以上问题，心内科采取了以下改进措施：

1.优化医疗服务流程　重新设计诊疗流程，引入电子排队系统，减少患者等待时间。同时，加强各部门之间的协作，提高医疗服务效率。

2.加强医护人员培训　定期开展医护人员技能培训和考核，提高医护人员的专业水平。对新进人员进行系统的岗前培训，确保其具备基本的临床经验。

3.强化医患沟通　增设医患沟通窗口，方便患者咨询和反馈意见。同时，医护人员在诊疗过程中更加注重与患者的沟通，详细解释治疗方案和病情，增强患者的信任感和满意度。

4.完善医疗设备维护　建立设备维护档案，定期对医疗设备进行检查和维护。对易损件进行定期更换，降低设备故障率，保障诊疗工作顺利进行。

四、改进成果

经过一段时间的改进实施，心内科的医疗质量得到了显著提升，取得了以下成果：一是医疗服务效率提高。患者等待时间缩短了30%，医疗服务效率明显提升。二是医护人员技能提升。医护人员的专业水平得到提高，患者对诊疗效果的满意度增加了20%。三是医患关系改善。通过加强医患沟通，患者对科室的满意度提高了15%，医患纠纷减少了20%。四是医疗设备运行稳定。设备故障率降低了40%，保障了诊疗工作的正常进行。

五、总结与展望

心内科通过系统性的医疗质量改进措施，有效提升了科室的医疗服务水平。未来，科室将继续关注医疗质量的持续改进，不断完善诊疗流程和服务体系，努力提高患者的就医体验和满意度。同时，将进一步加强学科建设和人才培养，为科室的长远发展奠定坚实基础。

医疗质量和安全是医院发展的基石，临床科室作为直接提供医疗服务的主体，其管理质量直接影响着医院医疗服务质量，各临床科室应不断提升质量与安全管理水平，规范医疗服务行为，守好医疗质量与安全生命线，为医院实现高质量发展奠定基础。

§3

全面质量管理体系建设

§3.1　全面质量管理体系的建设原则

医院全面质量管理体系是一个复杂的系统，涉及医院工作的各个环节，需要遵循一定的原则来建立。全面质量管理体系构建原则主要包括以下7个方面：

一、以服务对象为中心原则

质量4.0的核心是"顾客感知价值"，因此构建医院全面质量管理体系要准确判断服务对象对服务质量的期望和需求，及时关注服务对象的意见和建议，利用现有资源，采用多样化、个性化、多层次的方式满足服务对象的需求。同时还应建立长效机制，持续改进各项工作以满足服务对象不断增长的服务需求。

二、医院决策层领导原则

领导者建立起医院统一的宗旨和方向，应当创造并保持使员工能充分参与实现组织目标的内部环境和条件。决策层主要针对最高管理者，但由各职能部门主任、临床科室主任和护理单元护士长参加的各委员会，也应在各自管辖范围内发挥相应作用，如医院质量管理、安全管理、药事管理、设备管理、输血管理、病案管理、院内感染管理和伦理等委员会。统一的宗旨和方向以及全员参与，能使组织将战略、方针、过程和资源保持一致，以实现组织目标。

三、全员参与原则

医院工作的质量贯穿整个诊疗过程，人员、设施、技术、文化等各个方面的质量都会直接影响医疗服务的最终质量。诊疗过程中的每个部门、每名员工都需主动承担提升医疗服务质量的责任，充分了解影响质量的因素，自觉遵守保证医疗服务质量的相关规范，积极参与质量改进工作，实现医疗服务的全面优化与提升。

四、全程控制原则

将医疗质量工作分为前、中、后3个阶段并进行全程管控，严格落实各项质量保证措施，确保其持久性与可靠性，并将规定的标准服务不折不扣地提供给服务对象，不因人、因事、因时而改变。同时，使全体员工深刻认同并贯彻服务过程中的质量理念。

五、持续改进原则

医院全面质量管理体系是一个动态管理的系统，也是一个不断完善和持续改进的系统，要根据服务对象的需求变化及医学事业的不断发展进行创新、改进，以不断适应变化的服务环境，满足服务对象的需要。

六、质量和效益统一原则

质量是医院运行的保证，效益是医院运行的基础。一个有效的医院全面质量管理体系，既要能满足服务对象的需求，也能充分实现医院自身的效益。医院应在考虑效益、成本和风险的基础上使质量最佳化。

七、循证原则

在医院质量管理过程中将临床证据、经验与实际状况相结合，寻找科学依据，进行科学评价以获得最佳证据。

§3.2 全面质量管理体系的策划与设计

医院全面质量管理体系的策划与设计是一个持续的过程，可随着组织对标准的学习和环境的变化而灵活调整，并在实践中不断积累和修正，逐渐完善形成。

策划与设计阶段主要是做好各种准备工作，包括：组织落实，拟订计划；教育培训，统一认识；确定质量方针，制定质量目标；现状调查和分析；调整组织结构，资源管理等方面。

一、组织落实，拟订计划

首先，医院要明确自己的法律地位、与母体组织及相关职能部门的关系。其次，要建立本身的组织结构及内部各部门的责、权、利，明确岗位责任、权限和质量体系建立的具体任务。全面质量管理体系的建立基于完善的组织架构、明确的岗位职责、权限，将管理体系下的各项工作委派专岗负责，并明确每一个岗位所要承担的具体工作，同时将建立质量管理体系的任务分解给不同岗位人员（重要的岗位宜设置代理人）。

组织和责任落实后，按不同层次分别制订工作计划，在制订工作计划时应注意：

1. 要目标明确　即清晰定义任务内容，聚焦主要问题，并明确需要达成的具体目标。

2. 要控制进程　建立质量体系需严格控制进程，应明确各阶段任务的时间表，指定主要负责人和参与人员，并清晰划分职责、进行分工及明确协作关系，以确保工作高效有序推进。

3. 要突出重点　重点主要是体系中的薄弱环节及风险点，这些关键内容可能是某个或某几个要素，也可能是要素中的部分活动。

二、教育培训，统一认识

质量体系建立和完善的过程，是始于教育和终于教育的过程，也是提高认识和统一认识的过程。教育培训要分层次、循序渐进地进行。

第一层次为决策层，包括党、政、技（术）领导。培训内容主要如下：①通过介绍质量管理和质量保证的发展和本单位的经验教训，说明建立、完善质量体系的迫切性和重要性；②通过 ISO 9000 族标准的总体介绍，提高按国家（国际）标准建立质量体系的认识；③通过质量体系要素讲解（重点讲解"管理职责"等总体要素），明确决策层领导在质量体系建设中的关键地位和主导作用。

第二层次为控制层，重点是管理部门、临床科室负责人，以及与建立质量体系有关的工作人员。以上两层次的人员是建设、完善质量体系的骨干力量，起着承上启下的作用，要使他们全面接受 ISO 9000 族标准有关内容的培训，在方法上可采取讲解与研讨结合的方式。

第三层次为执行层，即与服务质量形成全过程有关的作业人员。对这一层次人员主要培训与本岗位质量活动有关的内容，包括在质量活动中应承担的任务，完成任务应赋予的权限，以及造成质量过失应承担的责任等。

三、确定质量方针，制定质量目标

质量方针（quality policy）是指由组织最高管理者正式发布的关于质量方面的全部意图和方向。质量目标（quality objective）是指在质量方面所追求的目的。医院的质量方针与质量目标要体现"以服务对象为中心"的服务理念，并与医院的宗旨相适应。包括决策层的质量方针和目标（大目标）、管理层的质量方针和目标（中目标）、执行层的质量方针和目标（小目标）。

医院的质量方针和质量目标是医院最高管理者（院长）正式发布的医院总的质量宗旨和方向，是实施和改进医院质量管理体系的动力。医院应对质量方针和质量目标的制订、批准、评审、修订和改进实施全面的控制。医院质量方针与质量目标与管理有层次关系：院级管理为最高层，把握整个医院质量方针和医院质量目标（大目标）；职能部门管理是管理层即中间层，针对多个科室质量目标（中目标）；科室和个体管理则是最底层，通常面对某个人和某项工作质量目标（小目标）。质量目标较质量方针更为具体，并可测量。质量目标确定后，应在医院各个部门中展开，将目标转化为各个部门的工作任务。

（一）质量方针的要求

最高管理者应确保所制定的质量方针符合以下要求：

1. 与组织的宗旨和所处环境相适应　质量方针应与组织的总方针相适应。组织的宗旨除质量外，还会涉及环境安全、技术、经营、发展战略等多个方面，质量方针只是总方针的一部分。不同组织的产品和服务类型、规模、所处环境、产品和服务实现方式、传统各不相同，使其具体的质量方针也不同，但均应反映出通过提供满足服务对象患者要求的产品和服务，而达到提高服务对象满意度及符合法律法规要求的目的。

2. 提供制定和评审质量目标的框架　质量方针与质量目标之间的框架关系表现在：组织的质量目标应在内容上与质量方针相吻合，而质量方针的实现则通过质量目标的实现来体现。因此，在制定质量方针时必须"言之有物"，应考虑能否提出恰当的质量目标来体现它。质量方针的制定与质量目标的确定密不可分，不能孤立进行。质量方针指明组织的质量方向，是质量管理的纲领性要求；而质量目标则是这一方向的具体落实。质量方针应体现"一个框架、两个承诺"的要求，即为目标制定提供框架，并承诺满足适用要求和实现持续改进。

3. 对满足适用要求做出承诺　这里包括服务对象明示的、隐含的需求和法律法规的要求。最高管理者应对组织有能力完全满足这些要求做出承诺。组织通常会将上述要求转化为组织的产品、服务、过程和体系的特性。因此，这种承诺可包括对满足产品和服务、过程和体系特性的承诺。

4. 对持续改进质量管理体系的承诺　组织应在质量方针中体现持续改进质量管理体系有效性的内容。组织可以通过监测和管理评审对质量管理体系进行系统的评价。体系的有效性可以集中体现在质量方针和质量目标以及最高管理者承诺是否能实现上。因此，对持续改进的承诺应具体、有力，明确改进方向，并以切实的质量目标为依据和证明，不可流于空洞与形式化。

【质量方针示例】

Z 某医院医学检验科的质量方针如下。

（1）精准及时：数据精准、报告及时，最大限度为临床医护人员及患者提供优质、便捷的服务，满足客户的合理需求。

（2）科学管理：检测方法科学、制度科学、管理科学。

（3）高效公平：实行流程化、精细化和无纸化管理，狠抓检验质量，提高工作效率；加强科室建设，确保公平公正，以维护科室人员的切身利益。

（4）持续改进：有效监控、主动识别及降低风险和偏差，力求持续改进。

分析：

（1）质量方针符合医院检验科的总宗旨，只有提供高效、高质的服务，满足服务对象的合理需求，才能使医院运转更顺畅。

（2）"科学管理"、"狠抓检验质量"和"加强科室建设"都体现了满足要求的承诺。

（3）"有效监控、主动识别及降低风险和偏差"体现了持续改进的承诺。

（4）质量方针明确了医院检验科的管理方向，可制定相应的质量目标予以落实。

因此，上述质量方针符合"一个框架、两个承诺"的基本要求，但不够简练。

（二）质量目标的要求

组织的质量目标应满足下列要求：

1. 与质量方针保持一致　质量目标应建立在组织质量方针的基础上，质量目标应在质量方针规定的框架内展开，质量目标与质量方针不能"南其辕、北其辙"。

2. 可测量　质量目标应具备可测量性，无论是定量还是定性，都应通过测量方法明确其实现程度，以便为评价质量管理体系及过程的有效性或绩效提供评定指标。

3. 适用性　质量目标的适用性是指组织所策划制定或将其分解到各层次、岗位上的目标，要和实际工作有较强的相关性，并且能反映实际工作过程的结果、效果、效率或业绩，能作为评价和测量工作指标或工作质量的依据。所以，在策划和制定质量目标是否适用时，应注意 3 个方面：①是否和实际工作强相关；②是否方便定量或定性测量；③测量的方法和频次是否得当。

4. 包含满足产品和服务要求以及提高顾客满意度所需的内容　质量目标应包括预期的产品、服务质量目标、要求所需的内容及对产品的具体追求，如产品策划中所涉及的产品和服务特性。若一个组织提出的质量目标不涉及满足预期产品和服务要求的内容，则"满足顾客要求"便无从谈起。因此，质量目标应包含增强顾客感知价值的内容。

5. 注重监控　通过监控，才能跟踪掌握质量目标落实情况，及时发现问题从而驱动改进。因此在策划制定质量目标时，还要着重考虑质量目标的测量监控方法、职责和频次等要求。

6. 有效沟通　质量目标能否让广大员工理解和贯彻执行，取决于实施前的有效沟通和传达。这一过程应覆盖各职能和层级，通常通过文件与培训实现，也可通过自学或在实践中逐步探索掌握。

7. 质量目标动态管理　应定期监测、密切跟踪质量目标完成情况，对质量目标值的发展趋势进行分析，对实施过程中的偏差及时纠正，并及时跟踪验证实施效果。如制定目标所依据的内、外部环境（如患者需求、竞争形势以及组织内部结构）发生变化，质量目标也需要适时修订和改进。

8. 质量目标形成文件的信息要求　质量目标必须按正规的文件进行编制、更新、控制和管理，并确保文件化内容便于在各职能和层级间系统识别、分解、培训和落实。同时，文件应支持质量目标的明确执行、有效监控、统计分析并提供改进依据，确保管理的全面性与科学性。

【质量目标示例】

Z 某医院医学检验科的质量目标如下：

目标 1：检验前过程。检验人员上岗前培训考核合格率 100%；不合格标本率≤1%；采样容器错误的标本率≤0.05%；采样类型错误的标本率≤0.08%；抗凝标本凝集率≤0.1%；采集量错误率≤0.04%；血培养污染率≤0.8%。

目标 2：检验过程。室内质控：确保血细胞分析、常规生化、常规免疫及微生物检验等项目在相应的检测系统上进行检测，其批内 CV<1/4 CLIA'88 允许误差，日间 CV<1/3 CLIA'88 允许误差；同一检验项目在不同检测系统上进行检测，其相对偏差<1/2 CLIA'88 允许误差；达标率达到 95%；室间质评的覆盖率达到 80%，参加原卫生部临检中心组织的室间质评项目 80% 以上，PT 平均成绩>90%（和/或 VIS 成绩优秀），或参加原卫生部临检中心组织的室间比对相对偏差<1/2 CLIA'88 允许误差。室间质评不合格率：<1%。内部质量控制失控纠正率：100%。实验室内部比对和外部比对满足相应行业标准或国标要求。

目标 3：分析后过程。检验周转时间（TAT）达标率达到 90%，结果报告及时率远期 TAT>95%。检验报告差错率<0.5‰，检验报告取消审核率<10/10 000，检验报告修改率<10/10 000。常规临床生化检验的 TAT≥90%，常规临床血液学检验的

TAT>90%，急诊临床生化检验的 TAT≥90%，急诊临床血液学检验的 TAT≥90%。急值报告率达 100%，网络回报率达 100%。危急值报告及时有效率≥98%，危急值报告及时率长期目标 100%。

目标 4：实验室对患者医疗的贡献。临床医护及就诊患者的满意度调查满意率>95%，实验室员工满意度>90%，投诉处理率达 100%。

分析：

由以上四项目标可见：

（1）目标 1、目标 2 体现了质量方针中"精准及时""科学管理"的要求，宗旨和情境相适应。

（2）目标 3 体现了质量方针中"实行流程化、精细化和无纸化管理，狠抓检验质量，提高工作效率"的要求，宗旨和情境相适应，且体现满足适用要求的承诺。

（3）目标 4 体现了质量方针中"加强科室建设，确保公平正义，以维护科室人员的切身利益"和"有效监控、主动识别及降低风险和偏差，力求持续改进"的要求。不仅体现满足适用要求的承诺，还体现了持续改进的承诺。

由上述可见，对质量方针的每句话，在质量目标中都予以落实。该医院检验科的质量目标与质量方针完全一致，反映了服务特性，且可测量。因此，该医院检验科的质量目标符合标准要求。

质量方针和质量目标的建立为组织提供了关注的焦点，有利于优化资源投入；推动各个过程质量目标的分解；协调各个过程的运行方式，确定处置接口的原则；动员全体员工树立团队精神，在实行目标管理方面形成凝聚理念和执行力。

质量体系也是实施质量管理所需的组织结构、程序、过程和资源，最终为满足质量方针和质量目标的需要而努力。质量方针和质量目标也是评估质量体系运行是否有效和适宜的基本条件。

四、现状调查和分析

现状调查和分析的目的是合理地选择体系要素，包括 5 个方面。一是体系情况分析：即分析本组织的质量体系情况，以便根据所处的质量体系情况选择质量体系要素及要求；二是服务特点分析：即分析服务的技术密集程度、使用对象、服务安全特性等，以确定要素的适用程度；三是组织结构分析：组织的管理架构设置是否适应质量管理体系的需要；应建立与质量体系相适应的组织结构并确立各机构间隶属关系、联系方法；四是资源情况分析：对现有人员、设施设备、技术及环境进行分析，了解现有资源能否适应质量体系的有关要求；五是管理基础工作情况分析：即标准化、计量、质量责任制、质量教育和质量信息等工作的分析。对以上内容可采取与标准中规定的质量体系要素要求进行对比性分析。

五、资源管理

资源是医院质量管理体系的物质基础，是医院通过建立质量管理体系实现质量方针和质量目标的必要条件。因此，医院在实现质量管理体系的战略和目标时，应首先确定所必需的资源并及时配备，同时根据外界环境的不断变化，及时、动态提供和调整自身的资源。资源策划重点包括以下 4 个方面：

（一）人力资源

医院的人力资源主要是卫生技术人员，也包括管理人才。其配置需明确各岗位的录用条件与资格要求，确保医疗服务人员的录用符合岗位要求，并严格按规定程序执行。同时，医院管理层根据医院的实际情况，确定人力资源的配备和要求，并对医务人员进行全面的教育、培训与考核。培训内容涵盖专业技能、质量意识、法律法规、行政规章制度、国家/行业以及上级规定的专项培训、特殊岗位培训、设备使用技能、新员工入职培训及在职人员的再培训等，以提升综合能力和服务质量。

（二）基础设施

医院根据各科室、部门运行的需要，配备必要的设施设备资源，以确保医疗服务工作顺利完成，满足最终服务的质量要求。医院设施分别由医院后勤、设备科、药剂科等部门管理。包括建筑物、医疗工作场所、运输与通信设备、饮食、副食供应、被服供应、医疗设备、仪器与器械、药品、计算机和网络附属设备以及软件等。

（三）工作环境

医院各部门需提供卫生保洁和治安保卫服务，制定涉及环保和安全的管理制度和操作规程，确保工作和生产环境符合环境保护及劳动法规要求；病区需实行严格管理，制定患者、家属及医务人员需遵守的制度，确保病区环境干净、安静、舒适、安全。医务人员应严格执行消毒隔离、院内感染控制及废弃物处理等管理规定，预防和控制院内感染，优化医疗环境，提高医疗服务质量。

（四）财务资源

医院财务管理是医院业务管理的重要组成部分，涉及医院的各个业务环节。财务资源主要包括健全的财务制度，如财务预算、财务审计和财务决算等。还应合理设置财务机构、人员配置，明确岗位职责，规范会计核算。

§3.3　全面质量管理体系的文件编制

文件是质量保证体系的基础，是使质量管理手段、管理方法制度化、法规化的有效途径，所有活动的计划和执行都必须通过文件和记录证明，它使各项质量活动有法可依、有章可循。文件应精心设计、制定、审核和发放，内容清晰、易懂，以此保证质量体系的有效运行。

一、文件类型及特征

全面质量管理体系文件包括质量手册、程序文件、作业文件和记录表单。质量手册是医院质量管理体系的纲领，需明确规定质量方针、质量目标以及工作内容。程序文件是部门间质量过程的规范，详细描述手册所要求的工作执行流程和要求。作业文件包括作业指导书、作业标准，是部门内具体质量活动/操作的标准和要求。记录表单是记录质量活动运行的结果。

全面质量管理体系文件是全面质量管理体系存在的基础和证明，也是体系评价、改进、持续发展的依据，但应遵循系统性、法规性、见证性、适应性、增值/增效作用、可操作性、方便实施落实、不过于烦琐的原则，以免成为负担。

二、编制方式

医院编写文件要成立专门的编写办公室，采取自下而上、自上而下、按照管理职能划分，以职能部门为主、各个委员会参与的方式进行。其中质量手册应由医院领导层决策，具体由医院质量管理中心（质控办）负责编制；程序文件应由各个职能部门负责编制；作业文件与记录表单等应由科室负责编制。以下将详细介绍质量手册、程序文件、作业文件和记录表单的编制方法。

（一）质量手册

质量手册是全面质量管理体系运行的纲领性文件，明确规定了质量方针和质量目标，系统阐述了全面质量管理体系的管理要求和技术要求，是医院纲领性文件的"宪法"。手册应清晰设定全面质量管理的总体目标，在管理评审中进行检视，并要求全体员工熟悉和严格执行。

质量手册的结构和形式没有统一的标准，各医院可根据自身情况安排章节结构，通常结构如下：

1. 封面　质量手册的名称、版本号、发布日期、单位名称。

2. 批准页　医院的最高管理者对手册发布的简短声明及签名。

3. 目次　在目次页中列出手册所含各章节的题目及页码。

4. 修订页　用修订记录表格的形式说明手册中各部分的修改情况，表达手册的修改状态，显示最新有效版本。

5. 适用范围　说明手册在医院中的适用范围。

6. 定义（术语）　可编写特有术语和概念的定义，也可列入依据的主要术语标准，以实现对质量手册的内容有一致的理解。

7. 医院概况　医院的概况介绍，如医院名称、地点及通信方式，主要业务范围，技术能力，资源情况及工作业绩等。

8. 质量方针和目标　医院的质量方针和目标要有最高领导者签名。

9. 机构、职责和权限　描述医院中层以上机构的设置，以及影响质量管理、操作和验证等各职能部门的职责、权限和隶属工作关系。

10. 全面质量管理体系要素描述　质量手册在描述质量管理体系结构上要结合医院的实际情况对各要素分章节描述，并尽可能与依据的标准分布一致；在内容上应覆盖标准全部要素的所有要求；删除或增加要素要加以说明；质量手册中对某一要素的描述是在有关质量管理体系程序文件的基础上摘要形成。

11. 支持性文件附录 附录可能列入的支持性文件有程序文件、作业指导书技术标准（SOP 操作流程）等。

（二）程序文件

程序文件是质量手册的重要支撑性文件，详细、明确地描述了全面质量管理体系运行中各项质量和技术活动的操作程序，描述实施全面质量管理体系要素所涉及的重要活动，如活动的目的、内容、责任人、时间和地点等关键要素。

程序文件就好比依附于宪法的各项独立法律法规，明确规定了工作人员在具体环节中需遵守的规定和执行步骤。在编制程序文件时，应确保内容与质量手册的要求一致，并与其他程序文件相协调，同时详尽描述每个过程环节，做到内容清晰、具体且具备较强的可操作性。

程序文件通常包括封面、刊头、刊尾、修改页和正文，正文内容可包含以下几方面：

1. 目的 说明程序文件的控制活动及目的。

2. 适用范围 程序所涉及的部门和活动，相关人员和流程。

3. 职责 规定负责实施该程序的部门或人员及其责任和权限。

4. 工作程序 按活动的逻辑顺序写出开展该项活动的各个细节；规定应做的事情（what）；明确每项活动的实施者（who）；规定活动的时间（when）；说明实施的地点（where）；明确具体实施方法（how）；活动所需的材料、设备及引用文件、如何进行控制、应保存的记录、特殊情况的处理等。

5. 引用文件及相关记录 涉及的相关程序文件、应用的作业指导书、涉及的管理文件、所使用的记录等。

【程序文件示例】

××医院检验科	标题：呼吸道病毒六项核酸检测标准操作流程		
	文件编号：HMCH-JYK-SOP-PCR-2016	版本号：1	修改号：0
	生效日期：2023-04-01	修订日期：	
	编制人：××	审核人：××	
	批准人：××	页码：第78页 共3页	

1. 实验原理 本实验根据体外基因扩增原理，利用实时荧光定量 PCR 检测方法，对甲型流感病毒、乙型流感病毒、呼吸道合胞病毒、人鼻病毒、腺病毒和肺炎支原体 6 种呼吸道病原体核酸进行联合检测，为呼吸道感染症候群提供病原学诊断依据。

2. 标本的采集与处理

（1）标本类型：咽拭子。

（2）标本采集：用一次性采样拭子拭取双侧咽扁桃体及咽后壁，将拭子置入含采样液的无菌管中，将试管塞紧后，密闭送检。

（3）样本保存和运送：经上述处理后的待测样本在 4 ℃保存 48 小时，－20 ℃保存 10 个月，－70 ℃保存 12 个月，检测效果良好，但反复冻融不超过 4 次。适用于本试剂的样本在提取核酸后，应尽快完成检测，如需要先保存再检测，保存条件：4 ℃保存不超过 24 小时，－20 ℃保存不超过 32 小时。标本运送采用冰壶加冰或泡沫箱加冰密封进行运输。

（4）检测后标本处理：每批次报告发布完毕后，检测标本保存 7 天后，按照《临床基因扩增检验实验室废弃物处理标准程序》进行灭菌处理。

3. 实验材料

（1）六项呼吸道病原体核酸检测试剂盒（PCR-荧光探针法）。

（2）试剂盒组成成分如表 3-1（24 人份）：

表 3-1 试剂盒组成成分

序号	试剂名称	规格与装量	主要成分
1	呼六-PCR 反应液 A	1 044 μL 管×1 管	PCR buffer（23%）、引物（5.5%）、探针（1.8%）、dNTPs（1.8%）、Mg^{2+}（0.2%）等
2	呼六-PCR 反应液 B	1 044 μL 管×1 管	PCR buffer（23%）、引物（5.1%）、探针（1.6%）、dNTPs（1.8%）、Mg^{2+}（0.2%）等
3	呼六-酶混合液	72 μL 管×1 管	H-Taq 酶（80%）、MMLV 酶（20%）
4	呼六-阳性对照	1.0 mL 管×1 管	慢病毒颗粒、克隆质粒
5	呼六-阴性对照	1.0 mL 管×1 管	生理盐水
6	呼六-内标	50 μL 管×1 管	慢病毒颗粒

（3）试剂保存及稳定性：开瓶和冻融稳定性实验结果表明：本试剂盒在开瓶后，每周使用 1 次、共连续进行 3 次开瓶，性能稳定。

4. 仪器 全自动 PCR 分析系统进行扩增和检测。

5. 操作步骤

（1）试剂准备（试剂准备区）：

1）取出包装盒中的各组分，室温放置，待其温度平衡至室温后，混匀后备用。

2）将呼六-内标按比例加入到呼六-阴性对照中：每 200 μL 呼六-阴性对照中加入 10 μL 呼六-内标，充分混匀成含有内标的呼六-阴性对照，2 000 rpm 离心 10 秒后备用。

3）根据待测样本、阳性对照、阴性对照的数量，按比例（呼六-PCR 反应液 A 43.5 μL/人份＋呼六-酶混合液 1.5 μL/人份）取相应量的呼六-PCR 反应液 A 和呼六-酶混合液，充分混匀成 PCR 混合液 A，2 000 rpm 离心 10 秒后备用；按比例（呼六-PCR 反应液 B 43.5 μL/人份＋呼六-酶混合液 1.5 μL/人份）取相应量的呼六-PCR 反应液 B 和呼六-酶混合液，充分混匀成 PCR 混合液 B，2 000 rpm 离心 10 秒，将试剂分装至 PCR 反应管中，每管 45 μL，标记好呼六 A 和呼六 B，－20 ℃保存不超过 1 周。

（2）标本处理（标本处理区）：

1）取 200 μL 待测样本、呼六-阴性对照、呼六-阳性对照，加入到武汉明德的核酸提取试剂样本孔中，选择"TZ"程序，根据《全自动核酸提取仪操作规程》进行核酸提取。

2）加样（1）吸取上述处理好的样本、呼六-阳性对照及呼六-阴性对照各 5 μL 分别加入（3）已配置好 45 μL 扩增试剂 A 和扩增试剂 B 的 PCR 管中，盖上管盖，即时离心 5～10 秒，待检。

（3）上机检测（扩增检测区）：

1）循环条件设置（表 3-2）：

表 3-2　　　　　　　　　　　　　　循环条件设置

步骤		温度	时间	循环数
1	逆转录	50 ℃	30 分钟	1
2	预变性	95 ℃	1 分钟	1
3	变性	95 ℃	15 秒	45
4	退火，延伸及荧光检测	60 ℃	30 秒 *	
5	仪器冷却（可选）	25 ℃	10 秒	1

2）将 PCR 反应管放入扩增仪样品槽，在全自动 PCR 扩增仪主页面选择呼吸道六项核酸检测程序，按对应顺序设置阳性对照、阴性对照及待测样本，并记录样本编号，运行程序，具体操作可见《全自动 PCR 分析系统标准化操作规程》。

6. 结果分析

（1）阳性结果判断：本试剂盒检测目标基因的 Ct 阳性判断值为 40，内标 Ct 阳性判断值为 40。阴阳性判断：有明显 S 型扩增曲线，且 Ct 值≤40，判断为阳性；无扩增曲线（NoCt）或 Ct 值＞40，判断为阴性，具体如表 3-3 所示：

表 3-3　　　　　　　　　　　　　　结果判断标准

扩增结果反应液类别	FAM 通道		HEX（或 VIC）通道		CY5 通道		ROX 通道	
	Ct 值≤40	NoCt 或 Ct 值＞40	Ct 值≤40	NoCt 或 Ct 值＞40	Ct 值≤40	NoCt 或 Ct 值＞40	Ct 值≤40	NoCt 或 Ct 值＞40
PCR 混合液 A	FluA 阳性	FluA 阴性	FluB 阳性	FluB 阴性	RSV 阳性	RSV 阴性	内标阳性	内标阴性
PCR 混合液 A	ADV 阳性	ADV 阴性	HRV 阳性	HRV 阴性	MP 阳性	MP 阴性		

（2）内标要求：对于阳性样本，内标检测结果不作要求；对于阴性样本，其内标检测应为阳性（Ct 值≤40），若其内标 Ct 值＞40 或无显示，则该样本的检测结果无

效，应查找并排除原因，并对此样本重新采样，进行重复实验。

（3）方法的局限性：样本检测结果与样本采集、处理、运送及保存质量有关，其中任何失误都将会导致结果不准确。如果样本处理时没有控制好交叉污染，可能出现假阳性结果。不排除病原体在流行过程中的基因突变可能导致假阴性结果。待检核酸序列可能长时间出现在体内，而与病毒活性无关，核酸检测阳性并一定不意味着目前感染了相应病毒或其为临床症状的致病因子。在不同病程、不同阶段采集的标本，检测结果可能不相同。取标本期间如接种减毒活疫苗可能会导致假阳性结果。本方法检测结果应结合患者临床症状及其他相关医学检查结果进行综合分析，不得单独作为患者管理的依据。

（三）作业文件

作业文件是某个具体作业的指导性文件，回答如何做的问题，规定关键的操作方法、过程操作要领、注意事项等，由具体操作人员使用。

作业文件就好比是每部法律法规对应的实施细则，明确规定了工作开展的具体步骤和注意事项，指引着实施过程的每一步操作。

作业指导书的编写目的是明确工作内容、权责归属、作业流程和执行方法，编写时应满足以下几点：

1. 具体清晰　明确规定所做工作相关的人、事、时、方法和所用的表格。
2. 使用简易　可以使工作人员很快掌握和使用。
3. 实际可行　简单扼要、容易遵循、可操作性强。
4. 达成共识　所有规定均来自操作者达成的共识。

（四）记录表单

记录是体现执行某项工作的过程和结果，是全面质量管理体系运行中各项质量、技术活动执行情况的实施证据，可以通过表格、签名、原始记录、检验报告等形式来体现。

记录应以标准化的形式即时、准确且规范地反映工作过程与结果，充分体现全面质量管理的运行状况，实现"做有痕、追有踪、查有据"的目标。撰写记录需注重其充分性与有效性，确保内容真实、清晰、实用，并便于追溯与重现，为后续工作提供可靠依据。

三、编制要求

在编写质量管理文件时，应遵循统一的原则和规定，以此作为文件审核的依据，确保文件的系统性和规范性。具体而言，文件应具备以下4个特性：一是内容的符合性，即文件需符合标准要求，涵盖法律法规、行业标准及医院实际情况。二是术语的规范性，即尽量采用标准术语或行业统一的标准，避免歧义或不准确描述。三是各级文件一致性，即杜绝同一活动存在多种规定或矛盾情况。四是简要和可操作性，必要时可辅以图示（如工作流程图），以便于员工理解和执行。

§3.4 全面质量管理体系的运行

实践是检验真理的唯一标准。实现全面质量管理，推动该体系有效运行，需为其提供充分有效的保障，以推进组织、活动、资源、实施程序、目标的有效落实。

一、全面质量管理的组织落实

全面质量管理是一项系统工程，合理有效的组织架构是成功开展质量管理的首要条件。实现组织落实需在搭建"两级四层"质量管理架构的基础上，健全"两级四阶"制度管理体系。

医院内部管理制度，也是我们通常讲的医院规章制度，是指由医院发布，调整医院医、教、研、防、管理、运营等各类管理关系，在全院具有普遍约束力的规范性文件的总称。

从制度体系的分级看，可分为院、科两级，院级层面主要为医院管理制度、患者服务与管理关键流程、医院应急预案。科级层面主要为科室工作制度、流程、预案、诊疗指南、操作规范。

从制度体系的分类看，由四阶构成。一阶是"章程"，是指对医院的举办主体、管理体制与组织结构、党的建设、民主决策与监督机制、运行管理、职工、岗位与薪酬、文化建设等进行规定的纲领性文件，具有统领地位；二阶是"制度"，是指涉及医院全局工作或重大经营管理问题的规范性文件，往往跨职能部门，需要多部门协同，是整个制度体系的核心内容；三阶是"规定"，是指对某一方面管理关系比较全面、系统地规定的规范性文件，往往由单一职能部门管理；四阶是"办法"和"实施细则"，是指对某一项管理关系比较具体的规定，或者为了贯彻、执行既有制度规定而制定的具体办法和程序的规范性文件。

行政后勤管理部门对各规章制度进行立项、起草、审核、废止、决定、公布、培训、解释、备案、修订、梳理、汇编，并按照制度落实对相关工作的评价、监督、考核。规章制度的制定与修订需充分结合国家法律法规、卫生行政管理部门的要求、行业规范及指南、核心制度、医院评审标准、公立医院绩效考核、妇幼保健机构绩效考核指标、各专业质量控制指标、国家质量安全改进目标等内容，做到有据可依，有据必依。

二、全面质量管理的活动和资源落实

质量管理活动和资源是医院全面质量管理体系有效运行的物质基础和行动指南，是建立全面质量管理体系和实现质量方针及质量目标的必要条件。因此，医院在实现全面质量管理体系的战略和目标时应首先确定所必需的资源，开展必要的质量管理活动，并根据外界环境的不断变化，及时动态地提供和调整自身的资源。

（一）资源落实方面

医院资源配置与调度的实质是对有限资源进行科学规划与高效分配，确保患者在适时、适地获得恰当的诊疗服务，从而提升服务效率与质量，实现价值最大化。这一过程涉及医院对医疗服务的设计与运作的全局决策，需要在多部门、多管理领域间进行长期、中期和短期的协调，而决策层是资源调配与分配的关键。

（二）活动落实方面

质量管理活动需要提前进行策划与设计，制订活动实施方案，对活动过程进行控制，确保达到预期效果。质量管理活动遵循以下原则：

1. 全员参与　质量管理活动需要组织内的全体员工自愿加入、积极参与群众性质量管理活动，小组活动过程中应充分发挥每一位成员的积极性和创造性（注意与专项质量行动区分开来，专项质量行动参与人员可限与主题相关人员参与）。

2. 持续改进　为提高员工队伍素质，提升组织管理水平，质量管理小组应长期坚持不懈地开展质量改进和创新活动。

3. 运用质量管理工具　常见的质量管理工具有 PDCA 循环法、品管圈、根因分析法（RCA）等（详见§3.6）。

4. 基于客观事实　质量管理小组活动过程应基于数据、信息等客观事实进行调查、分析、评价与决策。

5. 应用统计方法　质量管理小组活动中应适宜、正确地应用统计方法，对收集的数据和信息进行整理、分析、验证，并作出结论。

三、全面质量管理的实施程序落实

全面质量管理体系不是静态的框架而是动态运行的系统，认识该体系实施运行的方式和规律，对于医院在高质量发展背景下主动运行体系、预防问题发生、充分发挥其作用至关重要。全面质量管理体系实施程序的"三到位"，即文件规定到位、措施执行到位和持续改进到位，是确保体系运行的核心要素和重要规律。

（一）全面质量管理体系文件规定到位

全面质量管理体系文件规定到位是指在全面质量管理体系建立的初期，按照八项基本原则和质量管理体系要求建立全面质量管理体系文件，并且审核其是否符合全面质量管理体系要求，必要时进行修改、补充和完善。具体来讲，要素管理的规定文件主要包括质量方针、质量目标、质量手册、程序文件对应的部分，应当能回答 5W2H 的问题，即：

why——为什么；what——是什么；where——何处；when——何时；who——谁，谁负责；how——怎么做，方法怎样；how much——多少，质量如何，费用如何。

（二）全面质量管理体系措施执行到位

全面质量管理体系的高效落实依赖于全面而深入的人员培训，使各岗位人员能够严格执行管理要求，确保责任到位、流程运行各个环节执行到位、与接口要素协调到位、目标管理到位等。

（三）全面质量管理体系持续改进到位

全面质量管理体系通过审核或评审方法确保管理到位，针对发现的"管理不到位问题"，审核委员会运用"不符合项报告"的形式指出，并具体指出问题所在及不符合的要求，同时说明事实依据。制定纠正措施前需查明原因，并针对原因采取有效措施，预防类似问题再发生。整个体系运作贯穿 PDCA 循环和持续改进理念，每个要素和操作过程均需体现这一原则。

四、全面质量管理的目标落实

（一）质量目标整理

根据质量评价的 3 个层次，医院全面质量管理目标可分为结构质量、过程质量和结果质量 3 个方面的目标。

1. 结构质量　是由符合质量要求，满足医院患者服务实现的各要素构成，是医院服务的基础质量，是保证医院质量正常运行的物质基础和必备条件。如：①医院编制规模；②人员结构，包括人员资历、能力梯次及人员素质；③卫生法规规章制度、技术标准及其贯彻执行情况；④资源，包括医疗设备的先进程度、技术状态和物资供应（药品，器材等）；⑤医院文化与思想作风和医德医风教育；⑥医院地理位置及交通情况；⑦医院绿化环境与建筑合理程度；⑧医院信息化建设；⑨为患者服务的意识和服务理念；⑩医院管理，包括安全与质量管理、护理管理、院内感染管理、药品管理、设备管理、后勤管理、财务及卫生经济管理等。

2. 过程质量　是医院患者服务实现的环节质量，是保证医院质量正常运行的关键。在过程质量测量中不合格项是最重要内容，也就是与标准对照的不符合项目，可以按照医院过程划分进行测量和分析。包括以下几个方面。①诊断质量：指检诊、各项技术操作、诊断等；②治疗质量：指医疗措施的决断和治疗方案的选定，手术、抢救、用药以及各种医疗的处置；③护理质量：指对患者的基础护理和专科护理，各种护理技术操作，医疗用品灭菌质量等；④医技科学工作质量：包括放射线科、病理科、特诊科、检验科、核医学科等学科诊疗科室的各种治疗性的操作质量；⑤药剂管理质量：主要指药品的采购、保管、领发、供应工作质量；⑥后勤保障质量：包括水电、汽、气、暖的供应，后勤生活物资的供应等；⑦经济管理：主要包括医疗经费成本核算、资金使用、医疗收费标准执行以及经济效益的分配等。

3. 结果质量　医院结果质量首先是医疗的终末质量，同时也是医院质量管理体系的综合质量。其内容按照医院评审标准中第七章内容日常统计学评价指标分为：①医院运营基本监测指标；②住院患者医疗质量与安全监测指标；③单病种质量监测指标；④重症医学质量监测指标；⑤合理用药监测指标；⑥医院感染控制监测指标。

（二）质量目标管理

推动全面质量管理目标落实，须具备强有力的组织，对医院质量控制、评价、考核、监控工作开展情况进行评估。

医院全面质量管理办公室的主要职责是推进医院全面质量管理的目标落实，该组织将等级医院评审、公立医院绩效考核、妇幼保健机构绩效考核指标、国家医疗质量安全改进等十大目标融入医院绩效考核方案，动态监测和分析指标变化，不断推动指标优化，并通过绩效激励落实全面质量管理的目标考核。院级质量高目标均可以根据医院、科室内外部环境变化进行动态调整，持续改进。持续改进的策略包括：

1. 过程改进　质量改进一定要通过过程改进来实现，通过细化全过程至质量环节的最小单元，针对最小单元中的质量问题进行深入研究与优化，从而实现整体质量的提升。

2. 持续性改进　质量改进模式一般为"……改进—巩固—改进—巩固……"。持续改进是基于现有医疗质量过程，通过分析不良事件或患者不满意等问题，找出原因并突破现状，从而解决问题、提高质量，最终完成这一阶段质量改进。

3. 预防性改进　质量改进的重点在于预防问题的再发生，而不仅仅是事后的检查和补救。医疗质量改进的关键是要消除和减少医疗隐患，降低风险，防止医疗差错的再发生。只有事前质量控制，才能达到永久性的、根本性的质量改进的目的。

4. 全员参与改进　质量改进的核心在于提升人的综合素质，以人的质量为保障，来提高医疗质量和服务质量。因此，必须强调全员参与，通过培训与教育、激励与奖励以及QCC活动等有效手段，实现持续改进与发展。

§3.5　全面质量管理的评价指标

随着医学模式的发展和医疗需求的转变，医疗质量这一概念的内涵和范畴不断扩展，已涉及服务态度、工作效率、费用控制等多方面，是医务人员素质、技术服务水平、设施环境条件、医疗费用高低、管理水平的综合体现。建立一套完善的评价指标体系显得尤为迫切。

一、内部评价

质量评价活动有客体和主体，其中评价客体是评价的对象，即被评价的一方；而评价主体是组织评价的一方。评价主体及其内外部划分会因评价客体而不尽相同。如以医院为评价客体，评价主体通常包括卫生行政部门、顾客、行业组织、社会媒体以及医院自身；而当评价主体为医院自身时即为内部评价。医院全面质量管理的内部评价一方面是出于医院了解自身质量现状的需要，另一方面是为迎接外部评价做准备。内部评价又可分为对行政部门的评价和对业务科室的评价。

（一）行政部门质量控制指标

1. 行政部门质量控制指标的定义　行政部门质量控制指标是反映医院行政质量特质的科学概念与具体数值表现的统一体，将各种不同用途的指标组成医院行政部门质量控制指标集合，最终构建行政评价指标体系。构建行政部门质量控制指标体系的关键在于聚焦行政部门职责。以人力资源部为例，其职责是负责全院人员编制、机构设置、人员配置、劳动工资、岗前培训、人事、技术档案管理、职工年度考核、奖惩、职称晋升及职工退休、人事统计等，针对"职称晋升"这一职能就可设置"职称报考准确率""职称聘任执行到位率"等指标。

2. 行政部门质量控制指标的特征

（1）科学性：行政部门每项质量控制指标在确定之前都要经过充分调研与论证，以确保指标的科学性。

（2）灵敏性：同一指标在考核不同医疗单位医疗质量时要有一定的波动范围。

（3）实用性：评价指标体系尽量简明扼要，操作性强、可执行。

（4）独立性：入选的指标要有良好的代表性，评价指标不能相互交叉。

3. 行政部门质量控制的实现　医院行政部门质量控制主要包括流程控制、关键点把握和目标考核 3 个环节。

（1）流程控制：对于每一项重点工作都应明确步骤、时限和顺序。

（2）关键点把握：聚焦与质量指标关系最密切的环节，对其进行严格控制，并以点带面，实现全面流程管理。

（3）目标考核：组建院内第三方考评小组，对照质量指标，采用追踪方法学对医院各行政部门的工作质量进行横向评价，并根据考核结果运用失效模式与影响分析（FMEA）、品管圈（QCC）、根本原因分析（RCA）等管理工具进行质量持续改善。

（二）业务科室质量控制指标

1. 业务科室质量控制指标的定义　业务科室质量控制指标主要指医院内部各个专业或医疗技术部门的医疗质量控制指标。医疗质量直接关系到人民群众的健康权益和对医疗服务的切身感受。持续改进质量，保障医疗安全，是卫生事业改革和发展的重要内容和基础，是医院管理的核心内容，也是绩效考核的必备要素。

2. 业务科室质量控制指标的特征

（1）专业性：医疗质量是在一定专业分工基础上制定的专门要求或标准，对非专业人员有较高的壁垒。

（2）有效性：医疗服务的核心在于其有效性，只有实现治愈疾病或改善健康这一根本目标，才能体现其价值。若治疗未能达成预期效果，无论其他服务环节多么完善，对患者而言亦难以产生实质意义。

（3）不确定性：医疗技术无法治愈所有的疾病，同时疾病的发生、发展及转归又受到社会、环境、心理等多重因素的影响。因此，降低医疗中的不确定性，也被视为提升医疗质量的重要体现。

3. 业务科室质量控制指标重点包含的方面　业务科室质量控制指标可分为基础质量指标、环节质量指标、终末质量指标，也可分为结构指标、过程指标和结果指标 3 个层面。其中结构指标层面主要是指医疗服务供给者对于医疗服务资源的安排，如医护比、床护比等；过程指标层面主要是指医疗服务提供者和患者之间预先安排的活动结构，如临床路径的执行情况；结果指标层面则是患者接受了医疗服务后获得的目前或未来身体健康状态的改变，包括生理、心理功能和社会健康状况等方面。一般使用定量评价，从评价内容上可分为诊断质量指标和治疗质量指标，其中诊断质量指标包括门诊与出院诊断符合率、入院与出院诊断符合率等；治疗质量指标包括治愈率、好转率、病死率等。

二、外部评价

医院外部评价指标是用于对医院绩效和质量进行评估的指标，通常由医疗监管机构、医学协会、质量认证机构、第三方评估机构或患者组织等外部机构或组织制定和监测，包含第三方满意度测评、检查与考核、排行榜等。

（一）患者满意度

"The custom is always right"，即顾客就是上帝，起源于马歇尔·菲尔德百货公司的这句营销口号，可以说是管理领域最为人熟知的理念。在质量管理学说中"顾客"这一概念包括内部顾客和外部顾客两层含义，将这一概念引入医院质量管理，内部顾客主要指向的是员工，外部顾客主要指向的是患者。全面质量管理就是要使所有的顾客满意，因而医院全面质量管理就是要实现员工和患者的双满意。2015 年起，原国家卫生计生委和国家中医药局开始实施《进一步改善医疗服务行动计划》，明确提出"以创新举措不断提升患者满意度""切实增强人民群众获得感"。《医疗质量管理办法》第二十九条指出"医疗机构应当制订满意度监测指标并不断完善，定期开展患者和员工满意度监测，努力改善患者就医体验和员工执业感受"，满意度逐步成为我国医院质量管理外部评价的重要指标。

1. 患者满意度的定义　20 世纪中叶，随着医疗文化和理论进步，以患者为中心的照护（patient-center care）成为主流。患者满意度越来越受到重视，并逐步成为医疗服务质量的核心指标。如何定义患者满意度？其研究可追溯到 20 世纪末。1975 年，里泽（Risser）对患者满意度作出了经典定义：患者满意度是指患者理想状态的医疗服务与在医疗服务中的实际感受之间的一致性程度。随着我国医疗体制的深化改革以及医疗服务市场的逐步开放，以患者为中心的医疗服务理念逐渐深入人心，国内学者同样开始重视对于患者满意度的研究，如任真年教授提出患者满意度是指患者对医疗服务的直接体验和主观感受；王敏怡等认为人们因为在健康、疾病、生命质量等方面的要求，得到的评价结果对医疗保健服务产生了某种期望，基于该期望对经历的医疗保健服务情况进行评价即患者满意度。

2. 患者满意度与医院全面质量管理的关系　无论是从理论维度（即学术界对于患者满意度的研究数量与质量均不断攀升）还是从实践维度（即越来越多的医疗机构设置了处理患者意见或投诉的部门）都可以看出，当前许多医院管理者已经对患者在医疗服务中扮演的角色有了更深刻的认识。甚至在一些消费导向的医疗机构中，直接将医疗质量管理等同于患者满意度管理，也就是说其医疗质量的目标是 100% 的患者满意度，而非仅达成传统的要求——满足专业水平或专业要求。尽管这一观点的科学性与可行性尚存争议，但患者满意度作为医疗质量管理的风向标和助推器的重要性已成为共识。患者满意度是一种动态概念，受患者需求变化和外部医疗服务水平提升的影响。通过满意度调查，不仅能预测患者潜在需求并进行前瞻性改进，还能激励员工正视患者反馈，增强服务意识，推动医疗质量管理的持续改进，实现良性循环。

3. 影响患者满意度的因素　正如在诊疗过程中，需找准症结并对症下药。实现对患者满意度的管理，首先应当梳理医疗服务过程中与患者紧密联系的各个环节，找准影响患者满意度的各个关键点，才能实现"靶向治疗"。

（1）人：在医疗服务过程中，与患者频繁接触的有五类人——医生、医疗技术人员、护理人员、行政管理人员、后勤保卫及物业人员，这五类共同组成了患者满意度中"人"这一维度。对于服务中的人，患者的要求是：专业性（服务人员的业务能力能够满足患者的身体健康需求）、亲切感（服务人员与患者接触过程中的态度能够令患者满意）、耐心（对患者的需求能够及时响应）、同理心（服务人员对患者的感受能够产生共鸣，能观察到服务对象的特点和需求，并提前为之提供个性化服务，增加服务对象的信任感和安全感）。在这些要求中"专业性"要求对应的是患者的生理需求，即身体恢复健康（或维持身体的功能）；后三个要求则是指向精神需求，即降低疾病带来的压力及焦虑感。只有同时满足患者的身心需求，才能实现"人"这一维度上的医疗服务质量管理。

（2）物：是指患者在接受医疗服务时接触到的物品，如药品、设备、仪器等。患者对"物"的质量感受会直接反映到对整体医疗服务的感受中。因此，患者满意度的评估必须考虑医疗机构所用物品的感知质量、感知价值（性价比）、品牌认可度甚至是外观设计。

1）感知质量：患者在使用医疗物品后对其质量的实际感受。包括符合个人特定需求程度的感受、物品可靠性的感受和对物品质量总体的感受。

2）感知价值：以物品价格为基准，通过评价该物品质量的高低来判断其感知价值。

3）品牌认可度：品牌认可度越高，患者认为物品的可靠度往往就越高。如部分患者更倾向于选择进口疫苗、进口设备等。

（3）环境：过去，医院环境仅仅被视为医疗活动的场所，只要符合卫生消毒标准即可。随着现代医学模式的转变与医学理念的更新，如今医院环境有了新的定义，它是指人们对医院建筑的内部环境和外部环境所产生的心理、生理和社会意识的综合评价。总体而言，可以分为外环境、内环境和人文环境3类。

1）外环境：在医院的整体规划中，对于选址、建筑、布局等都应进行严格把关。如既要在人口相对密集的地方，便于患者就医，也应避免闹市区，为患者提供相对安静的环境利于康复。

2）内环境：医院的内环境，在包括内部设施、卫生状况等硬件条件的同时要体现以患者为中心的理念，如病房墙面可根据色彩心理学及服务人群调整颜色和装饰，让患者感到安全、舒适和温馨。

3）人文环境：现代医学表明，心理和社会因素在诊疗中与生理作用同样重要。医院应通过培养医护人员提供主动、热情的服务，并设置健康知识宣传栏等措施，帮助患者了解疾病与治疗护理知识，从而缓解对疾病的恐惧，提升诊疗效果。

患者满意度是医疗质量管理的晴雨表、风向标和助推器，通过科学、全面的满意度调查，医院能精准发现医疗服务的优劣势，预见患者潜在需求，推动前瞻性改进。同时，调查促使员工直面患者需求，不断提升服务意识和理念，从而助力医疗质量管理步入良性循环。

（二）员工满意度

1.员工满意度的意义　员工满意度是提升工作效率和服务质量的关键因素。1924年11

月，哈佛大学心理学家梅奥在西屋电气公司进行了一项为期两年的实验（即著名的霍桑实验），研究如何提升工人生产效率。实验发现，传统管理学中被认为对生产效率影响显著的因素，如工资、休息时间、午餐等，其实际效果远低于预期，而通过倾听工人意见和抱怨等方式满足其心理需求，却显著提升了工作效率。霍桑实验表明，员工满意度是提高工作效率的基础。在现代管理中，员工满意度与顾客满意度呈正相关已成为共识。在医院质量管理领域，员工满意度更是直接影响患者满意度的关键因素。要实现全面质量管理，除了重视体系建设，还需确保执行到位。而医院员工作为医疗服务的直接实施者，既是质量目标的实现者，也是质量问题的第一发现者。因此，医院应关注并满足员工需求，提升其满意度，只有这样才能带动患者满意度的提高，最终推动医院质量管理的持续改进。

2. 员工满意度包括的内容

（1）关于医院职位工作的满意度：包括工作适应程度、职责匹配度、工作挑战性、工作能力等。

（2）关于医院工作回报的满意度：包括对医院工作的认可度、事业成就感、薪酬公正感、培训晋升机会等。

（3）关于医院工作环境的满意度：包括医院氛围、工作时间安排、设施完备程度、福利待遇等。

（4）关于医院人际关系的满意度：包括上级信任、支持和指导程度，与其他医务人员的关系、内部沟通，信息传递的开放程度等。

（5）关于医院整体的满意度：包括对医院的了解程度（医院历史、文化、战略规划的理解和认同），组织参与度等。

3. 员工满意度的应用

（1）预防和监控：通过满意度调查，可精准洞察员工心理需求与思维状态，从而制定针对性措施，提升管理效能与员工满意度。

（2）诊断和改进：对医院内部管理进行体检，剖析改进领域，检验改革成效及其对员工的影响，为优化管理决策提供科学依据。

（3）管理及沟通：医院传递"人人皆管理者"理念，鼓励员工自主参与管理，畅通员工与各级管理者间的沟通渠道，通过满意度调查收集员工对改善医院运营管理的意见和建议，激发员工参与组织变革，从而提升员工对组织的认同感和忠诚度，助力医院运营优化。

（4）其他：员工满意度调查不仅可监测医院管理成效，还能提供关键绩效数据，助力评估管理质量，洞悉医院发展趋势。

（三）投诉管理

随着我国经济社会的迅猛发展和人民生活水平的不断提高，公众对自身健康的关注和对医疗服务质量的要求日益增强，权益意识也逐步提升，患者投诉已成为维护自身权益的重要途径和手段。"零投诉"是医院努力追求的目标，但在实际医疗服务中完全杜绝投诉并不现实。为切实减少患者投诉，医院必须秉持"以问题为导向"的态度，积极面对并高度重视患者的意见，将投诉视为改进医院服务的契机和推动医院发展的"礼物"，通过不断优化医疗流程和提升服务质量，切实改善患者的就医体验。

1. 提高投诉管理认识　尽管社会因素是导致医疗投诉增加的主要原因，但医院管理者必须以高度重视和积极负责的态度对待投诉，将其视为发现问题、完善管理、提升服务质量的重要契机。当接到投诉时，首先应明确问题是否源于医院管理不足，并进行耐心解释、有效沟通及合理安抚，减少患者的不满情绪，避免二次投诉及重复处理。如果管理者以消极怠慢的态度处理投诉，不仅可能激化矛盾，将投诉复杂化并升级为医疗纠纷，还会显著增加处置成本，最终对医院的声誉和形象造成难以挽回的损害。因此，医院管理者应正确认识患者的投诉行为，切实推进投诉管理工作，并积极改进反映出的医院管理问题，真正有效地提升医疗服务水平。

【投诉管理示例】

近日，一家医院印发的《医院投诉管理办法（试行）》在网上流传。文件提到，任何人只要被投诉，不分缘由，不接受申辩，一律扣罚500元/次。年内被投诉一次的，取消本年度评优评先及晋升资格；被投诉2次及以上的，本年度考核为"不称职"。

就在网上热议这家医院的投诉处理办法时，另一家医院给"12345"政务热线的回复函也在网上火了。某市政务热线的"12345"接到一起电话投诉后，向医院发函了解情况。医院在回复函中详细介绍了事发当天的情况，指出医院诊疗过程符合法律法规，且整个过程都向患者家属做了明确的告知。在回复函的最后，医院表态：继续欢迎服务对象对医院的诊疗和服务提出宝贵意见，医院将重视每一位服务对象的就医体验，做好持续改进，为服务对象提供优质、高效、便捷的医疗服务。

对于这两种截然不同的处理方式，到底哪一种更符合现代医院管理的要求呢？

2. 完善投诉管理制度　以全面质量管理的视角来审视医疗投诉管理工作，完善医院投诉处理制度、政务热线办理制度等相关规章制度。投诉管理制度不仅要关注医疗投诉本身，还应注重工作质量，以尽可能满足患者需求为出发点，始终围绕"以患者为中心"的原则，持续提升医疗服务质量。根据国家卫生健康委《医疗机构投诉管理办法》的要求，医疗机构主要负责人是医疗机构投诉管理的首要责任人，应设立医院投诉管理领导小组，小组成员包括各职能科室、临床、护理以及医技药科室的负责人，医院投诉管理工作领导小组负责监督和指导投诉管理工作。同时，要强化全员参与的理念，明确医疗投诉的责任主体，要求责任主体积极参与投诉处理工作，提升全院医务人员对投诉管理工作的认识，积极应对自身工作中可能存在的投诉风险，从根本上消除引发投诉的危险因素，减轻专职部门的压力，提高医院投诉管理效率。

3. 规范投诉处置流程和处置方式　合理有效的医疗投诉处理机制对于提升患者满意度、提高投诉管理效率具有极其重要的意义。应建立投诉"一站式"中心，明确各科室投诉处理责任人，规定处理时限，并建立一套标准的处置流程和行为规范。在接待投诉时，要热情礼貌、耐心倾听，并合理引导，做好记录，使患者感受到尊重和重视，从而缓解其激动的情绪；在调查处理时，要本着对医患双方公平公正的原则进行求证，一旦事实清楚，即给出处理意见；对于可解决的问题，应及时协调解决；对于超出职能范围的问题，应上报相关部门进行进一步处理，并向投诉人做出合理解释，争取其理解；对于同一诉求人不同渠道的投诉，受理部门之间应及时沟通处理意见，确保答复一致，避免重复投诉。医院应定期组织全员参与医疗投诉处置和沟通技巧培训，通过案例分析或经验交流等方式，促进临床科室之间交流，分享成功经验，营造"人人参与安全管理"的氛围，进而提升医疗投诉处置的满意率，提高医务人员的沟通技巧，减少因沟通障碍而产生的投诉。

4. 运用管理工具落实持续改进　国家卫生健康委发布的《患者安全专项行动方案（2023—2025年）》提出，加强医院投诉管理，建立患者诉求快速响应机制，强化投诉信息闭环管理，实现"一个诉求解决一类问题"。如果医疗机构可以将投诉管理纳入患者安全管理体系，定期汇总、分析投诉信息，梳理医疗管理、医疗质量安全方面存在的薄弱环节，落实持续质量改进措施，医院的医疗质量安全和运营质量将会获得持续改进。这也是医疗投诉产生的更大价值。

医院管理者应将投诉视为优化医院管理、提升医疗技术与服务、改进诊疗流程的重要契机，并运用科学的管理方法和管理工具进行投诉管理。如运用PDCA循环加强医疗投诉管理：在计划（plan）阶段，制定目标和具体方法，如明确管理职责、规章制度、处理流程等；在执行（do）阶段，严格依照制度与流程高效处理投诉，加强医患沟通，在规定时效内反馈诉求人，并将结果反馈至投诉管理部门进行分析和归档；在检查（check）阶段，着重聚焦重点科室和核心问题，评估目标达成情况，检视问题是否有效解决及患者不满是否得以消除；在处理（act）阶段，针对实施过程中的不足进行总结，制定新的改进措施或规范，并将未解决的问题或新问题纳入下一轮PDCA循环持续优化。此外，应注重结果运用，通过科学分析后将投诉数据纳入医德医风考评、评先评优、职称评聘和绩效考核的重要依据，以督促科室及医务人员重视患者投诉，积极处理并整改，从系统层面不断优化诊疗水平与服务质量，实现医疗管理的持续进步。

5. 重视投诉档案管理　应建立医疗投诉档案管理制度，成立投诉管理领导小组，做好档案管理工作规划，做到有计划、有落实、有反馈、有改进。加强投诉处理中所需的器材配备，如录音、录像、视频监控设备。做好投诉档案分类管理，不仅能够显著提升投诉处理效率，还能为投诉绩效考核的落实提供有力支持。同时应将投诉处理结果科学融入科室及医务人员的考核体系，例如：科室行风建设排名、医务人员年度考核、医德医风评价、职称晋升及聘任考核等，充分发挥投诉管理的反馈作用。同时，需加快推进档案管理的信息化建设，搭建高效的信息化管理平台，逐步实现医疗投诉档案的电子化管理，以确保档案的保密性、完整性和可追溯性。

（四）检查与考核

北宋政治家王安石曾说过这么一句话："询事考言，循名责实。"此话出自他的著作《乞退表》，其中"询"即问，"考"即考核、查究，"循"即按照，"责"即求。两句话的大意是：询问所做的事务，考查所说的言论，按照所任职级来求实际政绩。王安石的检查考核之道，代表了古代君主考核臣子工作是否与其所任官职相称的思想。

现代意义上的检查考核自上而下地统领着整个工作质量控制和改善的体系，它是整个精细化管理工作的基本保障和重要一环。在精细化管理 ORTCC 模型〔由目标（objective）、规则（rules）、训练（training）、检查考核（check）和文化（culture）5 个要素组成〕中，要求企事业单位建立科学、合理的检查和考核体系，确保各项工作能够按时、按质、按量完成，及时发现和解决问题。检查考核处于系统的最上端，俯视着整个精细化管理系统。

医院在面对上级检查与考核时，应通过提前准备、建立内部监察与评估机制、加强沟通与协调、强化团队合作与培训、积极参与政策落地与宣传以及及时整改与改进等综合措施，从而确保工作合规，并持续优化整体水平。

1. 提前准备

（1）研究相关规定和文件：认真研究上级部门的检查标准和考核要求，确保了解自己的责任和义务。

（2）内部对照和评估：对照检查要求，评估医院的各项工作是否符合标准，发现潜在问题或不足。

2. 建立内部监察与评估机制

（1）设立专门的内部监察与评估机构或岗位：负责制订监察和评估计划，检查医院的各项工作是否符合标准。

（2）建立监察和评估流程：制定相应的流程和方法，保证各项工作的检查和评估能够全面、客观、科学地进行。

（3）及时发现和解决问题：对检查过程中发现的问题，及时采取纠正措施，确保医院的管理和运行符合要求。

3. 加强沟通与协调

（1）建立良好的沟通渠道：与上级部门保持定期的沟通与协调，及时了解工作重点、要求和政策变动。

（2）分享工作计划与成果：主动向上级部门汇报医院的工作计划、改进举措和成果，接受上级部门的指导和建议。

（3）整合资源与支持：与上级部门合作，整合相关资源和支持，共同推动和实现医院的发展目标。

4. 强化团队合作与培训

（1）加强团队建设：鼓励各级部门之间的合作与协调，形成有效的工作协同机制，明确各岗位的职责和任务分工。

（2）提升专业素质：通过定期的培训和学习，提高医务人员的专业素质和技能，增强他们的应对能力和工作效果。

（3）建立监督与改进机制：建立监督机制，对医务人员的工作进行考评和改进，确保医院的各项工作能够持续提升。

5. 积极参与政策落地与宣传

（1）参与政策解读与落实：密切关注上级部门出台的政策，与上级部门共同解读政策，并积极落实相关要求。

（2）宣传医院的改革与创新成果：通过多种渠道宣传医院的改革和创新成果，展示医院的优势和特色，增加上级部门对医院的了解和认可。

6. 及时整改与改进

（1）建立改进台账：对于检查中发现的问题和不足，建立改进台账，记录问题、整改措施和有效结果。

（2）持续改进工作：采取有效措施进行整改，确保在下次检查前能够全面整改，并持续改进医院的各项工作。

【某三甲医院迎接某省文明（标兵）单位创建督导检查示例】

1. 提前准备　认真研究《某省文明（标兵）单位测评细则》和《省直机关文明单位动态管理实施办法（试行）》等文件要求，确保了解在全院开展省文明单位创建活动的责任和义务。对照文明单位测评体系，高标准、严要求，深入查找存在的薄弱环节，进一步完善组织协调机制、建立评比机制、考核奖惩机制、督促激励机制、物质保障机制等，建立健全文明单位创建工作的长效管理机制，使文明单位的创建工作始终沿着正确方向推进，确保创建工作健康、持续发展。

2. 建立内部监察与评估机制　将党委办公室设立为文明创建的主要牵头部门，负责制定《某省某某医院省文明单位创建工作计划（征求意见稿）》，确立组织领导小组、创建目标、创建内容、工作要求等内容，并制定《省文明（标兵）单位指导性操作细则责任分解表》，明确各部门创建工作目标和责任，确保各项创建工作和任务落到实处。

3. 加强沟通与协调　创建工作实行院党委统一领导，各部门分工协作、齐抓共管的领导机制。院党委把创建省文明单位工作列入重要议事日程，定期召开专题会议研究、部署，及时向上级部门汇报医院的工作计划、改进举措和成果，接受文明办的指导、组织、协调、落实等工作；真正做到创建有规划、经费有投入、平时有检查、活动有成效。

4. 强化团队合作与培训　根据创建工作计划建立了一系列规章制度，制度是否适用、能否发挥作用、推进效果如何等，在制度落实于每一位医护工作者时，是否能够满足各自的岗位需求、能否推动个人的提升、岗位与个人相配度如何等，都需要通过定期的培训和学习，提高医务人员的专业素质和技能，增强他们的应对能力和工作效率。也需要各级部门之间的合作与协调，形成有效的工作协同机制，确保医院的各项工作能够持续提升。

5. 积极参与政策落地与宣传　将创建过程中的典型做法，例如：行政审批一站式、后勤服务一站式、门诊一站式、急诊一站式、住院一站式等8个"一站式"管理，以最短的时间、最快的速度、最优的服务，把服务对象主体要办的事项办好，并加以多种渠道宣传，展示医院的改革和创新成果、优势和特色，增加上级部门对医院的了解和认可。

6. 持续改进　建立整改措施清单，对于检查中发现的问题和不足，建立改进台账，记录问题、原因分析、整改措施，确保在下次检查前能够全面整改，并持续改进医院的各项工作。

（五）排行榜

根据《辞海》的定义，排行榜是指公开发布的按某种统计结果排列顺序的名单，其主要内涵是对某一相关同类事物的客观实力的反映，带有相互之间的比较性质。医院排行的主要目的是为患者提供指导，同时帮助医院了解与同行之间的差距，促进医疗质量提升，充分体现"以患者为中心"的原则。目前全国范围内的医院排行榜主要有：由政府主导的"国家三级公立医院绩效考核排行榜""全国妇幼保健机构绩效考核排行榜"；由第三方机构主导的复旦大学医院管理研究所"中国最佳医院排行榜"、中国医学科学院医学信息研究所"中国医院科技量值排行榜"等。本章节根据常规医院排行榜，从考核主体和对象、考核指标体系等方面进行介绍。

1. 国家三级公立医院绩效考核排行榜

（1）工作目标：公立医院是我国医疗服务体系的主体，是人民群众看病就医的主要场所，是实现医疗服务高质量发展的主力军。公立医院改革发展，是事关人民群众健康福祉的重大民生工程。实施公立医院绩效考核是公立医院改革和现代医院管理制度的重要内容，是检验公立医院改革发展成效的重要标尺。《国务院办公厅关于加强三级公立医院绩效考核工作的意见》（国办发〔2019〕4号）指出，加强和完善公立医院管理，推进分级诊疗制度建设，为人民群众提供高质量的医疗服务。要坚持公益性导向、属地化管理和信息化支撑，推动三级公立医院在发展方式上由规模扩张型转向质量效益型，在管理模式上由粗放的行政化管理转向全方位的绩效管理，促进收入分配更科学、更公平，实现效率提高和质量提升，促进公立医院综合改革政策落地见效。要充分发挥绩效考核"指挥棒"作用，促进公立医院主动加强和改进医院管理，加强内涵建设，推动公立医院综合改革。

（2）绩效考核主体：①省级卫生健康行政部门。负责三级公立医院绩效考核组织实施工作。绩效考核工作组由财政、发展改革、教育、人力资源和社会保障、卫生健康、医疗保障、党委组织部等部门负责人组成，卫生健康委主要负责人任组长。②国家卫生健康行政部门。负责全国三级公立医院国家监测指标分析，并及时以适当方式向社会公布。

（3）绩效考核对象：各级政府和国有企业举办的三级公立医院，分综合医院、中医医院、专科医院3类进行考核。

（4）绩效考核指标体系：全国公立医院"国考"绩效考核指标体系由国家卫生健康委发布，是对全国三级公立医院最权威的评价标准，涵盖医疗质量、运营效率、持续发展和满意度评价4个一级指标、14个二级指标、55＋1个三级指标。

2. 全国妇幼保健机构绩效考核排行榜

（1）工作目标：以绩效考核为抓手，维护公益性，调动积极性，推进妇幼保健机构全面落实职责任务，引导妇幼保健机构进一步提升服务能力和管理运行水平，促进妇幼保健机构持续健康发展，努力为妇女儿童提供安全、有效、便捷、温馨的妇幼健康服务。

（2）绩效考核主体：①省级卫生健康行政部门。对辖区内三级妇幼保健院进行绩效考核，地市级卫生健康行政部门对辖区内二级及以下妇幼保健机构进行绩效考核。②国家卫生健康行政部门。负责全国三级妇幼保健院国家监测指标分析，并及时以适当方式向社会公布。

（3）绩效考核对象：各级妇幼保健机构均应当接受妇幼保健机构绩效考核。

（4）绩效考核指标体系：妇幼保健机构绩效考核指标体系由辖区管理、服务提供、运行效率、持续发展、满意度评价等5个维度共56项指标构成，通过"一把标尺"对全国妇幼保健机构进行综合评估。

3. 中国医院综合排行榜和专科声誉排行榜

（1）工作目标：在互联网时代，患者在就医前往往会通过网络检索疾病信息以及相关医院和医生。然而，面对信息过载和内容良莠不齐的现状，在线获取可靠的就医信息变得尤为困难，找到一家可信赖的医院如同大海捞针。在此背景下，一个清晰直观的权威医院排行榜显得尤为重要。那么，最佳医院排行榜是怎么诞生的呢？美国1989年开始开展独立的第三方医院排行工作，其中 News & World Report 最佳医院排行榜、Truven 百强医院排行榜和 Health grades 最佳医院排行榜得到了公众的普遍认可和关注。在中国，由复旦大学医院管理研究所推出的中国医院排行榜日益受到公众和医院的欢迎。排行榜不仅为患者提供科学的就医指南，也为医院提供学科发展的参照标准，通过帮助医院了解与同行的差距，促进医疗质量提升，切实践行"以患者为中心"的理念。

（2）考核主体和对象：复旦大学医院管理研究所从2010年开始，每年推出排行榜，根据声誉和科研指标对全国医院和45个专科进行排名，实现了"全覆盖"。经过多年的实践检验，复旦大学医院管理研究所发布的医院排名已被国内大多数医院广泛认可，并逐步发展为具有重要影响力的权威排行榜，为患者及其家属在择医就诊时提供了可靠且有价值的参考依据。

（3）考核指标体系：社会声誉维度的权重为0.8，可持续发展能力维度的权重为0.2。综合榜单的医院总得分由医院声誉分和科研学术分组成，经标化后分别以80%和20%权重计入总得分。声誉分的产生由每个专科医生提名其所在专科最专业的十家医院，并按照提名顺序为医院计算分数；学术分的产生委托有资质的医学情报检索机构查询声誉排名前150家医院的上一年SCI文章发表和国家级自然科学、科技进步或发明类奖的得分之和。专科排行榜由每个专科医生提名其所在专科最专业的十家医院，并按照提名顺序为医院专科计算分数。

医院临床专科的社会声誉评价过程如下：①确定临床专科名单；②确定调查对象；③编制调查表；④发放调查表；⑤回收调查表；⑥输入调查表结果以形成数据库；⑦计算专科声誉分；⑧实现专科声誉分的标准化；⑨计算声誉得分。

可持续发展能力评价过程如下：①接收与SCI论文和国家科学技术奖的相关的数据；②计算每个医院的科研学术得分；③实现可持续发展能力得分的标准化。

评价总体得分：每个医院的总体得分根据社会声誉得分和可持续发展能力得分可综合

排行，其中社会声誉得分的权重为 0.8，可持续发展能力得分的权重为 0.2。

4. 中国医院科技量值排行榜

（1）工作目标：在中国医学科学院指导下，中国医学科学院医学信息研究所以"完善医学科技评价体系、助力医学科技创新发展"为宗旨，创新性应用评价理论和方法，构建多元长效的分类评价体系。科技量值响应国家科技评价改革要求，不断完善评价体系，对医学科技创新发展起到了一定引导作用，全方位立体化展示数据蕴含的丰富信息，支持医学机构开展全面的、精准的科研管理。科技量值（science and technology evaluation metrics，STEM）概念于 2018 年首次提出，它是围绕科技活动全过程、覆盖创新活动全链条的综合测算值，是国家衡量医学科技进步的标尺，是机构衡量自身科技发展水平的量尺，代表医疗机构科技综合实力水平，是机构科技创新和可持续发展能力的体现。

（2）考核主体和对象：中国医学科学院医学信息研究所对我国 1 644 家三级医院开展研究。

（3）考核指标体系：中国医院科技评价结果于 2014 年开始发布。项目组以国家科技政策为导向，汇集各界对评价方案和评价结果的意见和建议，不断优化和细化评价体系。2022 年度中国医院 STEM 沿用统一标准、统一来源、统一方法，从科技产出、学术影响和科技条件 3 个维度构建评价体系。其中科技产出维度包括期刊、论文、专利和标准以及论文引用等方面；学术影响维度包括科技奖励和学术任职等方面；科技条件维度包括科研项目和科研平台等方面。评价结果分为两部分：一是综合科技量值，二是学科科技量值。涵盖心血管病学、呼吸病学等共 31 个临床医学二级学科及部分三级学科。

§3.6 全面质量管理常用工具

随着质量管理研究的深入与理念的普及，诞生了多种常用工具，本书选取医院全面质量管理中最常见的 3 种进行介绍，包括 PDCA 循环法、品管圈和根本原因分析法。

一、PDCA 循环法

（一）PDCA 循环法小历史

1939 年，由美国质量管理专家休哈特博士（Walter A. Shewhart）完成的《质量控制中的统计方法》一书，率先提出"休哈特循环"。1950 年，美国管理学家爱德华·戴明（Edwards Deming）博士赴日本研讨期间，在"休哈特循环"基础上进行了微调，最终形成了 PDCA 循环法，又称戴明循环。

2011 年，我国医疗卫生行政管理部门重启等级医院评审工作，运用 PDCA 循环法的管理学原理制定《三级综合医院评审标准细则（2011 年版）》。PDCA 循环法成为实现医院医疗质量和安全持续改进的重要工具。

（二）PDCA 循环法在医院管理中的应用

PDCA 循环法作为管理学中的一个通用模型，是一种自上而下的质量管理工具。其原理在于通过大量的数据资料收集分析，综合运用不同的管理学方法，找准薄弱环节，优化系统流程，从而提高医院服务质量和医院整体绩效。从范围上讲，PDCA循环法适用于全院管理，也适用于科室管理、班组管理；从内容上讲，PDCA循环法适用于医疗、教学、科研等业务管理，也适用于行政管理、后勤管理。同时，将PDCA循环法运用到医院各个层面、各种内容的管理工作中时，能够产生联动作用。如院科两级使用PDCA循环法，医院管理能带动科室规范管理，科室管理更能促进医院高质量发展。

（三）PDCA循环法的步骤

如果从选题开始考虑划分阶段，可以将PDCA循环细分为"FOCUS-PDCA"。发现问题（F）、成立小组（O）、明确现状（C）、根因分析（U）、选择方案（S）、计划（P）、实施（D）、检查（C）、处理（A）9个阶段。以入院流程改进为例，PDCA循环法的步骤如表3-4所示。

表3-4　　　　　　　　　　　入院流程改进PDCA循环法步骤

改进项目/流程名称		入院流程的改进									
		1	2	3	4	5	6	7	8	9	10	11
F	问题陈述	▬	▬									
O	组织人员		▬									
	工作分工		▬									
	制订计划		▬									
C	画出流程图			▬								
	找出最佳途径				▬							
U	定义KQC				▬							
	收集资料				▬							
	分析原因					▬						
S	选择最佳方案					▬						
P	改进计划					▬						
D	实施和监控					▬	▬	▬	▬	▬		
C	结果分析										▬	
A	新流程标准化											▬
	持续改进											▬

（四）PDCA循环法的常用工具

1. **标杆分析法**　以公立医院的"最优方法"为标杆，设立目标值，记录实施过程中的实际值，将目标值与实际值进行比较，从而发现问题或确认不足，常用于"F"阶段。

2. **趋势图**　以横轴表示时间，竖轴表示数量，反映同一事物在不同时间里的发展变化情况，常用于"F"阶段。

3. **流程图** 是将过程的步骤用图的形式表示出来的一种图示技术。首先调研所涉及任务的整个流程，然后顺次记录每一个步骤，最后用规定的符号表示流程的各个环节，常用于"C"阶段（图3-1）。

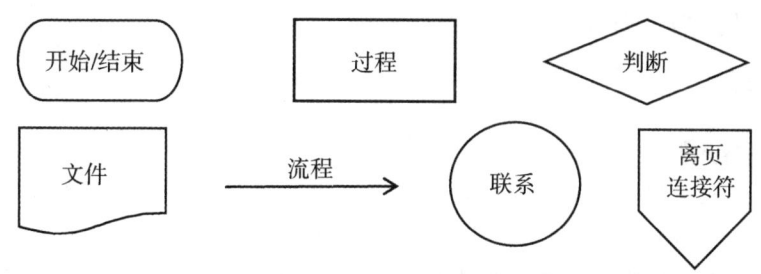

图3-1 流程图常用图示符号

4. **鱼骨图** 又称因果图，是一种分析质量特性（结果）与可能影响质量特性的因素（原因），常用于"U"阶段。具体而言，方法有二：一是归纳法。首先将影响品质的原因一一找出，形成小鱼骨，再将同类原因分类，形成大鱼骨，最终导向要解决的问题，即鱼头。二是演绎法。从要解决的问题（鱼头）出发，先将原因预设为几大类形成大鱼骨，再进一步挖掘直至最终一层原因，形成小鱼骨（图3-2）。

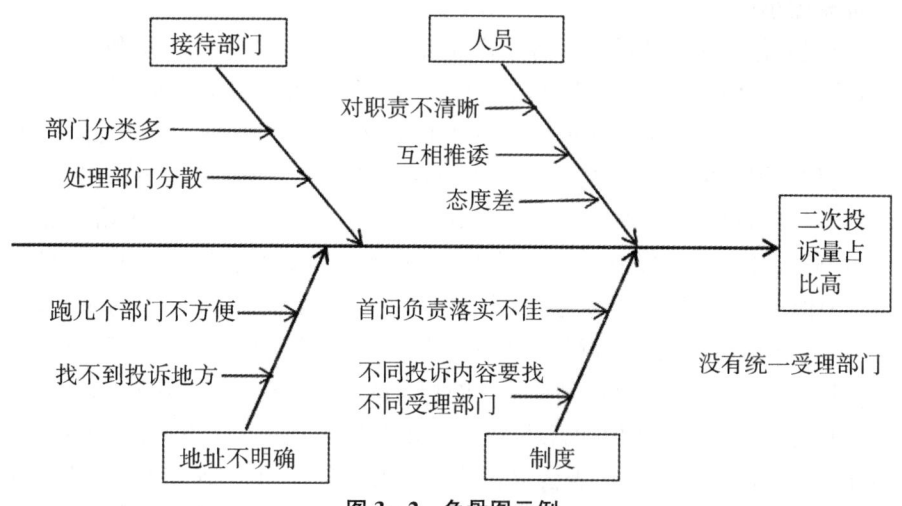

图3-2 鱼骨图示例

5. **排列图** 又称"巴雷特图"或"柏拉图"，是为了对发生频次从最高到最低的项目进行排列而采用的简单图示技巧，常用于"U"阶段。步骤如下：一是确定要分析的问题并列出所有问题相关的原因；二是将原因进行分类整理，并统计合计次数，各原因所占的百分率、累计百分率（累计百分率=各类别累计数÷总数×100%）；三是绘制柱状结合图。

6. **头脑风暴法** 是管理学者提出的一种激发性思维的方法。采用会议的形式，利用集体思考，引导每个参加会议的人围绕某个中心议题，广开言路、激发灵感，是一种创造性思考的方式，常用于"S"阶段。常见有3种方式：一是结构性头脑风暴。按顺序每人提供一个想法。二是非结构化（自由式）头脑风暴。有想法的参与者自由表达，无须按照顺序。三是沉默头脑风暴法。参与者将想法写在便条上，再将收集好的便条贴出来供大家探讨。

7. 甘特图　是以图示的方式，通过活动列表和时间刻度形象地标示出任何特定项目的活动顺序与持续时间。管理者由此可便利地弄清一项任务还剩下哪些工作要做，并可评估工作进度，常用于"P"阶段。

二、品管圈

【案例导入】

VTE是继心肌梗死和脑卒中之后的第三大常见的急性心血管综合征。国内VTE住院率从2007年的3.2/10万人上升至2016年的17.5/10万人，且VTE存在高漏诊率，即59%因肺栓塞死亡患者在尸检中才发现肺栓塞，仅有7%死亡前诊断PE。提高静脉血栓栓塞症规范预防率是2021年、2022年国家医疗质量安全改进目标之一。某医院2021年共进行VTE评估24 463人，高危占7.4%，发生VTE率为0.14%；2022年1—4月共评估11 116人，高危占5.2%，发生VTE率为0.16%。相比2021年，2022年的VTE发生比例有所上升。

思考：如何通过品管圈活动提高VTE高危患者预防措施落实率？

（一）品管圈小历史

为了持续提升作业或服务质量，各个产业都在追求不断改善的方法和工具。因此，许多质量管理手法应运而生，例如：PDCA循环、5S、目标管理和流程改造等。其中，PDCA循环的概念被广泛运用于质量管理中，有人称之为质量管理的基本方法。品管圈是由PDCA循环延伸发展出的品管工具，由日本石川馨博士于1962年创建。在1962年4月，日本财团法人《日本科学技术联盟》发行了专门供基层人员阅读的品管书籍《现场与QC》。当时，日本品管大师石川馨博士在该书创刊文中提到："以现场领班为中心，组成一个圈，共同学习品管手法，使现场工作成为质量管理的核心"，从而开启了日本的品管圈活动。

1966年，中国台湾有人开始翻译和发表与品质管理圈活动相关的文章。从1967年起，中国台湾的几家工业公司开始推广品质管理圈相关的活动。在1978年9月，中国的第一个质量小组（QC小组）在北京内燃机总厂成立，并逐渐在全国各行各业迅速发展起来。1979年8月24日，全国首次QCC代表会议在北京召开。1985年，成立了中国质量管理协会QCC工作委员会，专门负责研究、指导和推进QCC工作。

1999年起，我国台湾地区的"财团法人医院评鉴暨医疗质量策进会"开始在该地区推动品质管理圈的促进活动，并于2000年举办了"医品圈发表暨竞赛活动"。而我国大陆地区在医疗领域开展品质管理圈活动则始于1993年，最初主要应用于护理质量的改进。天津、浙江、海南、江苏等省市的品质管理圈活动取得了显著成效，激发了医院积极主动进行质量管理和控制的积极性，提升了医疗卫生工作者自我改进和积极向上的精神面貌，从而实现了持续改善医疗服务质量的目标。

（二）品管圈的含义及目的

品管圈（quality control circle，QCC）就是由相同、相近或互补性质工作场所的人们，如以班组为范围，自动自发组成数人一圈的活动团队，通过全体合作、集思广益，按照一定的活动程序、活用科学统计工具及品管手法，来解决工作现场、管理、文化等方面所发生的问题及课题。

品管圈活动过程就是理性解决问题程序的引申，以往的管理方式大多由上而下、指示命令，而通过品管圈可由基层人员共同拟定解决对策，实现共同解决组织问题的主要目标。因此，品管圈活动的推动，重要目的如下：

1. 增强发现问题的能力。
2. 提升组织解决问题的能力。
3. 使管理活动由"点"至"面"。
4. 使全体组织上下一体、团结和谐。
5. 创建尊重人性的组织环境。

（三）品管圈活动程序和步骤

1. 成立 QC 小组（组圈）

（1）依据相同部门或相近工作性质，并遵循同一班次原则，成立 QC 小组。

（2）选出圈长，由圈长主持圈会，并确定一名记录员，担任圈会记录工作。

（3）以民主方式定圈名、圈徽。

（4）圈长填写"品管圈活动组圈登记表"，成立品管圈，并申请登记备案。品管圈活动的具体程序如图 3-3 所示，程序中每一步骤常用的方法见表 3-5。

表 3-5　　　　　　　　　QCC 活动的常用图表工具

序号	方法程序	老QC 7种工具							新QC 7种工具							其他方法					
		分层法	调查表	排列表	因果图	直方图	控制图	散布图	系统图	关联图	亲和图	矩阵图	矢线图	PD-PC法	矩阵数据分析法	易图	正交实验设计法	优选法	水平对比法	头脑风暴法	流程法
1	选题	○	○	○			△	△			△	△				○			△	○	
2	现状调查	○	○	○		△	△	△								○			△		△
3	设定目标		△													○					
4	分析原因				○				○	○										○	
5	确定主要原因		△		△	△	○									○					
6	制定对策	△							○		△	△	○			△	△	△		△	
7	按对策实施																				
8	检查效果		△	△		△	△	△				△				○			△		
9	标准化		△													○				△	
10	检讨及改进			○			△									○					

注：○表示特别有效；△表示有效；简易图表包括折线图、柱状图、饼分图、甘特图、雷达图。

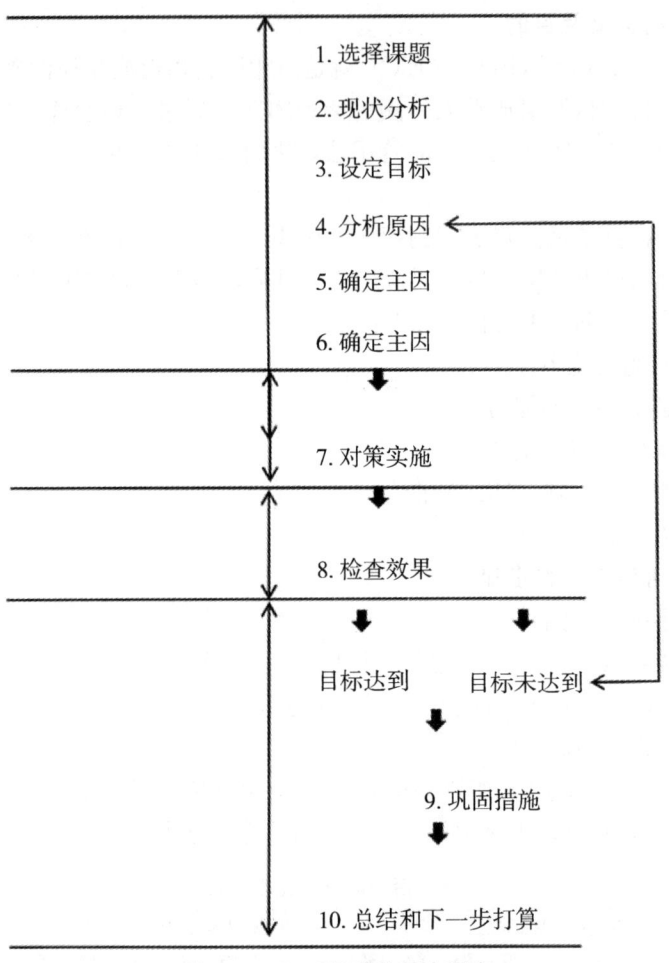

图 3-3　QCC 活动的基本程序

2. 主题选定

（1）课题类型：根据 QC 小组活动课题的特点和活动内容，可将小组活动课题分为以下 5 种类型。

1）现场型：以改善现场管理为核心，改善现场管理"人、机、料、法、环"等要素中的一个或几个方面。课题小，问题集中，解决速度快，容易出成果。

2）服务型：以改善服务质量为核心，推动服务工作标准化、程序化、科学化，最终提高服务的经济效益和社会效益。

3）攻关型：以攻关技术或工艺课题为核心，进行某一方面的工艺或技术的突破改进。

4）管理型：以改善管理质量和水平为核心，以提高管理效能为目的，涉及管理的各方面。

5）创新型：以工作创新为核心，涉及技术、管理、服务等工作。活动结果从无到有，不需要对历史状况进行调查，关键点在于突破口的选定。

（2）课题的来源：一般有以下 3 个方面。

1）指令性课题：由上级主管部门以行政指令的形式向 QC 小组下达的课题。

2）指导性课题：通常由医院质量管理部门拟定推荐，由各 QC 小组选择的课题。

3）由 QC 小组自行选择课题：根据医院方针和目标，围绕部门关键点，从现场实际问题、小组自身不足及顾客不满意之处中自主选题。

（3）课题选定：通过头脑风暴法列出 3～5 个问题，经全体圈员讨论或用投票方式选出一个最适当的问题，作为本 QC 小组活动题目。一个 QC 小组每次活动应专注于一个主题，避免同一期活动内同时解决多个课题，并需明确选题理由，深入阐明该课题的目的及其重要性。

（4）课题名称：明确名称三项元素。动词（正向或负向）＋名词（改善的主体）＋衡量指标。例如："缩短＋门诊患者＋抽血等候时间""提高＋住院患者＋满意率""降低＋非计划性脱管＋发生率"。

3. 活动计划拟订　主题选定以品管圈活动能在 3 个月左右解决为原则，制订活动计划及进度表，画出活动计划的甘特图，并明确每一个圈员的职责和工作分工。

4. 现状调查　课题确定之后，就要对现状进行深入调查分析，收集某一段时间的资料做分析，了解目前的现况（率或分布），确认问题改进的程度，为目标设定提供依据，主要方法如下：

（1）绘制流程图：通过绘制流程图，充分掌握现行的工作内容。针对特定的工作流程，定义流程的结构（开始点和结束点），描述该工作的所有步骤，将所有步骤按先后顺序进行排列，利用适当的符号绘制流程图，检查是否完整。

（2）现场观察：到现场，针对现物，做现实观察（"三现原则"）。对照标准，观察现实中存在的差距，制定查检表，便于数据的收集与记录。

（3）确定主题特性：整理归纳出本课题的主题特性，运用柏拉图分析，找出重点问题。

5. 设定目标　是确定小组活动要把问题解决到什么程度，也是为检查活动的效果提供依据。

（1）目标分类：目标一般分为自选目标和指令性目标。

1）自选目标：是小组经过现状调查，掌握了问题所在，明确可改进程度而制定的目标。

2）指令性目标：分为两种情况。一是上级以指令形式下达给小组的活动目标；二是小组直接选定的上级考核指标。小组如果直接选定上级的考核指标为目标值，应该与考核指标完全一致。

（2）目标设定：目标设定方法要围绕目标制定的原因和依据，并要有数据表达的目标值。

1）依下列公式制定：

$$目标值＝现状值－改善值＝现状值－（现状值×改善重点×圈能力）$$

其中：①改善重点是现状把握中需要改善的特性的累计影响度，数值可根据柏拉图得到；②目标需根据医院或单位的方针及计划并考虑目前圈能力，由全体圈员共同制定。

2）依标准或同行业先进水平制定：目标设定可参照国家标准，也可通过文献检索参考同行业先进水平制定。重点是分析目标实现的可能性，是否为能力所及，是否能于活动期限内完成。

6. 解析

（1）分析原因：通过现状调查和柏拉图分析，确认重点问题，对每个重点问题运用头脑风暴法进行特性要因分析，找出具体、明确且便于制定改善对策的主要影响因素。这一过程借助特性要因图直观呈现结果与原因或期望与对策之间的系统性关系。因其形状酷似鱼骨，特性要因图称"鱼骨图"或"因果图"，是分析问题本质与制定改善策略的重要工具。（见本节 PDCA 循环法）

（2）确定主要原因：在"鱼骨图"绘制完成后，要对圈选的要因逐一验证其是否为真正的原因，此过程又称"真因验证"，其步骤如下。

1）收集"鱼骨图"所列的主要原因。

2）分析是否有不可抗拒的因素：所谓不可抗拒因素，就是指小组乃至医院都无法采取对策的因素。不可抗拒的因素不能作为要因，必须剔除。

3）对选出的要因逐条进行统计分析，用数据表明该要因确实对问题有重要影响，再确定或排除是否真正影响问题的主要原因。确定主要原因常用的方法有调查表，简易图表，散布图、正交试验设计等。

7. 制定对策　通常可以分为 3 个步骤进行。

（1）提出对策：针对每一主要原因，小组运用头脑风暴法，鼓励成员独立思考、相互启发，从多角度提出改进对策，不拘泥于可行性，以全面挖掘潜在有效方案，集思广益，避免遗漏关键策略。

（2）研究、确定所采取的对策：对每一条主要原因所提出的若干个对策分析研究，确定选用的对策和解决的程度。

（3）制定对策表：对策表是整个改进措施的计划，是下一步实施对策的依据，必须做到对策清楚、目标明确、责任落实。按"5W1H"原则来制定。"5W1H"即对策（what）、目标（why）、负责人（who）、地点（where）、时间（when）、措施（how）。按"5W1H"的原则，QC 小组常用的对策表如表 3-6 所示。

表 3-6　　　　　　　　　　QC 小组对策表示例

序号	要因	对策	目标	措施	地点	负责人	完成时间
1	缺少统一、标准的健康宣教材料	完善材料	有完备的教育材料和患者手册，患者对教育内容的满意度达90%	1. 制定科室统一的宣教手册 2. 利用医院网络，实现资源共享	…	…	…
2	宣教形式单一	增加多种教学形式	患者主动参加听课占70%以上	1. 缩短教育流程 2. 增加一对一教育 3. 增加多种教学	…	…	…
3	…	…	…	…	…	…	…

上述对策表的排序前后是有逻辑关系的，前四项的位置不能变。一般来说，对策表中的对策是相对宏观的，措施是具体的。目标应尽可能量化，如果不能量化，要做到可以检查。

8. 对策实施与检讨　对策制定后，QC 小组成员就可以按照对策表列出的改进措施计划进行实施，在实施过程中，组长除了完成自己负责的措施外，要做一些组织协调工作，并定期检查实施的进程。

在实施过程中，如遇到困难无法进行下去时，应及时由小组成员讨论，如果确实无法克服，可以修改对策，再按新对策实施。

每条对策实施完毕，要再次收集数据，与对策表中所定的目标比较，以检查对策是否已彻底实施并达到了要求。

在实施过程中应做好活动记录，把每条对策的具体实施时间、参加人员、活动地点与具体怎么做的，遇到什么困难，如何克服的，花了多少费用等都加以记录。以便为最后整理成果报告提供依据。

9. 效果确认　在对策实施后，应将实施后的数据与实施前的现状以及小组制定的目标进行对比分析。一方面，通过与实施前现状的比较，明确改善的程度和效果；另一方面，通过与既定目标值的比对，评估是否达成预期目标。

10. 标准化　取得效果后，就要把效果维持下去，并防止问题的再发生。为此，要制定巩固措施。

（1）把对策表中通过实施已证明了的有效措施，纳入医院规章制度或标准（诊疗规范、操作指南等），报医院主管部门批准。至少要纳入科室管理办法、制度和作业指导书。

（2）再到现场检查和确认，是否执行了新的标准、办法、制度。

（3）在取得效果后的巩固期内要做好记录，进行统计，用数据说明成果的巩固状况。

11. 检讨与改进　课题完成后，小组成员应齐聚一堂，对项目进行全面总结。

（1）全面检查此次活动除本课题外所解决的相关问题，同时梳理尚未解决的问题并加以分析。

（2）检查在活动程序的确定过程，在基于事实与数据分析的决策、方法应用等方面，总结取得的成功经验，同时识别存在的不足与改进空间，并总结实践中的心得体会，以促进未来活动的优化与提升。

（3）认真总结通过此次活动所取得的无形效果。

（4）在做到以上几点的基础上提出下一次活动要解决的课题，以便把 QC 小组活动持续地开展下去。

12. 下期活动主题　确定下期要开展的品管圈项目主题。

【品管圈示例】

降低××省产后出血孕产妇死亡发生率

一、选题理由

孕产妇死亡率是衡量一个国家和地区社会经济、文化发展的重要指标，也是反映母婴安全的核心指标。根据××省孕产妇死亡监测与评审情况分析，产后出血所致的孕产妇死亡比例均居历年首位：2004—2013年产科出血死亡810例，占孕产妇死亡总人数的39.07%，而产后出血670例，占82.72%。

如何降低孕产妇死亡率，尤其是产后出血导致的孕产妇死亡？

二、现况调查

××省2007—2011年363例产后出血所致孕产妇死亡病例中，经省级评审，可避免死亡例数为296例，占98.07%，仅7例为不可避免死亡个案，所以避免产后出血所致的孕产妇死亡是降低孕产妇死亡率的关键。农村地区产科医护人员专业基础较差，如何评估风险、如何有效预防、如何有序应对紧急状态、如何发挥团队效能、如何有效转诊、如何提高救治成功率，都是急需解决的问题。

三、制定目标

逐步提高基层医疗保健机构产后出血的综合救治能力，从2013年10月1日至2016年9月30日，用3年时间，全省产后出血所致的孕产妇死亡比例下降至15%以下。

四、原因分析

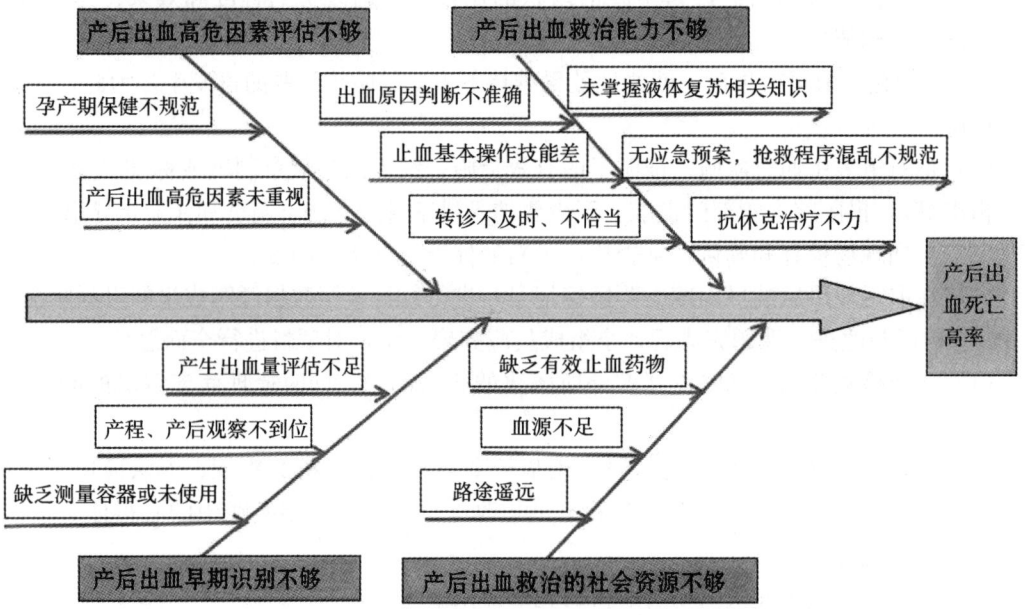

图3-4 产后出血死亡根因分析鱼骨图

五、根因确认

根据收集的相关原因进行数据分析，确定主要原因有以下几点：

1. 产后出血救治能力不够　缺乏专业技能，缺乏应急处置预案，知识陈旧未更新。

2. 产后出血早期识别能力不够。

3. 产后出血救治的血源不足。

4. 缺乏能紧急应对的救治团队。

六、制定对策

表 3-7 预防产后出血死亡对策表

序号	要因	对策	目标	措施	地点	实施人	完成时间
1	产后出血救治能力不够	推广适宜技术并逐步扩大推广范围	规范产后出血诊治流程,提高基层产后出血救治能力	202×年××月开始在农村地区开展产后出血综合防治适宜技术推广项目 (1)县级试点:选取A市A县、B市B县作为推广试点 (2)全市推广:在A市、B市推广适宜技术 (3)全省培训:将产后出血防治技术作为××省妇幼保健年会的常规培训内容之一	第一阶段:A县、B县 第二阶段:A市、B市	××省农村地区产后出血综合防治适宜技术推广项目项目组	202×年××月至202×年××月
2	产后出血早期识别能力不够	规范产科管理,加强产程及产后观察,准确测量出血量	提高产后出血早期识别能力	(1)编写《产后出血综合防治手册》,规范产科管理,提高产后出血救治能力 (2)专家下基层查房,指导产房观察及产后病情观察 (3)接收基层技术骨干进修	项目推广地区项目执行医疗保健机构(表述不清)	××省农村地区产后出血综合防治适宜技术推广项目项目组	202×年××月至202×年××月
3	产后出血救治的血源不足	通过卫生行政力度保障孕产妇用血的供应	保障产科用血的及时、足量、有效使用	向卫生行政部门建言采取有效措施以保障产科用血的及时、足量、有效使用	全省	××省农村地区产后出血综合防治适宜技术推广项目负责人,省卫生健康委相关领导	202×年完成
4	缺乏能紧急应对的救治团队	组建快速反应救治团队,强化急救培训	组建一支能紧急应对孕产妇救治的快速反应医疗团队	(1)指导项目成员机构进行产后出血救治的团队演练 (2)以市州为单位进行产后出血救治能力技术比武 (3)编制《产后出血保守性手术治疗及团队演练》光碟,加强团队演练,提高基层产科紧急救治能力	项目推广地区项目执行医疗保健机构、市州(表述不清)	××省农村地区产后出血综合防治适宜技术推广项目项目组	202×年××月至202×年××月

七、实施对策

(一)适宜技术推广

1. 成立产后出血综合防治项目工作组 省、市、县共同组建产后出血综合防治项目管理小组以及专家组，参与产后出血防治的方案制订、培训考核、技术推广等工作。

2. 建立产后出血防治管理体系 以省、市两级对项目县共同管理、指导为基础，主要包括组织管理和技术服务两部分。

3. 建立产后出血孕期评估、高危孕产妇管理及产后出血三级预警机制 建立产后出血危险因素评估机制，遵循产后出血产前、产时、产后防治流程，进行高危个案管理及完善产后出血三级预警机制。

（二）开展专项培训及团队演练

推广产后出血防治适宜技术。通过理论授课、教学查房、典型病例分析、产后出血实践操作演示、产后出血抢救团队演练、技能比武、专家蹲点、接收基层人员短期培训等不同形式提高项目县各级助产机构技术人员综合救治能力。

（三）适宜技术手册及光碟制作

组织专家编写《产后出血防治手册》、制作《产后出血保守性手术治疗及团队演练》光盘作为项目培训教材，注重实用性和可操作性。

（四）实施具体情况

1. 建立基层地区产后出血防治管理体系 市、县两级卫生行政部门参与项目管理，有效提高项目执行力度；省、市、县三级共同组建产后出血综合防治项目专家组，保障了项目培训质量，为构建产后出血危重病案救治转诊三级网络平台提供了行政与技术支持。

2. 创新适合基层地区的产后出血适宜技术培训模式

（1）以基层需求为导向：根据项目县产科出血基线调查结果，以缺什么补什么的原则，开展形式多样的产后出血适宜技术培训。

1）从理论授课入手，提高基础理论水平。

2）从产后出血个案分析、评审中找实际工作中存在的问题。

3）从专家蹲点查房及现场教学中找基层医护人员临床处置薄弱环节。

4）从现场实践操作演示、教学比武、团队救治演练来检验培训成效。

（2）培养基层产科骨干，提高基层综合救治能力：

1）本项目周期里项目组专家共下基层培训8次，培训人数达1 000人。

2）参加市级、县级孕产妇死亡评审及产后出血个案评审10余人次。

3）参与教学查房6次，及时解决基层临床管理及个案救治疑难问题。

4）资助基层人员参加国家级、省级学术交流会议60余人。

5）接收基层技术骨干短期进修培训120余人。

（3）编写了适用于县、乡级医疗保健机构医护人员使用的《产后出血防治手册》：培训手册从产后出血的定义、评估、预防、处理方面进行了详细阐述，经过三次修订并征求基层产科医务人员意见后，成为基层产科的培训及指导用书。现已发放1 500余册。

（4）制作了《产后出血保守性手术治疗及团队演练》光盘：光盘内容包括B-Lynch缝合及改良术式缝合、宫腔水囊填塞、宫腔纱条填塞、盆腔血管结扎等手术操作，以及产后出血救治团队演练。增加教学内容的生动性、直观性，具有可操作性。

（五）向卫生行政部门建言，采取有效措施以保障产科用血的及时、足量、有效使用

产科出血存在不可预见性，用血的及时性、有效性问题一直是困扰我省产科出血孕产妇救治成功率的关键。2012年孕产妇死亡数据显示，50例产科出血死亡孕产妇中仅13例得到了及时输血治疗，血资源的匮乏一直是省级孕产妇死亡评审专家组的关注要点，多次建言省卫生健康委相关部门重视产科用血问题。

八、效果确认

1. 全省产后出血孕产妇死亡占比大幅下降。

2. 项目单位产后出血综合诊治能力提高，培训成效显著。

（1）项目单位产后出血导致的孕产妇死亡数逐年下降。

（2）项目县培训覆盖率提高。

（3）产后出血诊断水平明显提高。

（4）项目县孕期保健质量提高。

（5）项目单位产后出血适宜技术应用能力明显提高。

3. 省、市、县三级产科师资队伍急救能力提高。

4. 产后出血适宜技术推广项目经成果鉴定专家组评定，已达国内领先水平。

5. 呼吁政府部门出台了保障产科用血的管理文件。

九、巩固措施

1. 用适宜技术推广的模式来增强基层产后出血综合防治能力的提升是有效、可复制的模式。

2. 强化市、县两级卫生行政干预，构建省、市、县三级产科危急重症病例救治转诊网络，降低孕产妇死亡率。

3. 拓展培训范围，推广产后出血实操培训以及团队演练的方法。

十、未解决的问题及下一步工作计划

1. 产后出血综合防治技术的覆盖面需进一步加大，逐步在全省推广。

2. 产后出血适宜技术的推广应充分依托省、市、县三级妇幼保健网络，逐级开展扩展性培训，积极提升项目影响力，确保技术广泛普及和有效实施。

3. 开展孕产期保健门诊规范化建设，提高孕产期保健服务质量，推广使用母子保健手册，落实高危孕产妇管理，保障母婴安全。

三、根本原因分析法（RCA）

案例导入：某医院日间手术间有甲、乙两名患者等候手术。巡回护士核对身份失误，误将乙当作甲接入手术室。麻醉开始前第三方核查中及时发现，终止错误。本次事件虽然没有酿成严重的医疗事故，但是暴露出了潜在的严重医疗安全隐患。

思考：医院如何避免类似事件再次发生？

（一）根本原因分析法的理论基础

根本原因分析法（RCA）是一种回溯性失误分析方法，最早应用在美国航空安全，随后广泛推广于各行业。1997 年，美国医疗机构联合评审委员会要求参加评审的医院，若发生警讯事件应在 45 天内完成该警讯事件的 RCA 报告。根本原因分析法来源于瑞士乳酪理论，即系统可以看成一个多层的瑞士乳酪，每一层乳酪代表一个环节，也就是一道防线，上面散布着大小不一的洞，表示该环节的漏洞（即潜在失误）。光线能够穿过多层乳酪上的洞，意味着在一系列潜在失误的共同作用下，最后导致差错事件的发生。

（二）根本原因分析法的特征

1. 该分析法主要关注相关系统和程序，而非个别员工表现。

2. 该分析法从具体的临床治疗过程的具体原因到整个医疗机构程序的普遍原因。

3. 该分析法需要反复探究。

4. 该分析法要确定可能的系统和程序方面的改进（即可重新设计也可开发新的系统和程序）。

（三）根本原因分析法的应用范围

1. 警讯事件。

2. 造成严重后果的不安全事件，即 SAC 不良事件风险评估为一级或二级事件［SAC：即严重度评估分级（severity assessment code），是依据损害严重程度与事件发生频率为两轴所呈现的风险矩阵］。

3. 系统问题的事件或有特殊学习价值的事件。

4. SAC 不良事件风险评估为三级或者四级但发生频率高的事件。

（四）根本原因分析法的方法步骤

1. 组成团队、调查事件与确认问题

（1）针对发生的事情成立 RCA 工作小组，收集相关资料，还原事件经过并找出问题。成员以 3～9 人为宜。与事件最直接的关系人，应慎重考虑是否将其纳入。所有参加 RCA 调查人员均应受过 RCA 培训，并具备独立调查分析能力。

（2）明确 "4W1E"：即出现何种问题（what）、在何处发生（where）、在何时发生（when）、如何发生（how）以及到何种程度（extent），并确定事件发生的先后顺序。

（3）事件相关资料的收集：访谈人员（当事人和相关人员）、设备调查、书面记录、发生地点、方法流程等内容。包括物证和书面文件。

（4）事件还原并确定问题：首先要详细地叙述事件的发生始末，同时利用"叙事时间表""时间表""时间序列表"等工具来确定事件发生的先后顺序。利用"头脑风暴法""书面头脑风暴法"和"差异分析"等工具来确认要讨论的问题。

2. 找出直接原因（近端原因）　明确发生该事件最直接相关的因素，包括人为因素、设备因素、可控及不可控的外在因素和其他因素等，直接原因的确定方法常采用鱼骨图。在实际工作中，事件发生的首要问题就是找到直接原因，并在第一时间采取针对性措施，避免损害的扩大和不良事件再次发生，削弱影响。

3. 确认根本原因　回答好 3 个问题：①当这个原因不存在时，问题还会发生吗？②如果这个原因被纠正或排除，问题还会因为相同因素再次发生吗？③原因纠正或排除以后，还会导致类似事件发生吗？如果答案为"是"，为直接原因；如果答案为"否"，则为根本原因。

4. 制订并执行改进计划　找到根本原因只是解决不良事件的一半工作，必须制订具体并有可操作性的改善计划和行动计划，并贯彻改善措施，以防止下一次事件的再次发生。改进计划的制订和执行可采用 PDCA 循环法。

5. 撰写分析报告　报告内容包括事件调查结果、分析和建议 3 个部分。事件调查结果方面，要详细描述事件经过、事件结果和影响、事件处理情况；分析要包括问题所在、事件的直接原因和根本原因；最后还要在改善方案和事后追踪计划方面提出建议。

§3.7　全面质量管理体系的外部评价

目前，我国最权威的外部评价是等级医院评审。按照评审标准的分级，医院可分为三级甲等、三级乙等、三级丙等、三级未定等、二级甲等、二级乙等、二级未定等和一级医院共 8 个等级。作为当前最为科学、客观、精准量化的外部评价方式，等级医院评审是提高医院管理水平、促进医院高质量发展的"风向标"和"指挥棒"。

一、评审目标

等级评审最直接的目标是实现对医院科学化、规范化、标准化分级管理。各级医疗机构通过对标等级评审标准持续改进，以实现深化医院内涵建设、保障医疗安全、持续改进服务质量，最终推动医院的高质量发展。同时，等级医院评审可推动构建定位清晰、层次分明、布局合理、结构优化、功能完善、全面高效的医疗卫生服务体系，为健康中国提供坚实保障。

二、评审范围

省卫生健康委行政部门全面负责全省三级医院评审工作的领导、组织、监督与管理，包括复评、新建设、二级医院晋升三级医院及"未定等"的三级医院。市（州）卫生健康委行政部门参照省卫生健康委制定的三级医院评审标准实施细则，按照属地化管理原则，负责组织实施本辖区内二级医院评审工作；县（区）卫生健康委行政部门参照省卫生健康委制定的三级医院评审标准实施细则，按照属地化管理原则，负责组织实施本辖区内一级医院评审工作。

三、评审准则

医院评审应坚持政府主导、分级负责、社会参与、公平公正、透明公开的原则，贯彻"以评促建、以评促改、评建并举、重在内涵"的方针，体现以患者为中心的理念。

四、评审类型

医院评审包括周期性评审和不定期重点检查。周期性评审是指按照省卫生健康委明确的评审权限，在评审期满时对医院进行的综合评审。不定期重点检查是指各级卫生行政部门在评审周期内针对重点项目对医院进行的检查和抽查。以下重点介绍周期性评审的程序和方法。

五、评审内容

（一）医院书面评价

卫生行政部门在确定对医院实施现场评审前对医院所提交的所有申报资料进行评价，书面评价符合要求后，方可进行现场评审。书面评价的内容包括：

1. 医院基本运行情况 包括：医院诊疗科目设置、人员结构、设施设备以及运行基本情况等内容。

2. 医院自我评价工作报告 即医院在开展自我评价之前至开展自我评价。6个月之后达到各章节标准的情况，持续改进的时间不少于6个月。

（二）医疗信息统计评价

医疗信息统计评价应在医院现场评审前完成。具体评价内容包括：

1. 评审前两年，各年度出院患者病案首页等诊疗信息，提取医院运行、患者安全、医疗质量及合理用药等监测指标。

2. 利用疾病诊断相关分组（DRG）等方法评价医院绩效考核指标。

3. 省级卫生行政部门规定的其他相关统计评价内容和项目。

（三）现场评价

1. 评价医院信息系统对已经提取上报的"医疗信息"的可溯源性与可靠性。

2. 评价医院对"医院评审标准及其细则"的遵从情况。

3. 评价医院围绕以患者为中心所开展的各项工作的科学性、整体性、合理性和协调性的情况，并对质量持续改进实效性进行现场核查。

4. 根据当年国家卫生健康委对公立医院改革相关工作要求，现场核查相关工作的开展情况。

5. 省级卫生行政部门根据本辖区特点所规定的其他检查内容或实施细则中高于国家卫生行政部门评审实施细则部分条款。

（四）社会评价

1. 地方政府开展的医疗机构行风评议结果。

2. 卫生行政部门开展或者委托第三方社会调查机构所开展的患者满意度调查结果。

3. 省级卫生行政部门在评审年度内所开展的行风、服务满意度等相关内容检查结果。

六、评审程序

（一）设立评审办公室

评审办公室全面负责推进医院评审工作。

（二）医院自评

医院在申请评审前应当开展不少于 6 个月的自评工作，各医院可根据国家卫生健康委发布的《三级医院评审标准》及其实施细则和各省（区、市）卫生健康行政部门制定的实施细则组织医院内部自评。

1. 内部审核前的准备工作

（1）制订内部审查方案：医院需要按照三级医院评审标准要求，编制内部审核相关方案，明确规定负责内部审核的各方面活动，包括审核的次数和时间安排、审核的范围、审核的目的、受审部门及其以往审核中发现的问题、重点审核的内容以及过程等。

（2）建立一支内部审核员队伍：建立一支优秀稳定的内部审核员队伍是实现现场评审的基本条件，也是评审体系建设的关键因素，更是评审工作长期可持续开展的保障。因此，医院需要遴选一批具有一定工作经验，熟悉三级医院等级评审标准，能独立、客观、公正地开展审核工作且善于交流和合作的人员组成内部审核员队伍。同时对内部审核员进行规范化培训，内容涵盖标准解读、职业素质、评审执行方法及评审所需的知识扩展等，使其理解三级医院等级评审标准要求，掌握审核技术和方法，以全面落实医院的内部审核工作。

2. 内部审核的实施阶段　医院内部审核员根据计划开展现场审核，收集客观证据，与被审核科室现场沟通确认问题，及时通报审核结果，针对薄弱环节和主要问题提出改进要求并明确整改期限。

3. 内部审核后的工作

（1）撰写内部审核报告：由审核组长负责撰写审核报告，内容包括审核目的、范围、日期、依据，审核中发现的不合格项及纠正措施要求，审核结论等。

（2）质量改进：受审部门负责人根据不合格项进行原因分析，制定相应的整改措施。内部审核小组对整改措施的实施效果进行跟踪调查，验证其有效性等。

（三）评审申请

1. 申请期限　申请复评的三级医院在等级证书有效期满之前，需提出医院等级评审申请；医院设置级别发生变更时，在变更后执业满 4 年内需提交医院等级评审申请；新建设的三级医院在取得《医疗机构执业许可证》执业满 3 年后 4 年之内提交医院等级评审申请。评审医院应提前 3 个月向卫生健康行政部门提出评审申请，并提交评审申请材料。（备注：首次申请和复审申请加上流程图及内容）

2. 等级评审申请书　评审医院须按照卫生健康行政部门要求，在规定时间内提交等级评审申请书。内容主要包括：医院等级评审申请审核表、医院自评报告、《医疗机构执业许可证》复印件、编制部门对机构编制的相关批文、医院组织架构图、医院职工花名册、评审周期内未发生违反评审标准前置要求的审查意见等。

（四）评审现场实施

1. 组建评审专家组　由省卫生健康行政部门按照"择优遴选、培训入库、动态调整"的原则组建省级医院评审专家库，评审专家库成员由病案管理、信息统计和财务管理、急诊、内科、外科、医技、护理、质量管理、医疗管理、医院管理等各专业专家组成，明确现场评审专家组标准化架构。卫生健康行政部门根据评审日程，从评审库中组织相关专业专家组建评审专家组。

2. 数据评审　评审专家组将在规定时间内对评审年度前 4 年的医疗服务能力与质量安全监测指标数据进行评审。为保障数据的真实性、统一性，评审数据主要由医院等级评审平台自动采集，如卫生资源统计年报及相关报表、国家医疗质量管理与控制信息网（NCIS）、国家单病种质量检测平台。其他不能提取的数据由医院自行填报。抽取数据专家现场复核，核查数据比例不少于医院上报数据的 20％。

3. 现场评审

（1）明确评审组织者和医院责任与任务：①评审员接待（交通、食宿、通信、网络、办公地点及办公用品等）。②评审相关资料提供（医院上报资料、备查资料等）。

（2）明确评审流程及评审员职责：①明确评审工作内容。包括分组原则、信息采集点及原则、病历抽取原则、评审员纪律、注意事项、评审条款、评价规则、结果表述规则等。②统一评审相关问题。包括评价标准、表述标准、提问标准、处理特例问题方式等。③确定各项目评审组长及其职责以及评审终结报告书写模式，其中评审组长要求有 2 次以上评审经历、参加过卫生行政部门系统培训、能准确理解评审标准、具备较好的团队工作能力以及会使用计算机书写报告。④卫生行政部门或评审组织应指派一名联络员全程参与，负责汇总、协调并整理各评审组长的信息，形成经各评审组确认签字的书面综合报告后提交评审组织。

（3）现场评审医院对评审标准及其细则的遵从情况：①评审员通过访谈院长、员工和患者等方式获取的口头信息。②评审员现场观察患者接受医疗服务的流程。③医院提供的规章制度、程序、诊疗规范等文件。④作为评审过程一部分的自我评估结果。

（4）现场评审检查方法选择：选择标准中所列的跨学科诊疗（急诊、高危、恶性肿瘤）病例，并应涉及手术、麻醉、危重症、医院感染控制、用药管理等医院运行中高风险的流程与功能的案例，按照标准要求进行检查。

1）运用获得的相关信息，追踪患者在接受诊疗服务的过程。

2）评价诊疗服务过程中可能涉及的科室或部门间的关系及职责履行情况。

3）各相关环节服务连续性的表现，各科室或部门间合作与协调的情况。

4）发现各相关环节中潜在的问题。

（5）明确现场评价比例及评价原则：检查条款抽查比例；C、B、A 条款评价原则；特殊项目处理原则；对 A 条款中有质量持续改进要求的项目，要提供持续改进达到稳定效果 6 个月以上的信息（数据或实例，如果是数据要提供 12 个月动态观测指标）。

（6）现场评价报告：

1）各省级卫生行政部门统一设计出规范的现场评价报告。

2）评价报告内容至少包括：评价条款数量；C、B、A 条款最终占比；D、A（与质量持续改进效果相关）条款的说明；工作流程；现场核查信息采集点；访谈人员数量及分布。

3）现场评价仅仅作为评审结论的一部分，其权重应根据各省医院评审具体情况决定。

4）现场评价报告由各个组长和评审员核对后，所有评审员签字，提交评审组织指定联络员，由联络员负责总体排序、装订等相关资料整合。

5）现场评价不作结论，各省可根据辖区管理需求就评审中发现的严重问题进行有针对性的高层反馈。

6）对现场审核过程中出现的问题，如若影响结果判定，可及时与陪同人员沟通，确保对条款判定的准确性。

4. 限期整改　申请评审的医院须根据卫生健康行政部门下发的整改通知及设定的整改期限，及时提交相应整改材料。

5. 评审结论　卫生健康行政部门组织专班/专家对医院提交的整改材料进行审查和/或现场复核后获得最终得分，确定等次，形成评审结论。报党组会审议通过后，将评审最终结论对社会公示，公示期为 7 天；对公示结果有异议的情形，由卫生健康行政部门组织调查核实后，重新确定评审结论。

6. 持续改进　由各级卫生健康行政管理部门做好医院评审的日常监督、专项检查、质量控制及年度考核。医院评审年度重点检查主要涵盖三级医院评审过程发现的短板弱项，评审细则和医政重点工作，国家医疗质量改进项目和各专业医疗质量控制中心质控指标，专项工作督查；检查结果作为等级评审年度考核，考核不合格的医疗机构，卫生行政管理部门按照等级医院评审细则进行全面评审，根据评审结果重新确定等级。

七、审核方法

根据医院的总体规划、管理制度和改进措施，按照"明确检查关键点、制定标准化流程、合理量化赋分"等原则，制定细化可操作的评审步骤并量化指标条款，采取清单制，现场追踪法，从体系与机制上进行系统追踪评价。

2004 年，美国医疗机构评审联合委员会设计了医疗机构评审现场调查方法之追踪方法学，2006 年开始将其应用于 JCI 评审。新一轮医院评审引入了追踪方法学，通过追踪患者的就诊过程以及医院某项工作的完整流程，直观体验医院的服务质量，从而评价医院的业务及管理系统是否合理、健全，以此考核医院的服务质量与能力。追踪方法学包括个案追踪和系统追踪。个案追踪是指以个体患者为主体，跟踪其完整的就医过程。系统追踪则是以某一项业务为单位，追踪这一项业务的流程。在实际应用中，一般会将个案追踪和系统追踪结合起来。评审人员在个案追踪的过程中发现存在问题，针对出现问题再进行系统追踪，以判定问题是出于患者个体还是医院管理。

追踪方法学遵循"以患者为中心"为理念，从患者视角体验和评价医疗服务质量，兼具灵活性、整体性和连贯性。通过追踪患者完整就医过程，关注环境设施、诊疗技术、隐私保护、院感控制等客观条件，同时重视患者主观感受，并系统评价医院流程、规章及诊疗规范，推动管理和医疗质量的持续改进，与 PDCA 理念高度契合。

§4

TCC-TQM 体系建设与实践

TCC，即 T—培训（internal training）、C—控制（internal controls）、C—审核（internal check），聚焦全面质量管理的核心环节，以内部培训为基础、内部控制为核心、内部审核为目标，全面强化医院内部内涵建设，让患者看病就医更有获得感、幸福感、安全感，是全面质量管理的一种模式探索。

§4.1　内部培训

通用电气集团原董事长兼首席执行官杰克·韦尔奇曾说"培训是组织的核心竞争力"，而员工素质和能力的提升是组织增强竞争力的最佳途径。只有不断自我提升并汇聚优秀人才的组织，才能在激烈竞争中脱颖而出，增强发展韧性，推动高质量发展。

一、内部培训定义

内部培训是指组织以自身力量对新募员工或原有员工通过各种方式、手段使其在知识、技能、态度等诸方面有所改进，达到预期标准的过程。由于存在不同的培训对象和培训内容，组织一般应采取多种培训方式和方法，以求取得好的成效。

二、内部培训意义

（一）提升医院发展的竞争力

人才是第一资源和核心竞争力，无论是保障人民健康、攻克关键技术难题，还是推动学科建设和医院高质量发展，都离不开人才的引领。持续培训是全面质量管理的基础，是提高组织战斗力、创新力、控制力、影响力和抗风险能力的主要手段。

（二）提升目标落实的执行力

政策制度或技术方法的落地效果关键在于员工执行。面对挑战性任务，有针对性的内部培训能帮助员工整合资源、融会贯通知识、掌握新方法和最佳路径，从而高效完成任务，提升目标落实的执行力，确保高质量推进工作。

（三）提升员工成长的驱动力

学习是进步的阶梯，培训既是员工的福利，也是医院体现人文关怀的重要方式。通过有效培训，员工不仅技能和潜能得到开发，综合素质和能力显著提升，在工作中表现更为突出，还能获得更多重用和晋升机会。作为一种正向激励，培训能够激发员工内驱力，助力其不断提升、完善与成就自我，实现个人与医院发展的双赢。

（四）提升医院文化的感召力

培训能促进决策层、控制层、执行层与员工的沟通，有效增强医院的凝聚力，培育向上的医院文化。员工认同医院文化，不仅会主动学习知识、掌握技能，还会提升爱院如家、敬业如初的意识，更好地与医院价值取向同频共振、同向聚合、同步发力、同轴共转。

总之，内部培训是医院系统化的智力投资，通过投入人力、物力提升员工素质，实现人力资本增值。这样不仅有助于医院战略规划的高效落实，更能满足人民群众日益增长的多元化、多层次健康需求。

三、内部培训实施

培训是医院的系统工程，建立内部培训体系，需明确培训策划、组织实施与考核评价等相关职能，并充分发挥各级管理者和部门在培训中的作用。由牵头部门负责各自领域的培训工作，如中层干部培训由人力资源部组织，医务人员培训由医务部组织，护理人员培训由护理部组织，科室培训则由科室负责人组织安排。

（一）培训的对象

全面质量管理理念是"全面、全员、全过程"，然而不同层级、不同类别的人员在工作中需要掌握的知识和技能是有差异的。因此，需要对不同人员开展有针对性的培训。

内部培训的对象，从分级来说，要做到决策层（院领导）、控制层（职能部门中层干部）、执行层（临床保健科主任、护士长、行政后勤班组长等）、操作层（一线员工）的全覆盖；从分类来看，要做到管理、专技（医药护技等）、工勤等人员的全覆盖。

（二）培训的内容

不同类别和不同层级的员工，所掌握的知识内容和程度不尽相同，因此内部培训需针对不同岗位、层级人员建立精细化、个性化的培训体系，做到以人为本、分类分级、因材施教、有序实施。

内部培训中，分类培训分为专业培训与综合培训；分级培训分为院级培训、部门培训、科室培训和个人学习。

1. 分类培训

（1）专业培训：是一种以提高职业能力和素质为目的的培训方式。它主要针对某个特定的职业领域，通过系统化的课程和实际操作练习，帮助受训者掌握该领域所需的专业技能和知识，提高他们在该领域的竞争力和发展潜力。医疗机构人员专业培训的主要内容按照管理人员、专业技术人员、工勤人员的不同岗位确定，具体如下：

1）管理人员：主要培训管理知识与工作程序；工作计划、方案的制订及组织、实施的方法；工作总结和报告的书写；法律、法规以及卫生方针、政策的掌握；廉政建设和精神文明建设等内容。

2）临床医学专业技术人员：主要培训临床专业理论知识；病历、医嘱、处方及其他医疗文书书写；急、重、疑、难和常见病的诊治；手术操作、诊断和感染控制方法；科研教学；医德医风等内容。

3）药剂专业技术人员：主要培训药学专业理论知识水平；中西药剂的配制技能；药品发放的程序，以及药品配伍禁忌和调配处方的发放；医德医风等内容。

4）护理专业技术人员：主要培训护理专业理论知识水平；基础护理操作技能；消毒灭菌技术、无菌操作；执行医嘱以及护理表格书写规范；医德医风等内容。

5）医技专业技术人员：主要培训专业理论知识水平；特殊和常规检查、检验、检测技术及诊断报告的方法；医疗仪器、设备性能的使用、维护方法，医德医风等内容。

6）工勤人员：主要培训相关岗位的操作技能、应急预案、服务流程等内容。

（2）综合培训：是医院围绕功能定位、内外部医疗环境及社会需求，以提升员工综合素质、适应医疗环境为目标，推动可持续健康发展的一项重要培养举措。这类培训涵盖院史传承、医德医风、廉洁从业、安全医疗及法规教育等共性内容，通过定期开展，全面提升员工专业素养与职业道德，为医院发展奠定坚实基础。

2. 分级培训

（1）院级培训：主要针对全院职工，要求全员应知应会的培训，包括上级要求组织的统一学习内容，如法律法规、规章制度、事业单位工作人员培训、新进员工岗前培训、电子病历使用规范培训、基本药物合理应用培训、传染病防治培训等。

（2）部门培训：指各行政职能部门根据岗位职责和制度文件要求，针对特定人群，根据医院管理需要组织的相应培训，如医务部、护理部、科研部、教学部组织的业务知识培训，医保办、财务物价部门组织的政策性培训等。

（3）科室培训：指医院业务科室，例如：临床、保健、医技部门围绕业务发展需求，按季度按月执行组织计划所开展的培训，如临床科室的三基培训、操作技能培训等。除此之外，科室应该定期召开科务会，包括培训专科业务知识、本专科相关质量目标等，还包括传达院级（医院）文件制度、人文和政策等内容。

（4）个人学习：主要分为专业知识学习和职业道德学习。专业知识学习结合自身工作岗位，明晰岗位职责，提高专业素养，制订学习计划，建立自己的学习档案、注重基础知识的学习，专业技能、科研能力的培养，不断提高英语水平。职业道德学习是指向先进个人、先进典型学习，加强自我修养，培养良好的医疗卫生行业职业素养和道德情操。

（三）培训的开展

重点在制订培训计划并进行考核。培训计划的制订应包括培训时间、培训原则、培训目标、培训对象、培训预算、培训方式等要素。

1. 培训时间　根据培训内容按周、按月、按季度定期召开，也可根据医院要求不定期组织内部培训。

2. 培训原则　以医院发展战略需求为导向，结合岗位胜任力评估，制订分层次培训计划，循序渐进地提升员工业务能力和综合素质。通过实行院内继续教育学分制、个人培训项目清单制，建立个人技术档案，并将培训与绩效考核、评优评先、晋职晋升等挂钩，形成培训与职业发展的良性循环，全面促进员工成长与医院发展。

3. 培训目标　通过培训，进一步提升员工的业务能力和综合素质，提高工作效率和服务意识，为服务对象提供更优质的服务。

4. 培训对象　根据医院发展方向、培训需求和内容确定培训对象的级别、岗位类型。

5. 培训预算　培训经费预算由医院实行总量控制，各部门须严格遵循"先预算、后支出"原则，严禁无预算或超预算支出。培训安排坚持厉行节约、反对浪费，实行统一管理，合理控制数量、时间和规模，注重资源节约与质量保障，使培训经费的使用效益达到最大化。

6. 培训方式

（1）医院专题讲座：邀请专家进行课堂讲授，课堂上进行互动讨论。

（2）实践操作培训：让培训人员进行实际操作和应急处理演练，增强其实际操作能力和临床应对技能，临床技能培训：包括基本操作技能、专科技能等；临床思维训练：包括诊断思维、治疗思维等；医患沟通技巧：包括与患者、家属、同事等的沟通技巧；医学伦理教育：包括医学伦理原则、医德规范等；临床科研能力培养：包括科研方法、论文写作等。

（3）小组讨论：小组讨论由 PBL（一套设计学习情境的完整方法）教学法发展而来，是以临床案例为基础，设计与之相关的问题，引导并启发学生围绕问题展开讨论的一种小组讨论式教学法。其核心是"以病例为先导，以问题为基础，以学生为主体，以教师为主导"的小组讨论式教学。

（4）网络培训：医院搭建在线学习平台或利用第三方教育平台，为医护人员提供在线课程、教学视频、知识问答等学习资源。

（5）情景模拟教学：将理论知识和操作技能全面融入临床实践的教学模式，即让参加模拟活动的人员置身于真实的临床场景中，以增强沉浸感和体验感。整个过程强调对医疗安全的提升作用，将检查出的系统漏洞修复，以提升医疗安全，从而更准确客观地评价学员的实践操作技能、医患沟通、团队服务及应急协调管理等能力。

（6）翻转课堂：是一种创新教学模式，通过调整课堂内外时间安排，将学习的主导权从教师转移给学生，鼓励学生自主学习和讲授，提升其自主思考、协作和表达能力，从而增强学习的主动性与深度。

【培训方案示例】

X 医院在职护理人员分层级培训方案

一、原则

1. 根据医院发展战略需求，结合护理人员岗位胜任力评估结果，制订各层级护士的中长期培训规划及年度培训计划，有计划、有目标、有步骤地开展培训，全面提升全院护理人员的业务能力和综合素质。

2. 采取专科与基础、综合素养与业务知识、院内与院外培训相结合等形式，形成护理部、片区、科室三级培训体系。

3. 实行院内继续教育学分制（护理部与片区培训），个人培训项目清单制（科室培训）、建立护理人员个人技术档案，将护理人员培训与绩效考核、评优、晋职晋升等挂钩。

二、目标

通过培训，帮助医院各层级护士提升服务意识，增强服务能力，进一步改进和规范护理行为，全面提升全院护理人员的业务能力和综合素质，为服务对象提供更优质的护理服务。

三、护理人员分级

我院将临床护理岗位护理人员分为四岗七级（规培护士；一级护士 A、一级护士

B；二级护士 A、二级护士 B；三级护士 A、三级护士 B)。

四、护理人员分层培训实施方法

结合护士分层管理的实际，制定相应的培训目标、培训计划和考核标准。

（一）三级护士的培训

1. 培训目标

（1）在科室护士长的领导下，与本组医生及本组二级护理责任组长密切联系和配合，督促、指导本组护士认真完成各项日常护理工作，熟练掌握护理管理、护理质量与安全管理的相关要求，把好护理质量关。

（2）负责做好危重症患者的护理，参与危重、疑难患者护理计划的制订与实施，解决本专科高难度的护理问题，并及时组织碎片化学习。

（3）掌握健康教育技巧，指导科室人员参与各类健教、授课比赛、科普文章的撰写。

（4）熟悉本专业新理念、新知识、新技术、新方法；了解国内外最新护理学术动态，并针对科室护理工作提出新的改进措施。

（5）协助科室护士长做好行政管理和护理队伍建设，参与科室和医院护理质量管理，及时对科室及医院护理队伍建设、业务技术管理和组织管理提出建设性意见。

（6）掌握临床护理教学的理论及方法，担任进修、实习护士的带教工作，负责讲课、考核及成绩评定，评估下级护士培养需求点，指导、帮助下级护士成长。

（7）能用创新的视角审视日常工作，简化、优化流程，提升专科护理水平，杜绝安全隐患，提升护理工作质量。

（8）具备一定的临床科研、论文撰写能力。制订本科护理科研和技术革新计划，并组织实施。指导全科护师、护士开展护理科研工作，写出具有一定水平的科研论文。

（9）承担科室临床护理教学、专科护理门诊、专科指导、护理会诊、院内外学术讲课、下基层技术指导等工作。

2. 培训计划

（1）参加护理部组织的护理理论知识讲座和技能训练。

（2）参加护理部组织的规章制度、护理安全管理等培训。

（3）主讲并参加科室业务讲座、护理教学查房、护理会诊、疑难病例讨论及重大抢救工作等；组织本组责任组长、责任护士进行业务培训，拟订培训计划，编写教材。

（4）参加国家级及省、市级学术交流会与培训班，外派学习本专科护理的新技术、新业务。

（5）进行院内外会诊、技术指导、业务讲座、护理查房。

3. 考核标准

（1）参加科室专科理论知识、全院"三基"理论知识和技术操作考试合格。

（2）进行临床现场综合能力评估。

（3）参与医院或护理部业务讲座及护理教学查房。

（4）进行院内外会诊、技术指导情况。

（5）进行护理科研及论文发表。

（6）进行新技术、新业务学习并在科室开展培训。

（二）二级护士的培训

1. 培训目标

（1）在护士长的领导下，在三级护士的指导下，与本小组医生密切联系和配合，督促、指导本组护士认真完成各项日常护理工作。

（2）强化"三基"知识；掌握科室常见护理技术操作；深化专科理论、专科技术能力，掌握护理规章制度、应急预案、岗位职责。

（3）掌握本专科危、急、重、疑难患者的护理要点，能独立胜任并指导科室危、急、重症患者的抢救及护理工作。

（4）具备批判性临床思维能力，能及时识别患者隐匿的病情变化，杜绝安全隐患。

（5）能胜任科室责任组长、副组长工作，发现下级护士在患者病情观察、临床思维上、沟通统筹等能力的不足，并进行指导。

（6）熟练掌握护理管理、护理质量与安全管理的相关要求，担任科室护理质量管理小组组长，主动发现科室的不良事件并准确分析，促进科室护理质量持续改进。

（7）能在科室进行业务讲座，协助组织护理病例讨论、护理教学查房；能担任下级护士及进修、实习护士的带教工作，负责讲课、考核及成绩评定。

（8）熟悉护理科研的基本方法，能独立撰写护理科研论文，参与科室新技术新项目的推广、科研课题的申报等。

（9）学习本专科新理论、新知识、新技术、新方法。

（10）掌握健康教育技巧并指导下级护士进行有效的健康宣教。

2. 培训计划

（1）参加护理部组织的护理理论知识讲座和技能训练。

（2）参加护理部组织的规章制度、护理安全管理等培训。

（3）参加科室业务讲座、护理教学查房、护理会诊、疑难病例讨论及重大抢救工作等；组织本组责任护士进行业务培训，协助护士长、三级护士拟订培训计划。

（4）主讲并参加科室业务讲座、护理教学查房等。

（5）参加省、市级学术交流会与培训班。

（6）外派进修学习。

3. 考核标准

（1）每季度科室专科知识考核、全院年终"三基"理论知识和技术操作考试合格。

（2）进行临床现场综合能力评估。

（3）参与医院或护理部的业务讲座及护理教学查房。

（4）积极撰写护理论文。

（三）一级护士的培训

1. 培训目标

（1）在护士长的领导下，在二级、三级护士的指导下，能独立完成专科常见疾病及较重患者的护理，熟练运用专科知识与技能对患者实施责任制整体护理。

（2）能正确评估患者病情动态变化；有较好的心理护理和健康教育能力；在工作中严格落实院感等规章制度；护理措施落实及时、到位，使患者舒适、安全；基础护理合格率达95％以上。

（3）具备主动服务意识、较好的沟通能力；熟悉各项护理质量管理标准；主动参与科室质量与安全管理。

（4）巩固"三基"理论知识；熟练掌握基础护理技术操作及专科理论、专科技能。

（5）掌握护理规章制度、应急预案、岗位职责、工作流程、护理核心制度；具备良好的护理礼仪、行为规范和沟通技巧。

（6）积极参与科室及小组内业务学习、病例讨论及护理查房；主动加强业务学习，不断提高专业技能及自身素养；工作中应当不断总结经验，提高护理水平。

（7）掌握危重患者护理常规、安全护理措施，能做好急危重症患者的抢救配合及护理；正确执行医嘱，准确及时地完成各项护理工作，严格执行查对及交接班制度、消毒隔离制度，防止差错事故的发生。

（8）了解护理新理论、新知识、新技术、新方法。

（9）参与科室科研活动，撰写论文；能进行科内小讲课和操作示教，具备实习生带教工作能力，能指导实习生的出科汇报。

2. 培训计划

（1）参加护理部组织的护理理论知识讲座和技能训练。

（2）参加护理部组织的规章制度、护理安全管理等培训。

（3）参加所在科室业务讲座、护理教学查房等。

（4）参加科室专科护理理论与专科技术操作培训。

3. 考核标准

（1）每季度1次专科知识、全院"三基"理论考试和技术操作考试合格。

（2）进行临床现场综合能力评估。

（3）进行科室小讲座。

（4）积极撰写护理论文。

4. 规培护士的培训　详见"医院新入职护士培训管理规范"。

五、实施要求

1. 实行护理部、片区、科室三级培训。

2. 参加在职培训原则上为业余时间，以不影响工作为前提，护士长及参加人员应合理安排时间，提前做好准备。

3. 每月护理部组织的理论培训及片区专科知识培训必须按时参加，并做好学习记录。

4. 各科室的培训由总带教组织，护理部将每季度抽查其落实情况。培训与考核资料由科室存档。

5. 每次培训时，参训人员需亲自签到并认真做好学习笔记，护士长不定期检查学员笔记，确保学习质量。此外，护理人员应将科内培训内容、考核记录以及护理部和片区理论培训以学分的形式及时记录在个人技术档案中，护理部将定期抽查，以确保培训效果和档案管理的规范性。

6. 培训内容将纳入现场考核或未来护士考试与考核的考察范围。

7. 培训实施与督查情况将纳入科室及护士长的考核。

护理部

××××年××月

§4.2　内部控制

近期，国家医疗保障局对定点医疗机构违规的 10 起典型案例进行了曝光，涉及的违规行为包括超标准收费、超出医保限定支付范围进行结算等。上述医疗机构的违法违规行为，挑战了法律红线，损害了定点医疗机构的形象，也造成了医保基金损失。随着医疗反腐的持续推进，社会焦点逐渐转移到医院，医院的一举一动都如同被放置于"放大镜"之下，因此医院进行内部控制势在必行。

一、内部控制定义

2020 年 12 月，国家卫生健康委员会出台了《公立医院内部控制管理办法》，定义公立医疗机构内部控制是指在坚持公益性原则的前提下，为了实现合法合规、风险可控、高质高效和可持续发展的运营目标，公立医疗机构内部建立的一种相互制约、相互监督的业务组织形式和职责分工制度，是通过制定制度、实施措施和执行程序，对经济活动及相关业务活动的运营风险进行有效防范和管控的一系列方法和手段。

二、内部控制现状

（一）公益性主导

公立医院作为非盈利的公益性公共医疗服务机构，其主要目标是为广大老百姓解决基本的看病就医问题。因此医院经营时，更看重如何提高医疗服务质量，对成本控制相对松散。

（二）起步晚，基础差

相比企业和私立医院，公立医院的内部控制建设开展得较晚。由于公立医院实行院长负责制，院领导大多由临床主任转岗而来，因而管理视野有限，内部控制意识较弱。许多公立医院的内部控制建设仍停留在制度层面，缺乏完善的组织架构和监督机制，角色职责不明确，导致责任不清、监督不到位，影响了内部控制的有效实施。

（三）范围广，难度大

公立医院存在大量的收支业务，相较于其他行政事业单位和企业，其经济活动相对复杂，包含医疗设备、器械耗材、药品试剂等大量物资采购业务、基建和零星工程维修改造业务，固定资产、无形资产投资和日常管理，对外合作办医和下属单位及子公司管理。

三、内部控制原则

根据《行政事业单位内部控制规范（试行）》中行政事业单位内部控制原则内容，结合公立医院的独特性，公立医院在实施内部控制时，应当遵循下列原则：

（一）合法性原则

公立医院内部控制建设应遵循国家相关法律法规。

（二）全面性原则

内部控制应该覆盖医院所有业务，每项业务的全过程都应纳入控制。同时，内部控制管理的实施主体是医院所有行政后勤职工和临床医技医护人员。

（三）重要性原则

内部控制应根据业务活动的重要性和风险大小确定内部控制的重点，并为这些重点业务和流程设计严格规范的内部控制制度。

（四）制衡性原则

在构建公立医院内部控制体系时，充分利用岗位划分、流程设置、部门管理等方面形成内部牵制，在设立部门职位时必须考虑不相容原则以维护各部门人员的独立性，防止串通舞弊现象的发生。各部门、各环节应做到相互制约和相互监督，避免一个人或者一个部门操纵整个事项的全过程。

（五）适应性原则

医院内部控制应根据国家相关法律法规，并结合医院的实际情况进行体系建设。在执行过程中，根据医院所处行业内外部环境的变化进行调整，并设立内部控制体系的监督和评价机制，使内部控制体系不断完善。

（六）公益性原则

公立医院是中国医疗服务体系的主体，是以社会民生为主要服务方向的公益性事业单位。在日常经营活动中，公立医院应当注重医疗服务质量，努力提高医院内部整体工作效率，将工作重心放在为患者提供优质医疗服务上。

四、内部控制监督的形式

（一）根据监督检查的对象不同，可分为日常监督、专项监督和内部控制评价3种方式

1. 日常监督　是指单位对建立和实施内部控制的情况进行常规的、持续的、全面的、系统的、动态的监督检查，一般与日常管理活动结合进行。日常监督能持续地提供内部控制是否有效的信息并能较快地发现问题。

2. 专项监督　是指在发展战略、组织结构、运营活动、业务流程、关键岗位员工等发生较大调整或变化的情况下，对内部控制的某些方面进行有针对性的监督检查。

专项监督检查能有效发现内部控制缺陷，修正与完善内部控制系统。当内部控制各要素发生变化，可能对内部控制的有效性产生较大影响时，专项监督能够就该变化的影响程度进行分析研究，以确定内部控制能否适应这些新的变化，从一个新的角度关注内部控制系统的有效性，对日常监督进行有效补充。但专项监督往往发生在事实出现之后，具有一定滞后性。

医疗机构可根据日常监督的结果，对风险较高且重要的项目进行专项监督，将整体风险控制在可承受的范围内。可根据风险评估结果以及日常监督的有效性确定是否开展专项监督检查。一般来说，风险较高且重要的项目，应提高专项监督的频率。

3. 内部控制评价　是指对单位整个内部控制体系进行的全面评价活动。由于内部控制体系是一个有机整体，各组成部分需相互配合才能发挥最大效能。因此，除了日常监督和专项监督外，还必须对整个内部控制体系进行定期评价，以全面判断其有效性并确保其持续优化。

（二）按业务活动所处的时间段，可分为事前监督、事中监督和事后监督

1. 事前监督　是指对单位将要发生的业务活动进行监督检查，主要表现为规避和防范风险事件的发生。

2. 事中监督　是指对单位正在发生的业务活动进行监督检查，主要表现为风险控制，即将风险事件控制在萌芽状态。

3. 事后监督　是对单位已经发生的业务活动进行监督检查，主要表现为揭弊纠错、危机处理，以起到警示作用。

五、内部控制监督的内容

内部控制监督的主要内容为内部控制体系的监督和内部控制业务层面的监督。内部控制体系的监督包含对组织架构、工作机制、关键岗位、关键岗位人员、会计系统、信息系统等内容的监督；内部控制业务层面的监督包含预算管理、收支管理、采购管理、资产管理、建设项目管理、合同管理、医疗业务管理、科研管理、教学管理、互联网医疗管理、医联体管理、信息化建设管理等内容的监督。

（一）预算业务内部控制风险点及主要防控措施

1. 预算业务内部控制风险点

（1）预算编制引发的风险点：预算编制不合理；预算编制范围和项目不全面；预算编制所依据的相关信息不足；预算编制程序不规范；预算编制方法选择不当；预算目标及指标体系设计不完整、不合理、不科学。

（2）预算审批引发的风险点：全面预算未经适当审批或超越授权审批，可能导致预算权威性不足、执行力不够。

（3）预算下达引发的风险点：全面预算下达不力，可能导致预算执行或考核无据可查。

（4）预算指标分解和责任落实引发的风险点：预算指标分解不够详细、具体，可能导致某些岗位和环节缺乏预算执行和控制依据；预算责任体系缺失或不健全，可能导致预算责任无法落实。

（5）预算执行控制引发的风险点：缺乏严格的预算执行授权审批制度，可能导致预算执行不到位；预算审批权限及程序混乱，可能导致越权审批、重复审批，降低预算执行效率和严肃性；预算差异得不到及时分析，预算监控难以发挥作用。

（6）预算分析引发的风险点：预算分析不正确、不科学、不及时，可能削弱预算执行控制的效果，或导致预算考评不客观、不公平；对预算差异原因的解决措施不得力，可能导致预算分析形同虚设。

（7）预算调整引发的风险点：预算调整依据不充分、方案不合理、审批程序不严格，可能导致预算调整随意、频繁，预算失去严肃性和"硬约束"。

（8）预算考核引发的风险点：预算考核不严格、不合理、不到位，可能导致预算目标难以实现、预算管理流于形式。

2. 预算业务内部控制主要防控措施

（1）全面性控制；编制依据和基础控制；编制程序控制；编制方法控制；预算目标及指标体系设计控制；预算编制时间控制。

（2）财会部门进行单据审核，签署审核意见；全面预算应当按照相关法律法规及单位章程的规定报经审议批准。

（3）全面预算经审议批准后应及时以文件形式下达执行。

（4）指标层层分解；将年度预算指标分解细化为季度、月度预算，指标便于执行和考核；建立预算执行责任制度，定期检查。

（5）强调资金收付业务的预算控制；建立规范的授权批准制度和程序；建立预算执行实时监控制度。

（6）医院预算管理工作机构和各预算执行科室应当建立预算执行情况分析制度，定期召开预算执行分析会议；加强对预算分析流程和方法的控制，确保预算分析结果准确、合理；采取恰当措施处理预算执行偏差。

（7）明确预算调整条件；强化预算调整原则；规范预算调整程序，严格审批。

（8）建立健全预算执行考核制度；合理界定预算考核主体和考核对象；科学设计预算考核指标体系；按照公开、公平、公正原则实施预算考核。

（二）收支业务内部控制风险点及主要防控措施

1. 收入业务

（1）收入业务内部控制风险点：截留、坐支、挪用非税收入，非税收入不开具缴款书，隐瞒应缴收入；截留、坐支其他收入；未严格执行收入制度。

（2）收入业务内部控制主要防控措施：建立非税收入定期稽查制度，落实收缴责任，严格责任追究；建立收入征管信息系统，进行收入分析，财会部门定期与收入执收部门对账；严格收费票据管理，开票和收款分离，收入和票据定期核对；定期进行财务检查和内部审计监督，加强往来账的清理和检查工作。

2. 支出业务

（1）支出业务内部控制风险点：

1）支出事项事前申请审核和审批引发的风险点：支出范围和标准超预算或违背相关规定，导致预算执行不力，甚至发生支出业务违法违规的风险。

2）事后支出审批引发的风险点：支出事项缺乏事后监控，可能导致乱列支出、超指标列支出、虚假票据套取资金等风险。

3）支付控制引发的风险点：资金支付不符合国家有关财经法规等政策规定，导致支出违规风险。

4）核算和归档控制引发的风险点：会计资料不全，导致责任确认不清。

（2）支出业务内部控制主要防控措施：

1）申请支出事项必须有预算指标，无指标或超指标的支出不能进行申请；财会部门进行预算指标审核；申请支出部门按照单位内部授权审批权限进行逐级报批；审核审批后，按规定开展支出业务。

2）财会部门进行单据审核，签署审核意见；根据支出事项数额及支出事项性质的审批权限由各流程的审批人进行审批。

3）出纳人员进行复核；按照规定的资金支付方式进行资金支付。

4）财会部门根据支出凭证及时准确登记账簿；会计档案妥善保管、严防毁损、散失、泄密或不当使用。

3. 债务业务

（1）债务业务内部控制风险点：

1）债务项目确定及审批：未经充分论证或未经集体决策，擅自对外举借大额债务，可能导致不能按期还本付息，出现财务风险。

2）债务项目的履行：债务管理和监控不严，没有做好还本付息的准备，出现财务风险或单位利益受损。

3）债务核算与归档：债务没有及时纳入账内核算，形成账外债务和财务风险。

（2）债务业务内部控制主要防控措施：

1）进行债务项目论证和评估，财会部门编制债务融资和偿还方案；大额债务在充分论证的基础上，由单位领导班子集体决定；需报请主管部门和财政部门进行外部审批的，按照规定进行报批。

2）按照规定的用途使用资金；财会部门按照债务融资和偿还方案按时还本付息，做好偿债准备；财会部门定期核对债务余额，进行债务的对账和检查控制；归口部门及时进行债务清理，防范控制债务风险。

3）财会部门及时进行债务业务的会计核算；做好档案保管工作，妥善保管相关记录、文件和凭证。

（三）采购业务内部控制风险点及主要防控措施

1. 采购预算编制与计划管理

（1）采购预算编制与计划管理内部控制风险点：

1）采购预算编制与审核引发的风险点：资产管理与预算编制部门之间缺乏沟通协调，医院职能部门采购活动与业务活动脱节，出现资金浪费或资产闲置等问题。

2）采购计划编制引发的风险点：超预算指标和内容编制采购计划，影响医院采购预算的执行效果。

3）采购计划审核引发的风险点：采购需求审核审批不严格，未按采购预算进行采购，影响采购预算的严肃性和采购效果。

（2）采购预算编制与计划管理内部控制主要防控措施：

1）建立预算编制、采购部门和资产管理等部门或岗位之间的沟通协调机制，联合进行采购预算编制。

2）业务部门严格按照医院采购预算范围、数量、金额和要求等编制采购计划。

3）采购部门审核采购计划的合理性：采购计划是否列入预算、是否与业务部门的工作计划和资产存量相适应；是否与资产配置标准相符；专业性设备应附有相关技术部门的审核意见；财会部门对采购计划是否在预算指标额度内进行审核。

4）合理设置采购计划的审批权限、程序和责任；按照相应程序对采购计划进行审批；审批后采购计划下达给各业务部门，作为业务部门办理采购业务的依据。

2. 采购活动管理

（1）采购活动管理内部控制风险点：采购活动流程不规范，未按规定选择采购方式、发布采购信息，甚至化整为零或以其他方式规避公共招标；质疑投诉处理不及时，不规范，既不利于发挥社会监督作用及时发现问题，也影响公信力；采购档案管理不善、信息缺失，影响医院采购信息和财务信息的真实完整；涉密事项被泄密。

（2）采购活动管理内部控制主要防控措施：

1）业务部门应当以批复的采购预算和计划提出采购申请；业务部门负责人进行复核。

2）采购部门对业务部门的采购申请进行审核；审核重点为是否符合采购计划，采购成本是否在预算指标额度内，采购组织形式是否合规等；对采购进口产品、变更采购方式等事项加强审核和审批。

3）在指定的官网上定期发布采购信息；对招标公告、邀请招标资格预审公告、中标公告等信息依法公开。

4）根据采购形式的不同，确定验收方式；组建验收小组；出具验收证明；财会部门根据验收证明办理款项支付。

5）专人负责质疑投诉处理工作；规定质疑答复工作的职责权限和工作流程；答复中形成的各种材料由采购部门进行归档和保管；质疑投诉问题要进行定期梳理报告，发现问题，改进工作。

6）建立医院采购业务工作档案，定期分类统计医院采购信息，内部通报医院预算执行情况、采购业务开展情况。

7）与相关供应商或采购中介机构签订保密协议或者在合同中设立保密条款。

（四）资产业务内部控制风险点及主要防控措施

1. 货币资金

（1）货币资金内部控制风险点：

1）建立健全货币资金岗位责任制引发的风险点：岗位不健全，不相容岗位未实现有效分离，容易出现财会人员舞弊的可能。

2）银行账户管理引发的风险点：银行账户管理不善，多头开户，不及时销户，为违规转移隐匿单位资金提供便利。

3）货币资金核查控制引发的风险点：资金清查制度不完善，可能导致资金丢失和会计人员舞弊风险。

4）债券管理引发的风险点：债券长期挂账，形成呆账、坏账损失。

（2）货币资金内部控制主要防控措施：

1）不相容岗位相互分离，未经授权的部门和人员不得办理货币资金业务或接触货币；出纳人员不得担任稽核、会计档案保管和收入、支出、费用、债权、债务账目的登记工作。出纳人员不得由临时人员担任；财务专用章由专人保管，个人名章由本人或其授权人员保管。负责保管印章人员配备单独的保险柜等保管设备；按照规定由有关负责人签字或盖章的，履行签字或盖章手续。

2）银行账户由财务部门按照国家规定统一集中管理，严格按照规定的审批权限和程序开立、变更和撤销银行账户；已开立未使用或长期不用的账户及时进行销户，对已销户的银行账户，应在办理销户后 1 个月，由经办人员以外的会计人员向银行核实销户情况，确保销户已得到执行；银行预留印鉴由不同人员分开保管，严禁一人保管所有预留印鉴；防范网上支付的风险。

3）建立现金清查制度，加强货币资金核查控制，加强银行对账管理，指定不负责货币资金业务的会计人员定期不定期抽查盘点库存现金、核对银行存款余额、抽查银行对账单、银行日记账及银行存款余额调节表，核对是否账账相符，账实相符；出具资金核查报告，对发现的问题及时进行分析和整改，堵塞管理漏洞。

4）建立债权清理的有效机制；定期核查债权信息，及时追索和清算；对临近诉讼时效的债权信息，及时办理诉讼时效保全手续；对已经发生的呆账，要及时报告，提出处置预案；是对已核销的呆账，单位仍保留追偿权，实行单独建账备查。

2. 实物资产和无形资产

（1）实物资产和无形资产内部控制风险点：

1）资产配置引发的风险点：超标准配置资产或资产配置不合理，导致影响工作运行，造成资产损失浪费。

2）资产使用引发的风险点：资产保管不善、维护不当造成资产毁损浪费，缺乏资产有效记录和清查盘点制度，产生账外资产、资产流失、资产信息失真、账实不符等问题。

3）资产收益管理引发的风险点：资产收益未及时收取，导致单位利益受到损失。

4）资产处置引发的风险点：资产处置未严格履行审核、审批程序，未按有关规定执行，相关人员徇私舞弊，可能造成资产损失，单位利益受损。

（2）实物资产和无形资产内部控制主要防控措施：

1）资产预算编制参见预算业务预算编制控制；资产购置情况参见医院采购业务活动控制情况；资金支付情况参见收支业务控制。

2）资产管理部门建立并使用资产信息管理系统对资产进行管理；明确资产使用人在资产管理中的责任，对贵重资产、危险资产、有保密特殊要求的资产指定专人保管；建立资产定期清查盘点制度，资产管理部门、财会部门和资产使用部门定期对资产进行账实核对、出具资产清查报告、报经资产管理部门审批；及时做好资产统计、报告、分析工作，并对资产信息进行内部公开；做好固定资产日常保养、维修和维护工作，维修、维护应履行申报审批手续，经费支出应严格控制；应当按照资产管理相关规定，明确固定资产调剂、租借、对外投资以及处置的程序、审批权限和责任。

3）资产收益的收取参见收入业务控制；资产对外签订合同参照合同控制；收益管理参见对外投资业务控制。

4）重大资产处置，建立集体议事决策机制；制定资产转让、出租、出借、对外投资等处置的相关管理制度，明确处置程序和审批权限；重大资产处置需按规定进行资产评估或技术评审；资产处置收益按国家规定上缴或管理；资产管理部门及时对处置的资产进行记录，并报送财会部门进行账务处理。

3. 对外投资

（1）对外投资内部控制风险点：

1）对外投资决策引发的风险点：未按国家规定进行对外投资，对外投资决策程序不当，未经集体决策，缺乏充分可行性论证，导致投资失败。

2）对外投资追踪管理引发的风险点：对投资业务缺乏有效追踪管理，未能及时根据外部环境变化调整投资策略或收回投资，造成投资损失和资产流失。

（2）对外投资内部控制主要防控措施：

1）对外投资要进行可行性论证和集体决策；重大对外投资实行专家评审制度；对外投资必须严格按照管理权限履行审批手续；相关部门详细记录投资决策过程、各方面意见，与可行性论证报告等资料一并交由资产管理部门归档，以便落实投资决策的责任。

2）确定投资方案后，财会部门编制投资计划，按照投资计划进行对外投资；投资签订合同的，按照合同控制进行管理；资产管理部门及时了解被投资单位情况，进行动态监控；财务部门加强对投资收益的会计核算和投资资料的归档管理；建立责任追究制度，因未履行集体决策程序和不按规定执行对外投资业务，导致对外投资出现重大决策失误的，应对相关部门及个人追责。

（五）基本建设业务内部控制风险点及主要防控措施

1. 项目管理

（1）项目管理内部控制风险点：

1）项目决策引发的风险点：立项缺乏可行性研究或可行性研究流于形式；决策不当、

审核审批不严、盲目上马，导致项目难以实现预期目标，甚至失败。

2）项目审核引发的风险点：项目没有经过有效审查、设计方案不合理、概预算脱离实际、技术方案不切合实际，导致项目质量存在隐患，投资出现失控。

3）招标管理引发的风险点：招标过程中存在串通、暗箱操作或商业贿赂等，导致招标工作违法违规的舞弊行为发生，也存在中标者难以实际胜任招标工作的风险。

4）建设项目变更引发的风险点：建设项目变更审核不严格，工程变更频繁，可能导致预算超支、投资失控、工期延误等风险。

5）建设项目档案管理引发的风险点：建设项目未及时办理资产及档案移交，资产未及时结转入账，可能导致账外资产等风险。

（2）项目管理内部控制主要防控措施：

1）建设项目属于重大经济事项，决策应当由单位领导班子集体决定，采用集体研究、专家论证和技术咨询相结合的议事决策机制；项目决策程序、相关责任、决策过程和各方面意见要形成书面文件，妥善保管，落实项目决策责任。

2）在岗位设置上，建设项目文件的编制和审核要相互分离；聘请相关专业的专家或委托具有相应资质的中介机构进行审核，给出评审意见；负责审查工作的机构或人员对出具的审查意见承担责任。

3）明确划分招标范围及相关要求，公开发布招标公告，确保招标程序规范；需要编制项目标底的项目，应由财会部门审查标底计价依据；标底项目应予以严格的保密管理；开标过程中应邀请公证机构对全程进行监督及公证；成立评标小组，成员名单保密，各成员对其出具的评审意见承担相应的责任；确定中标人或公司后，应及时发出中标公告，签订书面合同、明确双方权责。

4）项目确需进行变更的，建设项目管理部门、项目监理机构要进行审核，并履行审批程序；因变更造成价款支付方式及金额发生变动的，项目归口管理部门要提供完整的书面文件和其他资料；财会部门要加强对项目变更所涉及价款支付的审核。

5）建设项目档案统一管理；建设项目档案的归档与项目建设同步，工作任务结束后，及时移交给建设项目管理部门。

2. 资金管理

（1）资金管理内部控制风险点：建设项目资金管理不严格，价款结算不及时，项目资金使用管理混乱，导致工程建设进度延迟或中断，资金损失等风险；虚列建设成本隐匿结余资金，未及时办理竣工验收，导致竣工决算失真和账外资产等风险。

（2）资金管理内部控制主要防控措施：

1）单位要按照审批下达的投资计划和预算对建设项目资金实行专款专用；财会部门及时掌握工程进度，根据工程进度支付工程款；价款支付要取得监理机构相关人员的签字确认。

2）工程投资概算一般不允许调整，确需调整，应当履行审核和审批程序，报经批准后才能调整投资概算。

3）建设项目管理部门和财会部门及时编制竣工决算；及时提请主管部门或审计部门进行竣工决算审计；及时提请有关部门进行竣工验收；及时办理建设项目资产移交工作，及时办理资产入账。

（六）合同业务内部控制风险点及主要防控措施

1. 合同订立阶段

（1）合同订立业务内部控制风险点：

1）合同调查引发的风险点：对合同对方未调查或未履行恰当的调查程序，致使合同履行存在风险，单位利益受损。

2）合同谈判引发的风险点：与合同对方合谋在重大问题做出不当让步或泄露本单位合同谋略导致单位利益受损。

3）合同文本拟定引发的风险点：在合同拟定中故意隐藏重大疏漏、故意欺骗，导致单位利益受损。

4）合同审核引发的风险点：对合同条款、格式审核不严格，可能使单位面临诉讼的风险或造成经济利益损失。

5）合同签订引发的风险点：授意或合谋串通签订虚假合同，谋取私利或套取、转移资金。

（2）合同订立业务内部控制主要防控措施：

1）建立合同调查报告制度，合同签订前，必须履行调查工作程序，出具调查报告；建立牵制和复核机制，慎重选择调查成员。

2）实行合同谈判联席制度，法律、技术、财会人员联合进行谈判；重大经济合同应聘请外部专家参与合同谈判；建立追责制度，谈判的重要事项和各方意见，应当进行详细记录并妥善保存，作为追责的重要凭据。

3）采用标准合同文本，订立书面合同；重大经济合同应聘请法律顾问和第三方技术专家审查合同条款。

4）建立合同会审制度，归口管理部门、业务部门、财会部门联合审查；审查人员对做出的审查结果负责，归口部门对合同审查结果负全面责任。

5）严格各类合同的签署权；严格合同专用章保管制度；采取恰当措施，防止已签署的合同被篡改。

2. 合同履行阶段

（1）合同履行业务内部控制风险点：

1）合同履行情况监控引发的风险点：发现合同履行中的风险不采取措施，合同纠纷处理不当致使单位利益受损。

2）合同履行监督审查引发的风险点：不按照规定的程序办理合同的变更、解除等程序，单位利益受损。

3）合同价款支付引发的风险点：未按照合同规定的期限、金额和方式付款，可能导致单位经济利益遭受损失或面临诉讼的风险。

4）合同登记归档引发的风险点：合同及相关资料的登记、流转和保管不善，导致合同及相关资料丢失，影响到合同的正常履行和纠纷的有效处理；未建立合同信息安全保密机制，致使合同订立与履行过程中涉及的国家秘密、工作秘密或商业秘密等泄露，导致国家或单位利益遭受损失。

5）合同纠纷处理引发的风险点：在合同订立、履行过程中，出现合同纠纷问题，如果处理不当，可能损害单位利益、信誉和形象。

（2）合同履行业务内部控制主要防控措施：

1）明确相关责任人在合同履行过程中的责任；建立合同履行定期调查制度，检查分析合同履行情况及效果，督促对方积极履行合同；制订应急预案，对无法继续履行的合同，及时采取措施，降低损失。

2）建立合同履行监督审查制度：合同补充、变更及解除须以书面形式进行，同时按规定进行报告和审查；对造成的损失，及时提出索赔。

3）建立合同管理信息系统，跟踪合同履行情况，在临近结算期限的合理时间提示财会部门进行资金结算提示；合同承办人员及时收集凭证资料，经审批通过后在规定时间内提交财会部门办理结算；财会部门对合同条款和经审批的结算申请资料进行审核；未按合同条款履约或应签订书面合同而未签订的，财会部门在付款之前向单位负责人报告；财会部门应当定期与合同归口管理部门核对，根据合同履行情况办理价款结算和账务处理，确保按合同约定及时结算相关价款。

4）建立合同文本统一分类和连续编号制度；合同归口管理部门定期对合同进行统计、分类，登记合同的订立、履行、结算、补充或变更、解除等情况；合同终结应及时办理销号和归档手续；明确合同流转、借阅及归还的职责权限和审批程序等有关要求；签订合同保密承诺，未经批准，不得以任何形式泄露合同订立与履行过程中涉及的国家秘密、工作秘密或商业秘密等。

5）明确合同纠纷的处理办法和处理责任，纠纷处理过程中，未经授权批准，相关经办人员不得向对方做出实质性答复或承诺；在合同履行过程中发生纠纷的，单位应当在规定时效内与对方协商谈判，合同纠纷协商一致的，双方应当签订书面协议确认；合同纠纷经协商无法解决的，经办人员应向单位有关负责人报告，并根据合同约定选择仲裁或诉讼方式解决。

（七）医疗业务内部控制风险点及主要防控措施

1. 医疗业务内部控制风险点

（1）由医院管理因素引发的风险点：医院管理层的风险意识不强，无法从专业角度正确识别风险；各项规章制度不够完善；对医护人员的执业资格审查不严；医院内部工作人员沟通不畅；信息不能有效准确传达。

（2）由医疗因素引发的风险点：疾病本身的复杂性和严重性引发的医疗风险；医疗技术成熟度引发的医疗风险；药物使用不当引发的风险；人为错误引发的医疗风险；患者因素引发的医疗风险。

（3）由医院资源因素引发的风险点：医院开展的医疗活动不具备准入资格产生的风险；医护人员对专业技术的掌握度不够产生的风险；医院设备没有处于完好备用状态而产生的风险。

（4）由医院外部因素引发的风险点：政策及医疗体制变化带来的风险；社会媒体的舆论导向产生的风险；患者及其家属对医疗服务结果的期望值过高产生的风险。

2. 医疗业务内部控制主要防控措施

（1）医院管理层应加强对内部控制专业知识的培训，精准识别各大风险点。医院应当建立全过程内部控制体系，提高单位的内部控制水平，建立健全诊疗规范和诊疗活动管理制度，严格按照政府主管部门批准范围开展诊疗活动，诊疗项目的收费应当符合物价部门、医保部门政策，同时明确诊疗项目和收费的审查机制、审批机制、监督检查机制。

（2）医疗业务活动应当实行归口管理，明确内部医务管理部门、医保部门、物价部门在医疗活动和诊疗项目价格政策执行方面的职责。

（3）医院应当合理设置诊疗项目管理岗位，明确岗位职责权限；明确诊疗项目的内部申请、审核和审批权限，确保诊疗项目的申请与审核、审核与审批、审批与执行等不相容岗位相互分离。

（4）医院应当加强对临床科室诊疗活动的监督检查，严格控制不合理检查、不合理用药的行为；诊疗活动的收费应当与物价项目内涵和医保政策相符合；建立与医保部门、物价部门沟通协调机制，定期分析诊疗服务过程中存在的执行医保、物价政策的风险，对存在的问题及时组织整改。

（5）医院应当设置行风管理岗位，定期检查临床科室和医务人员在药品、医用耗材、医疗设备引进过程中的行为是否规范，各临床科室是否严格执行本部门的申请机制，建立与纪检监察部门的协调联动机制，严厉查处药品耗材设备购销领域的商业贿赂行为。

（6）医院应当建立与医疗业务相关的委员会制度，明确委员会的组织构成和运行机制，加强对药品、医用耗材、医疗设备引进的专业评估和审查。同时各临床科室应当建立本部门药品、医用耗材、医疗设备引进的内部申请和决策机制。

（八）科研业务内部控制风险点及主要防控措施

1. 科研业务内部控制风险点

（1）科研管理制度不完善引发的风险点：可能存在以虚假票据列支费用、违规开支测试化验加工费、超范围开支经费、劳务费、专家咨询费发放不规范、违规自行增加课题合作单位等问题。

（2）科研预算编制不合理，预算执行和实际脱节引发的风险点：公立医院科研人员在课题预算申报上，均是凭借以往经验和估计自行编制，预算编制不科学，使得实际支出与预算差距较大，出现预算不足或无法报销的问题。

（3）科研经费核算不科学，未能真实反映科研经费情况引发的风险点：会计核算明细科目未能和科研项目经费管理保持完全一致，未能区分资金性质等，导致不能产出直观的经费报表，通过手工统计编制支出类别，烦琐且随意，未能正确反映项目使用情况和资金来源。

（4）经费使用缺乏监管引发的风险点：单位缺乏有效的科研经费使用的内部监督机制和内部审计团队，为了加大课题组对课题经费使用的自主性，财务部门很少实时监控经费的使用情况，使得经费使用缺少来自内部的监督机制，出现经费管理空白地带，存在较大监管风险。

（5）科研经费管理信息化水平不高引发的风险点：由于信息化管理水平落后，很多医院依靠手工建立项目经费登记本进行管理，而科研项目时间跨度较长，存在经费登记本遗失或登记不全的问题出现经费使用人和财务备查账不一致、账目不清等风险，且报销手续烦琐、进度缓慢，严重影响课题负责人的积极性。

（6）科研经费的绩效评价体系不完善引发的风险点：按照预算管理要求，须对科研项目进行绩效评价。医院科研项目绩效评价体系不完善，流于形式，从而有财政经费未有效发挥社会效益和经济效益的潜在风险。

2. 科研业务内部控制主要防控措施

（1）医院应当建立健全科研项目管理制度，建立项目决策机制、工作机制、审核机制和监督机制。

（2）医院应明确科研项目归口管理部门及其职责权限，明确科研项目组织部门、财务部门、审计部门、采购部门、资产部门等相关部门在科研管理中的职责权限，使各部门之间相互合作、相互监督、相互制约。

（3）医院应合理设置科研项目管理岗位，明确岗位职责权限，确保项目预算编制与审核、项目审批与实施、项目资金使用与付款审核、项目验收与评价等不相容岗位相互分离。

（4）医院应优化科研项目申请、立项、执行、结题验收、成果保护与转化的工作流程和业务规范，建立沟通配合机制；加强科研项目研究过程管理和资金支付、调整、结余管理，鼓励科研项目成果转化与应用；建立横向课题和临床试验项目立项审批和审查制度，加强经费使用管理。

（九）教学业务内部控制风险点及主要防控措施

1. 教学业务内部控制风险点

（1）专业定位引发的风险点：专业定位风险主要源自培养目标与发展方向的偏差。首先，部分专业培养目标过于理论化，脱离公立医院实际需求，忽视课程实用性，导致学生缺乏职业能力和科研基础。其次，目标设定未充分考虑医院实际和学生能力层次，出现定位与实际能力错位，削弱学生兴趣与学习效果，难以实现对其素质、知识和能力的全面培养。

（2）临床教学引发的风险点：临床教学是公立医院传授专业知识的主要途径，其风险主要体现在管理和质量两方面。首先体现在管理上，表现为临床纪律松散、学生状态散漫、不听讲或不完成临床任务等问题，降低了临床教学效率，难以实现预期效果。其次体现在质量上，教学规范是教学活动开展的基本标尺，是在培养方案指导下具体实施教学活动的指导细则，对临床教学有着明确的要求。教师在履行教学规范时，存在的风险事件主要有教材选用与学生接受能力脱节、教学计划和考核标准偏离规范、成绩考核误差影响学生心理，以及教学大纲和实践安排未按培养方案执行等问题。这些风险削弱了教学效果，影响学生学习体验和计划落实，阻碍临床教学目标的全面实现。

（3）认知激活引发的风险点：认知激活风险指的是教师在教学设计中，因种种原因减少了对认知激活的重视，从而削弱了学生思维能力的培养。一方面，认知激活的教学设计具有一定难度，要求教师不仅传授知识，还要引导学生进行深度思考；另一方面，课程内容繁杂且基础知识较多，常常挤压了认知激活的教学时间。这种风险可能导致教师的教学效果不理想，学生在掌握基础理论的同时，未能深入思考和解决实际问题，导致思维深度不足，进而影响职业素养的培养。

2. 教学业务内部控制主要防控措施

（1）医院应当建立健全教学业务管理制度，建立教学业务工作的决策机制、工作机制、审核机制和监督机制。

（2）明确教学业务归口管理部门及其职责权限，明确教学业务管理部门、财务部门、审计部门、采购部门、资产部门等内部相关部门在教学管理中的职责权限。

（3）合理设置教学业务管理岗位，明确岗位职责权限，确保教学业务预算编制与审核、教学资金使用与付款审批等不相容岗位相互分离。

（4）优化教学业务管理的工作流程、工作规范，建立部门间沟通配合机制；按批复预算使用教学资金，专款专用，加强教学经费使用管理。

（十）互联网医疗业务内部控制风险点及主要防控措施

1. 互联网医疗业务内部控制风险点

（1）监管缺位引发的风险点：目前相关法律法规对互联网医疗的监管尚不完善，存在法律空白和模糊地带。众多网络运营商进入医疗领域，在不具备医疗机构资质的情况下为网络用户提供医疗服务，且业务已形成一定规模，卫生监督机构对此无可奈何。

（2）技术操作问题引发的风险点：由于互联网医疗的远程特性，医生可能无法全面了解患者病情，同时终端医疗机构的硬件技术条件、医务人员业务水平、看问题角度等主客观条件存在差异，也将直接影响诊疗的准确性。

（3）经营活动引发的风险点：网络运营商、医疗机构、医务人员普遍存在对"互联网＋医疗"网络运营商在经营活动中产生医疗损害责任的风险认识不足，缺乏预警和防控机制；诊断信息不对称并缺乏技术支撑的风险，通常不能将把患者的数据以"无损"的方式通过平台进行传输；医患沟通不对称的风险。

（4）数据安全引发的风险点：目前互联网行业缺乏统一的数据安全标准，各平台数据安全水平参差不齐，隐私政策模糊，而互联网医疗平台涉及了大量用户诸如健康状况、就诊记录等敏感信息，一旦发生数据泄露，将对用户隐私造成严重威胁。

（5）网络沟通引发的风险点：互联网医疗中，医患双方沟通主要通过文字或语音进行，可能存在沟通障碍和误解；由于互联网医疗的虚拟性，部分患者对医生的专业性和诚信度存在质疑，进而影响医患关系的建立和维护。

2. 互联网医疗业务内部控制主要防控措施

（1）时刻关注和掌握我国关于互联网医疗法律法规和相关政策的最新发展，做好医疗内部合规性管理和应对方案。

（2）开展互联网医疗业务的医院应当建立健全互联网诊疗服务与收费的相关管理制度，严格诊疗行为和费用监管。

（3）医院应当明确互联网医疗业务的归口管理部门及其职责权限。明确临床科室、医务部门、信息部门、医保部门、财务部门、审计部门等内部相关部门在互联网医疗业务管理工作中的职责权限。

（4）建立互联网医疗业务的工作流程、业务规范、沟通配合机制，对互联网医疗业务管理的关键环节实行重点管控。

（十一）医联体业务内部控制风险点及主要防控措施

1. 医联体业务内部控制风险点

（1）医联体业务的相关政策滞后引发的风险点：医联体业务在全国仍处于试点和探索阶段，相关政策法规不完善，缺乏有效的政策支持。政府对医联体建设的投入不足，制约了医联体的发展。政策执行力度不够，导致政策效果不明显。

（2）双向转诊不能有效落实引发的风险点：由于缺乏有效的转诊标准和有效的管理机制，双向转诊实施过程中常面临转诊不畅现象。一方面，大部分患者对医联体的认知有限，受传统就医观念影响，普遍不信任基层医院的诊疗水平；另一方面，基层医院就诊环境较差、诊疗设备不全且陈旧老化，进一步降低了患者向下转诊的接受度与配合度。同时，上级医院迫于经营压力，对下级转诊的推动动力不足，导致双向转诊的效果不理想。

（3）信息化建设滞后引发的风险点：县级公立医院在信息化建设方面意识薄弱，投入不足，导致信息化基础设施滞后，无法满足医联体的信息需求。此外，各医疗机构的信息系统由不同供应商开发，系统之间缺乏兼容性且相互独立，加之诊疗流程不统一、不标准，导致患者信息无法实现共享与互通，严重影响了医联体的协同效能。

（4）财务资金管理引发的风险点：在公立医院医联体运营过程中，财务核算面临更大难度，经济业务类型复杂化，缺乏成熟的财务管理制度和运行机制，存在较大风险。医院与合作单位建立医联体后，涉及的组织结构日益复杂，财务管理涉及的经济业务和管理链条延长，但医联体的运营模式缺乏有效的资金管理规范，影响了整体管理效率。

2. 医联体业务内部控制主要防控措施

（1）医联体牵头医院负责建立医联体议事决策机制、工作机制、审核机制、监督机制；建立健全医联体相关工作管理制度，涵盖医联体诊疗服务与收费、资源与信息共享、绩效与利益分配等内容。各成员单位要明确医联体相关业务的归口管理部门及其职责权限，建立风险评估机制，确保法律法规、规章制度及医联体经营管理政策的贯彻执行，促进医联体平稳运行和健康发展。

（2）优化医联体内部转诊流程：医联体内部应尽快制定完善统一的转诊标准，简化转诊手续。医联体内部各层级医疗机构还应成立专职部门负责双向转诊工作，配备专业的人员引导、协调转诊患者的再治疗。除此以外，还要建立上下联动机制，形成上下机构对口联动、"支援"与"受援"相互促进的良性循环局面。

（3）引导构建紧密型医联体：以利益共享为纽带，探索由松散型医联体向紧密合作型医联体的转变，让医联体内部人、财、物、技术、信息、服务和管理一体化，实现医疗机构之间的信息共享和业务协同。

（4）控制财务风险：建立风险预警系统，对财务风险进行监测、预报及分析；制定政府会计制度下的医疗联合体财务会计操作规范；加强医联体顶层设计、完善财务运作机制；加强资金风险管控。

（十二）信息化建设业务内部控制风险点及主要防控措施

1. 信息化建设业务内部控制风险点

（1）信息系统开发引发的风险点：一是未能充分结合单位实际情况对即将立项的项目进行深入论证，导致业务功能和控制需求调研不足，进而出现信息系统基础设施未达标准、资源配置过剩却未能充分利用、项目实施绩效不高等问题；二是缺乏具备足够能力和工作热情的信息系统专业人才，无法为信息系统开发提供必要的人力资源保障。

（2）信息系统维护引发的风险点：一是系统响应时间过长、停机时间过长，导致性能和容量无法满足业务需求，影响正常运行；二是灾难恢复能力不足，恢复时间过长或无法恢复，导致信息系统服务中断，严重影响医院运营；三是信息系统安全管理技术和制度不完善，可能导致信息资产的脆弱性暴露，进而给医院带来不可挽回的损失；四是缺乏准确全面的配置库，无法保证硬件和软件配置信息的完整性，致使信息系统维护工作出现无序和低效。

（3）信息系统安全管理引发的风险点：一是业务部门信息安全意识薄弱，缺乏有效的监管手段，未能对系统程序的漏洞或缺陷进行充分的安全防护，导致信息系统硬件和软件易受恶意攻击，进而引发系统性能下降、异常或中断，破坏数据的有效性与完整性；二是对信息系统操作人员缺乏严格的监控，容易导致敏感数据泄露或滥用；三是自然灾害（如雷电、火灾、停电等）可能对信息系统的安全构成直接威胁。

2. 信息化建设业务内部控制主要防控措施

（1）优化开发团队，招聘和培训有丰富经验的开发人员，确保团队具备专业能力和高效执行力；在系统开发前进行全面的需求分析与识别，确保系统功能精准匹配业务需求；合理配备基础设施组件，为系统开发提供坚实的硬件和软件支持等。

（2）制定信息系统使用操作程序、信息管理制度以及各模块子系统的具体操作规范，及时跟踪、发现和解决系统运行中存在的问题，确保信息系统按照规定的程序、制度和操作规范持续稳定运行；重视信息系统运行的日常维护，专人负责各种设备的保养与安全管理、故障诊断与排除、易耗品的更换与安装等；切实做好信息系统运行记录，尤其是对于系统运行不正常或无法运行的情况，应将异常现象、发生时间和可能的原因详细记录下来；配备专业人员负责处理信息系统运行中的突发事件。

（3）成立专门的信息系统安全管理机构，负责制定整体规划并实施全方位、严格的安全管理措施；采取安装安全软件等防护手段，防止病毒和恶意软件对信息系统的感染和破坏；对于负责系统运行和管理的第三方机构，需严格审查其资质条件、市场声誉、信用状况等，并与其签订正式的服务合同和保密协议；对登录信息系统的用户实施严格身份鉴别，并对重要管理员的终端登录进行限制，设定终端接入方式、网络地址范围等条件，同时对主要系统组件实行多重鉴别技术，加强入侵防范能力；此外，根据应急预案框架制订针对不同事件的详细应急预案，确保在突发情况中能够迅速、有效响应。

六、内部控制监督的程序

（一）建立健全内部监督制度

内部控制监督制度的主要内容包括但不限于：明确监督的组织架构、岗位设置、岗位职责、相关权限、工作要求及方法、信息沟通的方式等。

（二）制定内部控制缺陷标准

在执行监督和检查工作之前，要明确监督的目的和要求。监督的直接目的是检验内部控制制度的执行效果，最终目的是服务于内部控制目标。内部监督的基本要求是查找内部控制缺陷，因此明确内部控制缺陷的认定标准是内部监督工作的关键步骤，直接影响内部监督工作的效率和效果。

内部控制缺陷，是指内部控制的设计存在漏洞，不能有效防范错误与舞弊，或者内部控制的运行存在弱点和偏差，不能及时发现并纠正错误与舞弊的情形。内部控制缺陷的认定，根据其重要程度大致可分为"有无内部控制缺陷、有无重要内部控制缺陷、有无重大内部控制缺陷"三个层次，与之相对应，内部控制缺陷分为"一般缺陷、重要缺陷、重大缺陷"。按照缺陷的来源，内部控制缺陷可分为设计缺陷与执行缺陷。在内部监督过程中，监督部门要对缺陷的种类、性质和重要程度进行初步认定。

（三）实施监督

对内部控制建立情况与实施情况进行监督检查，最直接的动机是找出内部控制存在的问题和薄弱环节。一方面，针对已经存在的内部控制缺陷，及时采取应对措施，减少控制缺陷可能给带来的损害。另一方面，针对潜在的内部控制缺陷，采取相应的预防性控制措施，尽可能避免缺陷的产生，或者当缺陷发生时，尽可能降低风险和损失。

1. 了解内部控制设计和实施的基本情况　在这一阶段，一般采取问卷调查、访谈等多种方法，与被评价单位进行充分沟通，了解被评价单位的组织结构、职责分工、经济活动、管理制度、业务流程等方面的建设与实施情况。

2. 实施现场测试　根据上面了解到的基本情况，确定评价范围、检查重点、抽样数量以及人员分工，综合运用穿行测试、抽样、实地查验、比较分析、专题讨论等评价方法，对被评价单位内部控制的建设和实施情况进行现场测试，并按要求填写工作底稿、记录相关测试结果。

3. 评价控制效果　根据测试结果对内部控制缺陷及等级进行认定。若存在一个或多个重大缺陷，则可认定该单位内部控制无效。

（四）报告与整改

对于单位内部监督实施过程中发现的内部控制缺陷，采取适当的形式及时向单位领导报告。要求相关方分析缺陷的性质和产生的原因，提出整改方案，采取相应的整改计划和措施，切实落实整改。对内部监督中发现的重大缺陷，特别是属于"三重一大"事项，要及时向医疗机构党委汇报，按程序追究相关责任部门或者责任人的责任，并且积极跟踪整改情况。

七、内部控制内部监督的方法

内部监督的方法与内部评价的方法类似，只是定位不同而已。常用的内部监督方法有：抽样法、实地查验法、比较分析法、标杆法、重新执行法等。应当根据单位的实际情况确定内部监督检查的方法、范围和频率。负责内部监督的部门或岗位应定期或不定期地运用上述方法检查单位内部控制的建立和执行情况，并对单位建立和实施内部控制的情况做出评价。

§4.3 内部审核

在医院实施全面质量管理的过程中，内部审核是关键环节之一，旨在透过现象深入剖析运营状况，发现潜在问题并对质量管理体系的各个过程进行全面审查。通过内部审核，可以验证质量管理体系的运行是否持续有效，及时识别不符合项，并为改进提供关键依据。与此同时，针对发现的问题采取纠正和预防措施，确保体系的优化与改进。

一、内部审核的定义

审核是指为获得审核证据并对其进行客观的评价，以确定满足审核准则的程度所进行的系统的、独立的并形成文件的过程。内部审核有时称为第一方审核，由组织自己或以组织的名义进行，用于管理评审和其他内部目的，可作为组织自我合格声明的基础。在许多情况下，可由与正在被审核的活动无责任关系的人员执行，以确保审核的独立性和客观性。

二、内部审核的机构

在公立医疗机构，内部审核一般由医院全面质量管理委员会提出，由全面质量管理委员会办公室组织实施与考核评价。

三、内部审核和内部控制的区别与联系

内部审核和内部控制是管理体系中的两个重要部分，虽然存在一定的联系，但也有明显的区别。

（一）区别

1. 内涵及目的不同　内部审核是组织内部自我检查的一种手段，其主要目的是验证质

量管理体系是否符合相关标准要求，并评估体系的有效性。内部审核通常由内部审计组进行，通过收集证据和数据分析，帮助发现不符合项，并提出改进意见。内部控制则是指为保障组织目标的实现而制定并实施的一系列控制措施和程序，它涉及建立和维护组织内部的管理制度、流程控制、权限分配等，以确保权力的合理运用、防止风险和错误的发生。

2. 实施主体不同　内部审核是由质量管理部门或专门的内部审核小组执行，通常是独立于运营的部分。内部控制则通常由管理层及其下属部门共同制定和实施，涉及整个员工群体的行为规范与管理流程。

3. 关注点不同　内部审核关注的是管理体系的符合性、适宜性以及执行的有效性，通常会围绕具体标准（如 ISO 标准）进行检查。内部控制则更侧重于如何在日常管理中实施有效的管理措施和控制程序，确保各项业务活动的安全合规。

4. 频率和形式不同　内部审核一般会按照计划定期进行，可以是年度或季度，审核方式相对固定。

内部控制则是组织日常运作中的一部分，涉及的程序和控制措施一般是持续进行的，不一定有明确的时间间隔。

（二）联系

两者的联系体现在以下几个方面：

1. 共同目标　内部审核与内部控制的最终目标都是提高组织的管理效率和效果，促进目标的实现。

2. 相辅相成　有效的内部控制可以为内部审核提供基础，而内部审核的结果反馈可以促使内部控制的改进和完善。

总之，内部审核与内部控制在制造高效管理体系方面扮演着重要的角色。前者专注于审核和评价体系的有效性，后者则侧重于构建和维护安全、合规的操作框架。两者相互促进，共同为组织的目标实现提供保障。

四、内部审核员

内部审核员，又称内审员，在内部审核中扮演着至关重要的角色。

（一）内部审核员应具备的能力

1. 基本工作能力

（1）知识和技能：具备相关领域的知识和技能，包括审计方法和技巧、风险管理、内部控制等方面的知识。

（2）经验和背景：具备一定的工作经验和相关背景，能够深入理解医院的业务流程和运作模式。具有严密的逻辑思维能力、科学的工作方法以及准确的判断与决策能力。

（3）角色和责任：能够清晰地定位自己在组织中的角色，具备良好的协调与合作能力，并能够高效履行相应职责。

2. 审核工作能力

（1）从事审核准备工作的能力：应能根据审核分工编写审核检查表。

（2）从事现场审核的能力：要求能根据审核检查表，在现场审核时高效收集和分析证据，并能够清晰、规范地编写不合格报告。

（3）从事跟踪与监督的能力：要求审核员能够对受审方的纠正措施计划进行全面跟踪，确保其按计划实施并验证其有效性。

（二）内部审核员的遴选

建设一支高素质的内部审计工作队伍是确保审计工作有效落实的关键人才保障。除了提升审计员的综合素质外，还应推动团队结构的多元化，涵盖财会、工程、信息技术、医务管理和人力资源等多个领域，以丰富审计部门的人才储备。审计人员的遴选原则上应优先从具有丰富管理经验的三甲医院评审专家、职能部门负责人、科主任和护士长中挑选，确保团队具备全面的专业能力和实践经验。

（三）内部审核员的培训

内部审核员应通过专家授课、在线学习、小组讨论、实战演练等多种方式进行培训，以不断提升专业能力、积累实战经验和强化职业道德。通过系统化培训，使内部审核员能更有效地履行职责，为医院的健康发展保驾护航。

（四）内部审核员的四重角色

在医院的全面质量管理中，内部审核员承担着重要的四重角色。这些角色包括：

1. 质量保证角色　内部审核员负责确保医院内的各项流程和操作遵循既定的质量标准和政策。他们通过定期审核和评估，审查并验证医院的质量管理体系，确保每项医疗服务和操作都符合标准。

2. 教育与培训角色　内部审核员承担了培训其他员工的责任，以提高整体质量意识。他们通过分享审核结果和反馈，教育医疗团队如何改进其流程和服务质量。培训内容通常包括质量控制标准、法律及行业规定等，确保所有职员都能理解并实现医院的质量方针。

3. 评估与反馈角色　在审核过程中，内部审核员会记录发现的问题，并提供改进建议。这些反馈是医院实施持续改进的基础，帮助识别改善空间和推动变革。同时，内部审核员也会向管理层汇报发现的潜在风险和问题，确保管理层能够及时采取措施来消除这些风险。

4. 促进沟通与协调角色　内部审核员在各个科室之间充当沟通的桥梁。他们确保信息的流通，使各部门能够协同合作，共同努力实现医院的质量目标。通过定期的会议和讨论，内部审核员帮助构建一个支持性的环境，鼓励员工参与到质量改进的过程中。

这些角色的有效履行，不仅能够提升医院的整体质量管理水平，还能增强患者的满意度，促进医院的可持续发展。通过内部审核，医院能够及时识别和解决存在的问题，使其在医疗行业竞争中保持优势。

五、内部审核的授权

由院长办公会授权，委托医院全面质量管理办公室提出年度审核重点、内容和方案，并负责培训审核员及组织实施审核工作。在审核过程中，全面质量管理办公室对整个过程进行监控和评审，及时采取纠正措施以持续改进。同时对评审资料进行整理，提交医院全面质量管理委员会讨论，最终由院长办公会确定整改要求，并依据整改情况实施奖惩。

六、内部审核的频次

内部审核可以分为例行常规审核和特殊情况下的追加审核。例行常规审核根据预先编制的年度计划进行，每年集中开展 1~2 次，对各部门和业务流程进行全面审查。此类审核涵盖全面质量管理体系的所有部门和业务，旨在通过深入内部审计，发现问题并提出改进意见，以增强体系运行的有效性。

特殊情况下的追加审核则根据医院的实际情况而定，通常针对内部问题或体系调整展开，旨在找出问题根源并推进改进。例如，当管理体系或组织结构有重大变更、内部审核员发现某质量要素存在严重不符合项、出现医疗事故，或患者对某一事件连续申诉、投诉时，均需开展追加审核。

七、内部审核内容的选择

外部审核对医院要求较为严格，而内部审核也同样需高度重视。鉴于内部审核通常需要投入大量时间和精力，明确审核的目的和具体内容至关重要，以便针对性地识别问题并提出整改目标，实现持续优化。例如，针对近期医院采购成本直线上升，可通过审核采购部门的资金流水，分析成本上升的直接原因，也可以调取财务部门的预算单，查看科目执行率是否控制在预算范围内，从而找到问题并加以改进。

八、内部审核的原则

（一）以客观事实为依据的原则
客观事实以证据为基础，可陈述、验证，不含个人推理成分，形成客观评价文件。
（二）标准与实际核对的原则
凡标准与实际未核对过的项目，都不能判定为符合或不符合。
（三）依次递进的审核原则
审核包括：该有的程序是否有，是否执行，执行后有无记录、有无效果（总结、分析、整改、效果）等方面。
（四）独立公正的原则
审核作为一种被授权的活动，必须确保全过程公正、客观。内部审核人员不得审核与自己直接相关的事务，审核判断应严格排除任何外界或自身因素的干扰，做到不偏不倚，确保审核结果的公正性和可信度。
（五）系统性原则
审核活动有程序可依，对审核活动先行策划，制订活动计划，依据计划进行，有规范的步骤和技巧。

九、内部审核的程序

内部审核程序图如图 4-1：

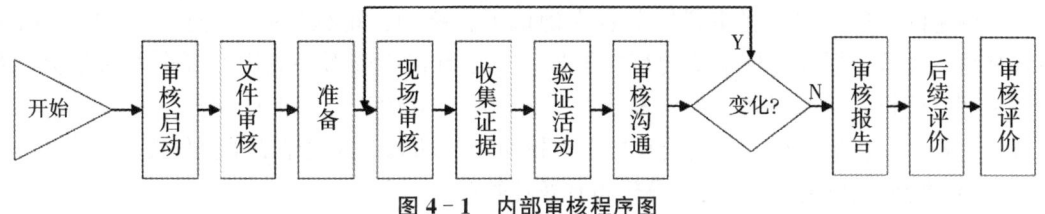

图 4-1 内部审核程序图

执行过程中需要注意以下几点：

（一）内部审核方案的策划

在制订内部审核方案时，应覆盖管理体系的全部要素和活动以及所有场所和部门，包括年度内部审核计划、内部审核实施计划、跟踪审核计划和附加审核计划等。各种计划一定要结合医院的实际情况制定，并得到内部审核组织成员和被审核部门的充分了解，使得内部审核能够按照计划方案有效进行。内部审核前一周召开内部审核组组长会议，对内部审核方案进行讨论修改，明确内部审核小组分工、受审科室、审核重点、审核安排及审阅报告发布日期等内容。内部审核前3天，内部审核组长召集内部审核员开会，对具体的审查范围、分工条款等进行讨论，对检查尺度进行统一。根据内部审核方案、质控数据中发现的典型问题以及上次内部审核通报的具体问题，设计内部审核跟踪案例，并设定相应分值。

（二）选择内部审核员、审核组长和审核组，明确职责要求

内部审核员是决定内部审核质量的重要因素，因此，在选定内部审核员和组成内部审核组时，必须确保成员具备必要的专业技术知识和丰富的审核经验，能够对检定、校准和检测活动的符合性做出准确的技术判断。同时，审核员的分布应覆盖各职能部门和临床一线，避免集中于少数部门，以确保在质量管理体系实施过程中，审核员能发挥领导、监督和参谋作用。选拔过程采取自愿报名与科室推荐相结合的方式，从临床、护理、医技、行政后勤等部门抽调20名骨干成员，其中包括院级高层管理人员3名、临床医生5名、护理人员5名、医技人员2名及行政后勤人员5名。审核组由5名具有丰富管理经验的审计人员担任组长。

内部审计师培训：所有内部审计师均须按批次参加全国内部审计师培训，参加内部审计师小组的定期培训学习。

内部审核员管理：制定《内部审核员管理制度》《内部审核员保密制度》和《内部审核员培训制度》，对内部审核员实行聘任制、定期评价和动态管理。

（三）内部审核实施与监督

内部审核员严格按照审核方案和检查表的规定，通过交谈、查阅资料、实地考察、询问、跟踪等多种方法收集客观证据，全面检查各科室对质量体系文件的执行情况。审核过程需详细记录，确保内容清晰、准确、全面，便于查阅和追溯，并形成规范的工作底稿，为后续改进提供可靠依据。

（四）审核发现不合格项及纠正措施的跟踪和验证

内部审核发现不合格项后，审核组组长组织成员召开沟通会，分析共性问题，讨论审阅中不确定的事项，并与受审科室负责人确认不合格项。审核组随后完成涵盖审核范围、不合格项、扣分依据和复核结论的审核报告，并在审核结束后一周内召开全院通报会，督促相关部门分析问题原因并完善管理制度。通过跟踪和验证，确保受审科室及时改进薄弱环节，防止纠正措施延误，并向管理层汇报体系运行动态，为科学决策提供支持。

（五）内部审核的执行记录、整理和有效性管理

及时准确提供审计所需的电子数据，并赋予相应的数据查询权限，同时确保过程文件的存档和及时更新。审核记录要完整、准确、具体、翔实、清晰，便于查阅和追溯。同时，审核证据需进行整理、分析和筛选，在此基础上形成审核发现，并及时将审核发现，特别是不符合项与受审核部门沟通和反馈，确保问题得到理解和实施证据确认，从而提升审核的有效性和效率。

（六）向医院全面质量管理委员会和院长办公会报告内部审核的具体实施情况和改进要求

内部审核小组根据医院年度内部审核工作计划，严格按照文件要求开展审核工作，充分发挥内部审核力量在医院内部控制工作中的专业优势，强化内部审核工作的统筹规划和资源整合。定期向医院全面质量管理委员会和院长办公会报告年度审计计划和工作进展，并及时上报重大资产损失、重要事件、重大风险等问题。针对年度内部审核报告，进行深入分析和评估，增强对医院内部审核工作的监督力度。对于发现的不符合项和薄弱环节，深入分析原因，制定纠正、预防和改进措施，从而推动医院内部管理水平的持续提升。

§5

支撑与保障体系

§5.1　领导力

一、领导者

享誉美国的领导力和人际关系大师约翰·麦克斯韦尔（John C. Maxwell）在其"领导力 21 法则"中提出，关于领导者，人们抱有很多错误的概念和观点，包括管理者就是领导者、企业家就是领导者、知识渊博的人就是领导者、引领潮流的人就是领导者、位高权重的人就是领导者。

在现代组织和社会中，成功的领导者不再是简单的指挥官，而是能够通过自身的行为、价值观和沟通方式激发他人、塑造团队文化，并实现共同目标的人。

而在现实生活中，领导者肯定有过这样的经历：有些员工工作不主动，需要鞭策才能保证工作进度；有些员工不愿主动承担责任，遇到问题就推诿；还有些员工无物质激励就不愿承担多余的工作等。一个优秀的团队仅凭领导者来驱动并非长久之计，其根本措施是要激发"全员领导力"，形成"自上而下"与"自下而上"相结合的模式，充分发挥员工的积极主动性，使领导和员工之间形成一个有生命力的组织。那么，领导力究竟是什么呢？

二、领导力

（一）领导力概念

领导力，即个人影响群体以实现共同目标的过程，它是一个多层次的概念，远非简单的权力控制。领导力之父沃伦·本尼斯（Warren G. Bennis）认为"领导力的本质在于解决适应性问题的能力"；现代管理学之父彼得·德鲁克（Peter F. Drucker）认为："领导力是一种人与人之间的关系，是领导者与其追随者之间的关系。领导力的核心在于动员大家为了共同的目标和愿景努力奋斗，创造一种让人们贡献自己力量，成就卓越的方式"；领导力大师约翰·麦克斯韦尔（John C. Maxwell）认为"衡量领导力的真正尺度是影响力"；我国相关学者认为"领导力，是指在一定权力基础上，由具备特殊个人素质、能够培育和运用强大组织力的领导者有效实现组织战略目标的能力"。

上述定义强调了领导力的不同方面，其核心在于引导和激励他人共同实现目标。如今，随着质量 4.0 时代的到来，又出现了"数字领导力"，即在组织发展过程中，由于数字时代变革的迫切需要，组织在以领导者思维与行为方式改变的基础上，充分利用大数据、人工智能、区块链、云计算等数字化手段，对组织领导者在思维、情感感知、行为表达等多方面激发变革，并以此引起下属及整个管理团队的转变，以提升组织运营绩效的能力。

（二）医院领导力常见类型

在医院管理中，领导力是确保高效运作和提供优质医疗服务的关键。有关医院的常见领导力，通常有临床领导力、变革领导力、组织领导力、情境领导力以及服务型领导力、权变型领导力、民主型领导力、专制型领导力、教练型领导力、分布式领导力、权威型领导力、协作型领导力、赋能型领导力、学习型领导力、情感型领导力和任务导向型领导力等多种类型，职工因岗位不同，权重也需相应调整。

1. 临床领导力　英国国家健康服务（NHS）2008 年在其"临床领导力能力框架（CLCF）"中指出，临床领导力并不是一个新概念，需优化整个医疗保健行业的领导潜力，这对于提供卓越服务和改善患者治疗结果至关重要，且每个人可通过展示个人品质、与他人合作、管理服务、改进服务和设定方向 5 个方面来为领导过程做出贡献。在医院中，临床领导力适用于提高临床医疗质量、推动最佳实践应用和促进医护人员专业成长，最终增强医疗团队的专业能力、改善患者治疗效果和健康结局。

2. 变革领导力　美国领导学研究泰斗詹姆斯·麦克格雷格·伯恩斯（James Mac Gregor Burns）在 1978 年首次提出变革领导力（transformational leadership）的概念，并在其经典著作《领导力》（*Leadership*）中将其定义为领导者通过自身的影响力向员工传递其理想和目标，激发员工产生高水平承诺和工作积极性，进而促使员工付出更多的努力来达成更高绩效的领导行为。变革领导力强调愿景、创新和变革，适用于医院文化变革、医疗流程再造和技术创新，以推动组织适应外部环境变化、提升服务效率并增强医院的竞争力和适应力。

3. 组织领导力　简称组织力，是指基于一定的组织体系，通过思想力、决策力、人事力、执行力和监督力等构成要素的打造，经过思想动员、制度构建、结构优化、人才凝聚、流程再造等方式或措施，合理有效配置组织资源，形成实现自身战略目标和意图的组织化能力。优秀的组织领导者通过示范、激励和认可，激发团队成员的潜力和热情。在医院中，组织领导力适用于医院整体战略规划、资源配置和跨部门协作，以增强组织的协调性和执行力，提升运营效率和服务质量。

4. 情境领导力　情境领导力理论由保罗·赫塞（Paul Hersey）和肯·布兰查德（Ken Blanchard）于 1969 年首次提出，是一种根据下属的能力和意愿调整领导风格的领导理论。该模型将领导风格分为指挥型（Telling）、指导型（Selling）、参与型（Participating）、授权型（Delegating）4 种。这种领导力强调适应性和灵活性，能够根据情况变化做出最佳决策。在医院中，情境领导力适用于面对不同工作环境和团队需求时调整领导方式，并根据团队成员的能力和任务的复杂性，灵活地提供支持和指导，从而提升工作绩效和团队士气。

5. 服务型领导力　由罗伯特·K·格林利夫（Robert K. Greenleaf）于 1977 年在其著作《服务型领导者》中提出，特点是以服务他人、满足团队和组织需求为核心，强调共情、倾听、支持和团队成长。在医院中，服务型领导力适用于医护团队建设、患者服务改进、员工关怀和以患者为中心的医疗实践，能提升团队凝聚力、工作满意度和患者体验。

6. 权变型领导力　由弗雷德·费德勒（Fred Fiedler）于 1967 年在其权变论中提出，特点是根据情境的不同调整领导方式，强调任务需求、领导者权力和团队关系的匹配。在医院中，权变型领导力适用于应对复杂多变的医疗环境，如突发疫情、手术团队管理和医联体合作，通过灵活的领导方式提升决策效果和团队适应力。

7. 民主型领导力　由库尔特·勒温（Kurt Lewin）于 1939 年在其领导风格理论中提出，特点是强调团队成员的参与和决策共享，注重意见采纳、协作精神和团队动力的激发。在医院中，民主型领导力适用于多学科团队协作、科室管理决策、医患沟通优化以及推进以患者为中心的医疗服务，能够提升团队凝聚力和工作满意度。

8. 专制型领导力　由库尔特·勒温（Kurt Lewin）于 1939 年在其领导风格理论中提出，特点是领导者高度集中决策权，强调控制与命令，适用于需要快速决策或严格纪律的场景。在医院中，专制型领导力多用于突发紧急情况（如重大医疗事故处理）、高风险操作的指挥或疫情防控期间的资源调配，确保快速反应和执行力。

9. 教练型领导力　由丹尼尔·戈尔曼（Daniel Goleman）于 2000 年在其情商领导力理论中提出，特点是通过指导和支持促进团队成员的个人成长和能力提升，强调个性化发展、反馈和长远目标的实现。在医院中，教练型领导力适用于住院医生规范化培训、护理团队能力建设和科研指导等场景，帮助医务人员提升专业技能与职业发展。

10. 分布型领导力　由詹姆斯·斯皮尔斯（James Spillane）于 2001 年在其教育管理研究中提出，特点是强调领导职能的分散化，通过团队合作和多角色分担实现组织目标，注重集体智慧和系统性。在医院中，分布型领导力适用于多学科诊疗（MDT）、医联体建设和大型项目管理，通过整合不同专业与部门资源提升协作效率和医疗质量。

11. 权威型领导力　由马克斯·韦伯（Max Weber）于 1947 年在其权力理论中提出，特点是通过明确的等级制度和权力集中进行管理，强调纪律、控制和命令的执行力。在医院中，权威型领导力适用于紧急情况（如突发公共卫生事件）、危机管理以及高风险操作的决策场景，通过快速决策和严格执行确保组织效率和患者安全。

12. 协作型领导力　由克里斯·利普曼-布卢门（Jean Lipman-Blumen）于 1996 年在其著作《连接的领导力》中提出，特点是通过建立信任、促进合作和整合资源，强调跨部门、跨专业的协同工作和共同目标实现。在医院中，协作型领导力适用于多学科诊疗（MDT）、医疗团队建设、医联体合作以及患者安全改进，通过增强协作提升医疗服务的整体质量和效率。

13. 赋能型领导力　由拉尔夫·斯托格狄尔（Ralph Stogdill）的早期研究奠定基础，并在 2000 年由约翰·阿诺德（John A. Arnold）等人系统化，强调通过授权、自主性支持、能力提升、信任激励和创新思维激发团队潜力。其在医院中的应用包括多学科团队协作、护理管理、改革创新、教学培训以及患者安全改进等场景，有助于提升组织效率和员工满意度。

14. 学习型领导力　由彼得·圣吉（Peter Senge）于 1990 年在其著作《第五项修炼》中提出，核心特点是通过建立学习型组织推动持续改进，强调系统思考、个人掌握、共同愿景、团队学习和改善心智模式。在医院中，学习型领导力广泛应用于医疗技术更新、循证实践推广、团队能力建设和持续质量改进等领域，促进医务人员成长和组织绩效提升。

15. 情感型领导力　由丹尼尔·戈尔曼（Daniel Goleman）于 1998 年在其情商理论中提出，强调通过识别和管理自身及他人的情绪，以提升团队绩效和工作氛围，其特点包括自我意识、同理心、情绪控制、激励能力和社会技能。在医院中，情感型领导力适用于医患关系管理、团队冲突调解、危机应对以及激发医务人员工作热情，特别是在压力环境下提升团队凝聚力和韧性。

16. **任务导向型领导力**　任务导向型领导力由弗雷德·费德勒（Fred Fiedler）于 1967年在其权变理论中提出，特点是以任务完成为核心，注重目标设定、计划执行、进度监督和结果导向。在医院中，该领导力适用于危机管理（如突发疫情应对）、大型项目推进（如新技术引入）、资源调配以及手术室和急诊等高效率场景，确保任务按时高质完成。

上述领导力在医院管理中应用广泛，它们在定义和应用上有独特之处，但彼此之间又存在相互关联和交叉应用的可能性，不能将其完全割裂和独立。在实施管理过程中，领导者需根据具体的组织环境和需求，结合不同的领导力理论和实践，制定适合的领导策略，以实现组织的目标和愿景。

那么，我们该如何激发"全员领导力"呢？

（三）激发医院领导力的举措

1. **提高领导力行动之一：中层干部宣誓**　为有效发挥医院领导力，某医院尝试开展中层干部上岗前的宣誓制度。

（1）开展中层干部宣誓的重要性：纵观国内外许多行业，有不少职业在入职时要进行宣誓，如法官、律师、警察、医生和教师等，以公开宣告誓词的方式，向社会作出郑重承诺。党的十八届四中全会通过的《中共中央关于全面推进依法治国若干重大问题的决定》提出："建立宪法宣誓制度，凡经人大及其常委会选举或者决定任命的国家工作人员，正式就职时公开向宪法宣誓。"说明入职宣誓越来越受到重视。不论是在什么场合下宣誓，都代表了宣誓人向公众、向单位、向社会做出的承诺，对宣誓人形成了有形的和无形的约束，这就说明宣誓制度的必要性。中层干部是一个单位的中坚力量，是业务建设和管理执行的主要力量，直接关系到单位的发展与品质。在医院管理中，实施中层干部的任职宣誓至关重要。

众所周知，每个医院都设立了愿景，一个明确且激励人心的愿景不仅可以引导医院的长期发展方向，还能凝聚全体职工力量和智慧，提升工作积极性和整体绩效。而医院愿景与职工领导力是相互依赖、相互促进的，愿景为职工提供了明确的方向和目标，激发他们的领导力；而职工领导力则是实现愿景的关键力量，推动医院不断前进。通过有效地结合愿景和领导力，医院可实现持续发展，提供高质量的医疗服务，造福患者和社会。而实施中层干部宣誓制度就是实现愿景和增强领导力的有力措施之一，因为这不仅是一种形式上的承诺，更是一种对领导者行为和价值观的明确表达和强化。通过明确的承诺和行为准则，强化了领导者的责任感和使命感，促进了领导行为的一致性和模范带头作用，增强了团队的信任与合作，从而推动临床医疗与管理实践的持续改进。

（2）医院中层干部誓词的内容：中层干部誓词的创作原则应当把握医学的本质、医疗卫生行业的时代特征、医院发展的历史传承及岗位要求，誓词也要求文字简练、内容丰富及内涵深邃。根据现代医院管理理念，行政职能部门应当体现以提高执行力为核心，临床医技科室应当以发展学科为重点，护士长则以服务为主线。因此，医院凝练出了包括行政职能部门、临床医技科室主任、护士长三大誓词。

1）行政部门主任誓词：我将服从大局，认真履职，做一个铿锵有力的执行者。我将更新理念，大胆实践，做一个与时俱进的管理者。我将带领团队，凝心聚力，做一个承上启下的协调者。我将严谨务实，规范服务，做一个仁术文化的引领者。我将秉承"仁和精诚"，发挥智慧，以卓越迎接挑战，用激情续写辉煌。

2）临床医技科室主任誓词：我将带领团队，以维护健康为己任，忠于职守，恪守医德，尽我所能。以学科发展为目标，勇于拼搏，刻苦钻研，开拓创新。以科学管理为纽带，敢于担当，创造特色，科教协同。我将与同事，怀仁心，心存敬畏，慈悲为本；施仁术，悬壶济世，普救苍生。我将谨记希波克拉底誓言，追求卓越，在百年仁术的丰碑上镌刻大医精诚。

3）护士长誓词：我将带领团队，弘扬南丁格尔精神、保护生命。我将携手同仁，培育人文护理理念、减轻痛苦。我将心系病患，践行卓越服务宗旨、促进健康。以责任和使命、勤勉学习、精益求精，实现"安全、有效、舒适、忠诚"的目标。

（3）医院中层干部誓词的内涵：行政部门主任誓词包含了5个方面的要素，即如何当好执行者、管理者、协调者和引领者及对工作态度的要求，其核心是执行力。

临床医技科室主任的誓词包含履职的5个要素，即责任、目标、管理、仁心仁术和追求卓越。内容相互关联、层次递进，体现学科发展为本的理念。

护士长誓词体现以患者为中心，包含"保护生命、减轻痛苦、增进健康"的基本职责和要求，始终将服务贯穿于护理的全过程。

（4）践行誓言推进医院工作：

1）宣誓激发中层干部发挥表率作用：通过隆重的宣誓仪式，中层干部进行庄严宣誓，既是一种教育，也是一种警诫，更是一种约束。

2）誓词体现人文关爱提升医院美誉度：怀仁心、施仁术、践行卓越服务是誓词的重点，旨在提高患者的就医感受，使人文关怀不只是一句空话。

3）誓言促进医院管理水平提高：通过将誓词的内容转化成医院管理的实践，转化成中层干部的主动行动，使医院形成一种言必行、行必果的管理文化。

（5）实施中层干部宣誓发挥的领导力：实施中层干部宣誓具备多重领导力，主要有以下几个。

1）变革领导力：因宣誓制度是一种激励性行为，旨在通过明确的使命和价值观提升中层干部的责任感和使命感。这种制度鼓励干部们从个人层面上升到组织层面，推动文化变革，增强全体员工的凝聚力。领导者通过愿景描绘和制度创新，促使中层干部成为医院变革和发展的推动者。

2）权威型领导力：因宣誓制度通过设定明确的目标和方向，让中层干部意识到组织对他们的期望和要求。领导者通过这一仪式强化医院的规则意识和纪律要求。宣誓体现了领导者对团队行为的明确指引，推动医院朝着共同目标前进，从而有利于确保中层管理者的行为与医院战略保持一致。增强干部的执行力和对决策的认同感。

3）服务型领导力：因宣誓过程强调"服务患者、服务团队"的使命，体现了服务型领导力对医院文化的引导作用。通过宣誓进一步强调"以患者为中心"的理念，有利于激发中层干部的责任感和奉献精神，从而更好地服务于医院和患者。

综上所述，实施医院中层干部宣誓制度主要体现了变革型领导力，因为这一制度不仅是一种激励行为，还旨在通过明确的价值观和使命感推动医院文化变革和管理创新。同时，它辅以权威型领导力的方向指引和服务型领导力的服务意识强化。这种多维度的领导力模式有助于提升中层干部的责任感、凝聚力和执行力，为医院的长期发展提供坚实的领导基础。

2. 提高领导力行动之二：行政职能部门"五个一"工程　医院行政职能部门作为医院中层管理的重要机构，在医院整体工作氛围中，起着引领带头作用，其领导力直接影响到医院服务、质量、水平和效率。医院实施中层干部宣誓制度，誓言从学习能力、服务能力、工作能力、管理能力与协作能力5个方面提出明确要求，量化成一个考核方案——行政职能部门"五个一"工程，简称五个一工程，从突出重点、以点带面的原则出发，强调部门工作的积极主动性，使医院行政职能部门的能力尤其是组织领导力和变革领导力得到了显著提升。

（1）五个一工程的具体内容：

1）读好一本书：个人的成长依赖于不断学习，单位的发展则离不开持续的知识更新，而国家的强盛则基于全民的智慧积累。为提升职能部门的学习能力，某医院要求每个部门每年读好一本书，并撰写读书心得，将思路、观念、方法应用于本职工作岗位上。各部门需提出具体的改进措施和评价指标，并有效执行，同时年终进行总结报告，并参与读书报告会。

为确保学习效果，医院根据选书的新颖性、组织形式、学习成效、影响力及汇报质量进行评分。同时，考核与学习能力相关的其他日常工作指标，如参加各项活动，对获得奖励且经院务会讨论决定的院级活动或竞赛的个人或集体、厅局级以上行政主管部门组织的院外活动或竞赛的个人或集体，进行不同比例的加分。对无故不参加医院举行的相关会议、学习、活动等情况进行不同比例的减分。

2）建立一个高质量的品管圈：品管圈（QCC）活动是指在相同工作地点具有相同工作性质的人员，自发组织，通过集思广益发现问题、分析原因并采取科学方法解决问题的过程。这种活动不仅有助于提升工作质量和服务水平，还能激发员工的积极性，促进持续改进和创新。为进一步提升医院质量与服务水平，某医院要求每个职能部门每年完成一项品管圈项目。各部门需结合上年度工作中难以解决的问题或医院存在的现象，年初申报 QCC 项目，立项后按进度组织开展，取得成效后进行现场评估，年底进行总结汇报和评比。

医院对按进度完成的 QCC 项目进行汇报评审，对获奖的项目按一定比例加分，验收不合格者予以扣分。同时考核与服务能力相关的其他日常工作指标，如严格按照要求和标准参加和接受服务查房，按照实际分数根据一定比例计分，对年度获奖的按一定比例加分；

无故缺席查房者或未按照首接原则和程序办事的人员将被扣分；推诿拖拉导致投诉或在第三方满意度调查中排名后 3 位者予以扣分。

3）写好一篇管理文章：撰写管理文章不仅有助于提升工作效率，还能增强总结与思考的能力。在实际工作中，我们需要不断进行整理与提炼，才能不断提高自身的工作水平。在总结和提升的过程中，结合学习形成个人观点，并将这一思维过程清晰地表达出来，就能成为一篇具有理论价值的文章，这也是提升理论水平的重要途径。持续总结与提升的过程，实际上是工作能力和管理水平不断增长的过程。为此，某医院要求每个职能部门每年完成一篇管理文章，或在年度内出台或完善一个有助于工作持续改进或创新发展的制度性文件，要求文件具有特色并产生明显成效。随后，每个部门还需结合本职工作，撰写一篇管理论文。

为激励员工积极撰写管理论文，医院将管理论文作为选派人员参加全省或全国会议的重要依据。原则上，对于没有论文交流的非工作会议，不予派人参加。大会上交流的文章，或在医院投稿指南目录内的期刊上发表的文章，将予以加分。同时，医院还将考核与工作能力相关的其他日常工作指标，包括：年度工作计划不具体或不落实，工作目标未达标，取消或未上周表安排工作的，予以扣分；收到上级公文未进行受控编号，未及时落实或未完成的，予以扣分；跨部门协作不力，拒绝协作或影响工作进度与质量的，予以扣分；总值班人员未在岗或沟通传达不到位的，也将进行扣分。

4）策划并执行一件有影响力的大事：管理是一门高度综合的学科，顶层设计至关重要。从策划到执行一项重要任务，过程涉及从更高层次设定目标，制定具体措施，实施计划并最终达成目标，最后进行反思和总结，这一系列步骤本身就是提升管理能力的过程。为此，某医院要求每个职能部门每年策划并执行一项能够在院内外产生较大影响的大事。这项大事应紧密围绕医院年度发展主题，服务于医院的核心工作，结合各部门年度工作重点，提出可操作的计划。每项任务在年初要明确计划和措施，按步骤推进，并在中期进行评估，年终进行总结和反思，以确保目标的达成并推动医院品牌的提升和患者满意度的提高。

提出的大事需纳入年度计划和季度重点工作，并按计划逐步完成。每项任务将在行政月会上进行汇报，并根据完成情况进行评比排序，按照排序结果计分。同时，医院还将考核与提升影响力相关的其他日常工作指标，如部门在医院官网发布的高质量新闻、医院微信公众号和主流媒体的连续报道，或部门因工作成绩获得上级部门表彰、典型发言，或者在省卫生健康委年度考核中获得第一名等，均可根据情况给予加分。反之，若部门出现不团结、吵闹、不按规范程序办理事务，或发生负面新闻及其他不良事件，将根据情节给予相应扣分。

5）牵头举办一次区域性交流活动：开展区域性交流活动，对内可强化部门间协作，对外可增强宣传意识，从而有利于医院团队精神的整体提升。为此，某医院要求每个职能部门根据职责和管理方向，每年牵头举办一次面向省内外的交流活动，或区域性继续教育培训项目，或作为主委单位单独召开年会。

面向全省或社会的活动需符合继续教育项目管理要求，具有一定量规模和水平，分别计分。同时考核与协作能力相关的其他日常工作指标，如年终人力资源部组织的综合测评，测评由周会人员打分，分数按一定比例折算计分。

（2）五个一工程的实施效果：

1）营造了浓厚的学习氛围：通过"读好一本书"活动，大家积极研读名著典籍，有助于获得最新的管理理念和实践案例而提升自身的管理水平；有助于激发创新思维以帮助自己在面对复杂问题时提出新颖的解决方案；有助于提升语言表达和沟通技巧以帮助自己更有效地与团队成员沟通交流。更重要的是，将自己的学思所悟和实践行动在全院分享，促使全院营造一种浓厚的学习氛围。

2）形成了比学赶超的工作氛围：品管圈是一种持续改进的工作方法。在品管圈的组圈、选定主题、确定目标、效果确认、标准化工作程序及成果比较等的过程中，大家学会了在工作中使用品管圈手法以更好地为患者服务，此外，组员间的团结合作有助于增强团队凝聚力及分析问题和解决问题的能力；更重要的是，通过圈组间的比赛、展示，形成了比学赶超的工作氛围。

3）养成了总结提升的思维习惯：围绕医院中心工作，完成好本职工作并时常思考：如何才能克服困难？如何才能做到尽善尽美？如何才能站在更高的角度思考问题？在日常工作中，大家养成了事事小结、经常总结和反思自省的好习惯，有利于培养系统化思考并提升管理水平。

4）树立了主动工作的宣传意识：通过策划执行每一件有影响力的大事，在策划中思考如何提升影响力、在执行中抓住亮点和特色，将事件及时撰写成文并通过各类主流媒体或自媒体宣传报道，以扩大医院的影响力和知名度。通过树立主动宣传意识，营造"人人都是医院宣传员"的氛围。

5）促进了医院品牌影响力的大幅提升：通过举办一系列管理类学术会议与交流，大家愈发深刻地认识到"管理出效益"的重要性。更重要的是，在不断了解国内外先进管理理念的同时，员工逐步转变自身观念、改进工作方法，并将这些变化有效地影响到临床各专科。这不仅推动了各专科的提升，也显著增强了医院的综合实力，导致医院在省内外的排名逐年上升，同时品牌影响力得到了大幅提升。

（3）实施五个一工程发挥的领导力：开展职能部门"五个一"工程，则分别体现了多种领导力。

1）"读好一本书"活动，体现了领导者通过学习型、变革型、服务型和赋能型领导力，推动知识传递、个人成长和团队文化塑造。这种活动不仅提升了职能部门的综合素质，还为医院整体管理创新提供了智力支持和文化保障。

2）"建立一个高质量的品管圈"活动，体现了变革型领导力的创新引领，赋能型领导力的激励与授权，服务型领导力的支持与协助，任务导向型领导力的高效执行，以及协作型领导力的团队协同作用。通过综合运用这些领导力类型，能够提升品管圈的整体质量和效果，为医院质量管理的持续改进提供保障。

3）"写好一篇管理文章"活动，体现了任务导向型领导力的目标规划与执行力，学习型领导力的知识积累与总结，服务型领导力的支持与发展，变革领导力的创新引领，以及赋能型领导力的自主性激发。通过综合运用这些领导力类型，不仅能够完成高质量的管理文章，还能促进团队的学术成长与组织管理能力的提升。

4）"策划并执行一件有影响力的大事"活动，体现了变革型领导力的创新引领和激励作用，跨界领导力的资源整合与协作能力，任务导向型领导力的目标规划与执行力，服务型领导力的支持与赋能精神，以及创造型领导力的独特视角与创新设计。这些领导力类型的融合，确保活动具备清晰愿景、团队凝聚力、高效执行力和广泛影响力，从而推动医院管理与社会价值的提升。

5）"牵头举办一次区域性交流活动"活动，体现了跨界领导力的资源整合与多方协作能力，服务型领导力的支持精神和以交流促进区域发展的服务意识，变革领导力的愿景引领和创新推动，以及赋能型领导力的授权与激励作用。这些领导力共同保障了活动的高效组织、广泛参与和深远影响，推动区域间的合作与发展。

医院行政职能部门的工作性质各不相同，量化考核难度较大。如果对每一项工作进行考核，不仅难以达到预期效果，而且会增加时间和精力的投入。为此，五个一工程通过聚焦关键任务、从局部推动整体进步，突出工作重点，在完成日常工作的基础上实现了显著提升。经过几年的实践，该工程有效激发了医院行政职能部门的工作积极性和执行力，逐步在医院内部形成了"言必行、行必果"的管理文化。

3. 提高领导力行动之三：临床医务人员循证转化项目实施　行政职能部门的"五个一"工程通过多方面的活动，全面提升领导者的知识水平、管理能力和综合素质。这些活动不仅促进了个人和团队的成长，还推动了组织的发展和进步。在实施这些活动的过程中，领导者不断挑战自我、提升自我，最终实现个人领导力与组织管理的双赢。对于临床一线医务人员，其领导力的提升可从临床实践变革来体现，而开展循证转化项目便是一项重要措施之一。循证转化是指在实际工作中基于最佳的科学证据、临床专业知识和患者价值观进行决策和实践的过程，其中领导力在推动和实施循证转化过程中起着关键作用。

（1）循证转化项目的实施过程：JBI循证卫生保健模式关于循证实践的流程，包括循证问题的构建、系统文献检索、文献质量评价、提取证据、评价证据、汇总证据、制定审查指标及审查方法、基线审查、障碍因素分析、循证实践变革、效果评价等步骤。

（2）循证项目转化中发挥领导力的作用：在循证项目转化过程中，领导力发挥着至关重要的作用。领导者不仅需具备推动和管理变革的能力，还需拥有激励团队、有效沟通和决策的能力，以确保循证实践的顺利实施。有效的领导力不仅能够提升项目的实施效果，还能推动组织整体的进步和发展，最终实现更高质量的医疗服务和更好的患者结局。其领导力主要体现在以下几个方面：

1）明确愿景和目标：领导者为循证转化项目设定明确的愿景和目标，确保团队成员理解项目的背景、目标和重要性。具体表现如下。首先设定愿景：领导者设定一个明确且激励人心的愿景，以充分激发和调动团队成员的积极性和参与度；其次设立目标：领导者制定具体、可测量、可实现的清晰目标，让团队成员清楚明白需要实现的具体成果。

2）提供资源和支持：领导者需保证循证转化项目的各项资源和支持，以促进项目顺利实施。具体表现如下。首先是资源支持：确保项目所需的资金、设备、技术和人力等资源到位；其次是培训支持：为团队成员提供循证转化项目的相关培训。

3）促进沟通和协作：领导者在项目实施过程中，需特别重视团队成员间的沟通与协作，确保信息透明和团队协同。具体表现如下。首先是建立开放的沟通渠道：让团队成员能及时获得项目信息和反馈；其次是搭建协作平台：促进跨部门和跨学科之间的合作，共同推进项目的顺利实施。

4）激励和动员团队：领导者通过激励和动员团队成员，增强其参与感、责任感和获得感，以推动项目顺利开展。具体表现如下。首先是认可与奖励。通过设置表彰和奖励机制，充分肯定团队成员的努力和贡献，以增强其工作积极性；其次是激发潜力：鼓励团队成员发挥创意和潜力并集思广益，以促进循证实践的创新和改进。

5）监测和评估：领导者负责监测和评估循证转化项目的进展和效果，确保项目按计划推进并达成预期目标。具体表现如下。首先是进行过程监测：通过定期监测项目进展，及时发现障碍并有效解决，确保各项工作按计划有条不紊进行；其次是进行效果评估：通过数据分析，判断项目实施效果并及时调整和持续优化。

6）推动变革和创新：领导者在循证转化项目中，需积极推动变革和创新，确保持续改进和高质量发展。具体表现如下。首先是进行变革管理：有效管理项目实施过程中的变革，解决项目实施过程中的各种障碍因素，积极发挥和充分利用各种促进因素，确保变革顺利进行；其次是进行创新推动：鼓励团队成员在实施过程中，积极探索和应用新技术、新方法，推动项目又好又快发展。

7）确保可持续性：领导者确保循证转化项目可持续发展，使其成为组织文化的一部分。具体表现如下。首先是文化建设：通过制度和文化建设，将循证实践理念融入组织文化，使其成为日常工作的一部分；其次是持续改进：建立持续改进机制，确保循证实践在组织内不断优化、完善和持续发展。

综上所述，医院开展临床医务人员循证转化项目需要具备多重领导力，如学习型领导力对知识获取与实践更新的重视，变革型领导力在推动循证医学实践创新中的引领作用，赋能型领导力对医务人员能力提升和自主决策的支持，以及任务导向型领导力在目标规划与实施中的高效执行。这种领导力融合促进了科学证据向临床实践的有效转化，推动医疗质量持续改进。

4. 提高领导力行动之四：规范议事规则　医院议事规则是医院管理和治理的基础，有利于确保决策的科学性和透明性、规范管理者与职工的权力和责任、促进全体职工的参与和协作，最终确保医院高效、有序运作。与之同时，医院议事规则也与领导力之间有着紧密的互动关系，明确且合理的议事规则不仅有助于提升领导力，还能促进医院整体管理水平的提升。

集议的雏形始见于汉初，具有标志性意义的事件是汉高后八年（公元前180年），一批列侯、公卿在没有任何诏命可依的情况下，以自行合议的方式，推选刘恒为帝（即汉文帝），从此逐渐形成"凡国有大造大疑"必须集议的定式（《后汉书·百官志》）。

（1）概述：医院党委会议和院长办公会议是医院党委和领导班子根据议题进行研究审议和决定医院重要事宜的决策体系，贯穿于决策审议、决策讨论、决策督导落实整个过程，对协调、解决医院发展过程中的全局性、战略性关键问题发挥重要作用，也是医院实现现代化管理、落实党和国家卫生健康方针政策的一种会议机制。

（2）目的：通过制定和完善议事规则，对医院发展过程中的全局性、战略性关键问题进行科学决策、民主决策和依法决策，从而形成双闭环管理模式。

（3）议事架构：党委会议由医院党委书记主持召开，坚持民主集中制，实行集体领导和个人分工负责相结合的制度，凡属重大问题都要按照集体领导、民主集中、个别酝酿、会议决定的原则，由党委集体讨论作出决定。发挥好医院党委把方向、管大局、作决策、促改革、保落实的领导作用，支持院长依法依规独立负责地行使职权。

院长办公会议由院长主持召开，在医院党委领导下，组织实施医院党委有关决议或决定，坚持全面贯彻新时代党的卫生与健康工作方针，贯彻落实深化医药卫生体制改革政策措施，坚持公立医院公益性，推进医院医疗、保健、教学、科研、管理各项工作健康发展。

（4）议事决策范围：

1）党委会议事决策范围：①事关医院改革发展稳定及医疗、保健、科研、教学、管理工作，由院长办公会会议研究提议的重要事项。②直接由党委会会议讨论决定的事项，包括医院党的建设重要事项、干部选拔任用和干部队伍建设的重要事项、人才工作的重要事项、医院安全稳定重要事项、重大突发事件的处理和需要党委会会议讨论决定的其他事项。

2）院长办公会决策范围：院长办公会议主要负责研究并提出需由党委会会议讨论决定的重要事项方案，具体部署并落实党委会会议决议的相关措施，同时研究和决定涉及保健、医疗、教学、科研及行政管理等各项工作。

（5）议事召开原则：

1）党委会：会议一般每2周召开一次，遇有重要情况经党委书记同意可随时召开。会议由党委书记召集并主持。党委书记不能参加会议的，可以委托党委副书记召集并主持。

会议成员为党委委员，必须有半数以上党委委员到会方可召开。讨论和决定干部任免等重要事项时，必须有三分之二以上党委委员到会。党委委员因故不能参加会议的，应当在会前向党委书记请假。不是党委委员的行政领导班子成员可以列席党委会会议，议题相关部门负责人可以列席会议，涉及职工切身利益的重大议题可以邀请职工代表列席。列席人员有发言权，没有表决权。

2）院长办公会：院长办公会议一般每周召开一次，遇有重要情况经院长同意可以随时召开。会议由院长召集并主持。院长不能参加会议的，可以委托副院长召集并主持。

会议成员一般为医院行政领导班子成员，必须有半数以上成员到会方可召开。讨论决定重要事项时，必须有三分之二以上行政领导班子成员到会。会议成员因故不能参加会议的，应当在会前向院长请假。医院纪委书记应当参加会议。根据会议议题情况，医院党委其他成员和议题相关科室负责人等可以列席会议。列席人员有发言权，没有表决权。

（6）议事程序：

1）议题申请：①党委会。由党委书记提出，也可由党委委员或医院领导班子其他成员提出建议、经党委书记综合考虑后确定。②院长办公会。由院长提出，也可以由行政领导班子其他成员提出建议、经院长综合考虑后确定。

议题相关材料应当提前2个工作日分别提交至党办/院办汇总审核。

2）讨论表决：议题由分管领导在会上提出，并作讨论，最后以书面形式作出表决。表决通过后由党办/院办负责督促落实；表决否定的议题由党办/院办负责将意见反馈到相关提交部门；表决认为材料不充分、论证不充足的由院办/党办负责反馈转给相关部门重新论证或要求补充相关材料。

3）形成纪要：会议决议须形成"重大事项表决纪要"，按独立序列实行编号，且必须有与会领导签名。

4）院内公示：重大事项表决通过后，需以书面和传达的形式在医院内进行公示。

5）监督与落实：医院相关部门和个人应当及时执行会议决议；对执行不力的，应当依照有关规定问责追究；决策执行过程中需作重大调整的，或需要复议的，应当按照议事规定重新提交议题。

（7）议事信息化管理：推荐以电子设备（如平板电脑）代替传统纸质版议题材料，一方面提升会议运行效率，另一方面利用电子设备对关键词进行整理分类并关联相应的议题名称、议题材料等，可提高议题查找效率、推进议题的溯源和信息化检索工作，进一步加速党委会议和院长办公会议数字结构化建设，最终形成医院议事决策体系的信息化和智能化管理。

（8）规范议事规则体现的领导力：规范议事规则，体现了多重领导力，主要如下。

1）组织领导力：规范议事规则帮助构建清晰的沟通和决策流程，确保各项事务的高效运行和决策的执行力。通过有效的规则，组织领导力能够增强团队的凝聚力和协调性，提升整个团队的工作效率。

2）变革领导力：在推动议事规则规范化的过程中，领导者通常需要进行流程优化和文化变革，这体现了变革领导力。领导者通过变革现有的工作方式、沟通模式和决策机制，促进组织持续改进和适应环境变化。

3）情境领导力：不同议事场合可能需要不同的规则和领导方式，情境领导力体现在根据实际情况调整议事流程、决策机制和沟通方式。领导者能灵活应对不同情境，确保团队能够高效协作和做出有效决策。

4）服务型领导力：规范议事规则能增强团队成员之间的相互尊重和合作，确保每个人的意见都能得到有效表达。服务型领导力体现在领导者关注团队成员的需求，确保规则制定以增强团队协作、提升服务质量和工作满意度为目标。

这些领导力通过规范议事规则的实施，确保医院内部管理的高效性、透明性和公平性，从而提升决策质量和组织绩效。

§5.2 执行力

2002 年，霍尼韦尔国际公司前任总裁兼 CEO 拉里·博西迪（Larry Bossidy）与全球著名的管理咨询大师拉姆·查兰（Ram Charan）合著了畅销书《执行：如何完成任务的学问》，提出"执行是目标与结果之间的桥梁"，并进一步演绎出了执行力的说法。

一、概述

执行力就是将思想转化为行动、把理想变成现实、把计划变为成果的能力，不仅体现了个人与团队的工作态度和精神风貌，更在于是否能够付诸实践、做到切实执行。老子在《道德经》中说道："天下难事，必作于易；天下大事，必作于细。"成功的事业往往源自从细节入手的执行力积累。成语"令行禁止"，讲的是律令一旦颁行，就要马上生效执行，有令则行、有禁则止才能获得想要的结果。美国 ABB 公司董事长巴尼维克说："一位管理者的成功，5％在战略，95％在执行。"这一观点深刻揭示了执行力在事业成功中的重要地位。

检验执行力的标准即是否能按时、按质、按量完成任务。要提高执行力就要把好"总开关"和造好"船"和"桥"，增强自觉力、落实力。"总开关"关乎思想源头，从根本上决定着行为方式。决定着想不想干、愿不愿执行的问题；是主动负责还是被动应付，效果肯定大不一样。把好"总开关"，增强自觉力可以从强化忠诚理念、强化担当精神等方面着手。造好"船"和"桥"，就是要执行到位，方法和能力很重要。毛泽东同志曾经讲过："我们不但要提出任务，而且要解决完成任务的方法问题。我们的任务是过河，但是没有桥或没有船就不能过。不解决桥或船的问题，过河就是一句空话。不解决方法问题，任务也只是瞎说一顿。"

二、提高执行力对医院的意义

医院的建设与发展，关键在于科学的决策、正确的执行及有一支强大的人才队伍，其中执行力尤为重要，它是将战略决策、规划理念转化为医院运营效能、服务成果的关键。提升医院管理的执行力，不仅是推动医院持续发展的核心动力，也是落实规章制度、提高管理效能、塑造良好社会形象的重要保障。此外，在医院推动执行过程中，需不断发现问题、分析问题并寻找解决方案，才能确保执行力的落地生效。

三、提高执行力的具体措施

（一）提高执行力行动之一：规范会议管理

清末民初，随着立宪运动的展开，议会活动与议会规则的研究应运而生，并逐渐进入国人关注的视野。议会规则的概念传入中国，史家一般认为发端于孙中山的《民权初步》一书。孙文言道："民权何由而发达？则从固结人心、纠合群力始。而欲固结人心、纠合群力，又非从集会不为功。是集会者，实为民权发达之第一步。然中国人受集会之厉禁，数百年于兹，合群之天性殆失，是以集会之原则、集会之条理、集会之习惯、集会之经验，皆阙然无有。以一盘散沙之民众，忽而登彼于民国主人之位，宜乎其手足无措，不知所从，所谓集会则乌合而已。是中国之国民，今日实未能行民权之第一步也。"民国时期著名的政治活动家章士钊，亦曾不无深刻地指出："所谓民主者，就是开会也。"他认为懂得如何开会，便走出了践行民主的初步。

1. 会议管理　这是一个动态的合成词，从字面含义上讲，"会"的基本意思是聚会、见面、集会等；"议"的基本意思是讨论、商议。管理就是制定、执行、检查和改进。现代意义上的会议是指有目的、有组织、有领导地商议事情的集会，是实施领导和管理的重要手段和途径。

（1）会议的分类：

1）按会议的规模分为特大型会议、大型会议、中型会议、小型会议，分别指万人以上的会议、千人以上的会议、数十人至数百人的会议、几人至几十人的会议。

2）按会议的性质分为立法性会议、党务性会议、行政性会议、业务性会议、群众性会议、交际性会议。其中，立法性会议是指权力机构的会议；党务性会议是指政党召开的会议；行政性会议是指各级行政机关（单位）召开的执行性、工作性会议；业务性会议是指各部门召开的专业性会议；群众性会议是指非官方、非专业地表达群众意愿的会议；交际性会议是指旨在增进了解、发展友谊的会议。

3）按会议的内容分为工作会议、表彰会议、动员会议、总结会议等。

4）按会议的方式可分为面授会议、观摩会议、电视电话会议、网络会议、集中会议、分散会议等。

（2）会议管理目的：是解决问题的一种手段，是领导工作中的重要方式，旨在通过有效的筹备、组织和保障，确保会议顺利进行并提高其效率。

2. 如何开好会

（1）定盘子——确定会议主题：

1）主题来自上级指示，领导直接提出。

2）主题来自部门在实际工作中出现的新形势、新问题，需要召开会议进行研究。

3）主题是例会。

4）主题来自其他缘由。

（2）搭好台——做好会前筹备：

1）确定参会人员：根据会议性质、议题和任务，合理确定出席会议的人员范围。

2）确定会议时间：合理安排时间，力求紧凑高效、科学合理。

3）确定会议地点：需考虑交通、环境、会议室的大小及附属设施配套齐等各项因素。

4）制定会议安排：包括会议时间、地点、主题、与会人员、会议议程等编制印发。

5）制发会议通知：会议通知要及时、准确发送。通常采用书面形式，参会人员少或时间特别紧急时常采用电话、电子邮件等方式发送。参会范围要核准，确保不漏发。

6) 准备会议资料：会议材料的准备要确定专人负责，协调解决推进中的问题，避免会议材料出现遗漏。

7) 布置会议场地：提前将会议资料、会议物品以及会议设备准备好。

8) 进行会前检查：检查的主要内容：一是会议通知及参会人员是否落实。二是会议材料是否起草、印制好。三是会场布置是否到位，尤其要仔细检查音响、话筒、电脑、显示屏、投影仪等电子设施和灯光照明是否能正常使用。四是座次安排是否妥当，特别要检查主席台座位、水牌等安排。

（3）严组织——会中服务：

1) 会议签到：这是统计参会人员到会情况的一种重要手段。一方面可及时、准确地统计到会人数；另一方面也能给档案工作留下第一手记录。

2) 会议记录：会议记录是对会议进程客观、真实的记载，为日后查考、分析、研究提供主要依据，也为形成决定、决议、会议纪要等打下基础，便于传达和学习会议精神。

（4）收好尾——会后工作：

1) 会议记录要整好：会后及时整理会议记录至关重要，因为它是会议之外或之后了解会议内容的重要依据。因此，记录必须完整、准确，对于会上未能明确的事项，应及时与相关人员核对。

2) 会议文件要存好：会议形成的一切文件资料，包括会议方案、会议通知、会议记录、会议纪要，会议报道有关文件等要在会后及时收集并归档。

3) 会议现场要理好：会议结束之后，会议组织者应当立即清理会议现场，以免对下场会议造成不便。

4) 决议事项要督好：会议决议事项要明确专人，内容传达必须准确、及时和到位；切忌歪曲变形、拖延和遗忘；同时进行落实和督办。

5) 会议总结要用好：总结会议工作旨在积累经验、明确成绩和不足，做好会议总结有助于提高会务水平，并达到"打一仗、进一步"的效果。

6) 会后要监督执行：会后监督执行是提升组织执行力、确保会议决策落地的关键环节，能防止任务流于形式。具体做法包括：明确任务、责任人和完成时限；建立跟踪机制，定期检查进展；提供支持解决难题；并在后续会议中总结任务完成情况，形成闭环管理，从而保障会议成果高效转化为实际行动。

3. 总结　会议是无法避免的，其主要目的就是解决问题。然而，若会议技巧不当，不仅可能无益于解决问题，反而可能使问题更加复杂。因此，必须通过有效的管理来提升会议的效率。从策划到实施，从研讨到决议，从记录到成果，每一个环节都需按照会议流程有序进行，只有做好会议管理，才能切实提高会议效率。

（二）提高执行力行动之二：规范领导值班管理

1. 概述　领导值班是指非工作时间负责处理医疗事务和紧急情况的一种制度，旨在确保医院运营的稳定性和安全性。在应对重大事件和突发事件时，值班领导凭借丰富的经验和果断的决策，能够迅速制定有效的应对措施，确保事件得到及时妥善处理。同时，这一制度还有助于加强医院内部的沟通与协调。

2. 值班范围

（1）总值班：

1）值班人员为机关职能部门工龄满1年的人员，外单位调入者或院内其他部门调入机关者3个月后参加医院总值班；已参加总值班二线班人员不再参加。

2）具有以下特殊情况的人员可不参加总值班：外出学习或借调上级有关部门1个月以上人员、怀孕7个月以上或哺乳期的女同志、长期病休人员（连续1个月以上）、确诊患有某种不能单独值班的疾病人员。

（2）各部门二线和三线值班：值班人员包括科主任、护士长、班组长。

（3）院领导值班：值班人员包括在职在岗院级领导成员，实行周派班制。

3. 工作要求　值班的整体要求是准确、严谨、及时、认真。这不仅体现了值班人员的专业素养，更彰显了他们对于工作的敬重与热爱。准确，是确保工作无误的关键；严谨，是维持工作秩序的基石；及时，是提高工作效率的保障；认真，则是值班人员对工作质量的坚守。

（1）强化值班职责：

1）从院领导到班组长，皆需树立强烈的值班意识和责任意识。值班是每个人的职责所在，必须牢记值班安排，以讲政治、讲纪律的高度认真履行值班工作，严禁马虎对待或遗漏任务。对于因值班失误导致的不良社会影响，必须严格追责。

2）总值班人员因特殊情况须换班或者不能值班者，须提交书面请示，经主管院领导审批后，报院办办理相关手续；值班者如因外出短期学习、短期病休或出差等原因不能值班时，由本部门负责人安排部门内部人员自行调整值班，并报院办备案。

（2）强化管理部门职责：

1）领导值班由院办统一牵头管理，服从排班。长时间外出学习、病事假（1个月以上）等特殊情况由分管领导批准。

2）建立和完善值班记录本。值班人员需熟悉医院情况和各项工作流程，将重要事情和处置措施进行记录。

3）值班未处理完的事宜要移交到相关职能部门，报院办督办。重要事情处置结束后需向值班院领导或主管院领导进行反馈。院办每周对值班记录进行检查、督办。

（3）强化通信工具管理：从院领导到班组长，在值班期间要求24小时保持通信通畅，交接班时或者外出现场处理事情需先检查通信是否通畅。

（4）强化外出报告管理：从院领导到班组长，离开属地必须严格执行外出登记报告制度，班组长向所在主管部门主任报告，行政部门科级干部向部门负责人和分管领导报告，科主任、护士长分别向医务部、护理部和主管院领导报告，行政部门负责人向分管领导和院长（书记）报告，院领导向院长（书记）报告。

4. 岗位职责　值班工作的任务是多元化的，需要根据具体组织和职位来确定，涵盖接待、安全监控、紧急应对、文件传递、信息记录、维护秩序、巡查检查以及协助员工等多个方面。

（1）总值班：值班期间全面负责所辖范围内各项工作。

1）处理电话等需要总值班协调的日常事务。处理各种临时性重要事务和突发事件，及时通知院领导，协调有关部门等。

2）夜班及节假日值班时检查工作人员的值班情况。

3）及时传达、处理上级指示和紧急通知等事项。

4）及时、妥善处理医患矛盾和治安方面的问题。

5）遇到重大、突发事件时及时通知院领导，组织或配合其他部门的联合行动。

6）负责协调处理非办公时间的医院各项临时性事务。

7）签收机密急件，承接未办事项。

8）组织相关部门人员参与处理各种急会诊、上级部门的临时检查等。

（2）部门值班：

1）各行政部门大部主任均需按照岗位职责接受总值班的统筹安排，遇有一线总值班人员求助时必须立即做出反应或现场处置，要求通信 24 小时畅通，离开属地时必须在院办备案，并叮嘱好副职或相关人员。

2）科主任全面负责科室工作，随时掌握科室及患者情况。在安排好总住院医生、科秘书、带组医生二线值班的基础上，要求按照岗位职责要求接受总值班的统筹安排。遇临时重大事件要现场指挥并及时汇报，不能推诿。要求通信 24 小时畅通，外出时必须向医务部备案，并叮嘱好副职或相关人员。

3）护士长是"门前三包"的重要执行者，在遇到科室管理和护理技术问题时要进行技术协调。在弹性排班的基础上，应根据岗位职责要求，接受总值班或护理部的协调管理。遇到临时重大事件要现场指挥并及时汇报。外出时必须向护理部备案，保持通信畅通，并做好总务护士或相关人员的交接工作。

4）班组长在后勤服务部等部门的领导和统一安排下实行"门前三包"，遇临时紧急事件要现场指挥并及时汇报，外出时必须在相应主管部门备案。

（3）院领导值班：值班期间处理医院总值班和二线值班不能解决的临时性重要事务和突发事件。

1）值班日为正常上班日，处理临时性重要事务和突发事件，接待上级领导、外单位或职工来访。同时，对所分管工作进行院区间协调和督查。

2）值班日为非上班时间，要求不出属地，保持通信通畅，总值班一线人员呼叫或行政部门主任请示时及时协调，解决各种问题，遇突发事件需要现场指挥时，要求 30 分钟赶到。

3）对于分管以外的工作，需先处理应急情况，并及时与分管领导取得联系讨论解决。分管领导要求通信 24 小时畅通。

4）值班日有特殊出差外出时，需提前对调值班领导，经院长同意，报院办登记，总值班备案。

5. 监督管理

（1）为严肃纪律，对擅自换班者，一经查实，除以精细化管理二级处罚外，还要承担替班者在值班中发生问题的责任，当班者与替班者接受同样的处罚。

（2）值班人员因私事离岗，造成临床、医技科室有事找不到人、无值班日志者、不处理问题或协调处理不积极者予处罚，给医院工作造成影响者，予处罚并承担相关责任。

（3）值班者迟到、早退、脱岗的，按人事有关规定处理，给医院工作造成影响者按相关规定追责。

领导值班以其独特的优势与职能，为医院工作的正常进行、内外部工作关系的协调、来访者与群众的解答、重大事件和突发事件的处理以及工作纪律和作风的督促等方面提供了有力保障。

领导力是执行力的前提，执行力是领导力的通道，它们是硬币的两面，往下看是执行力，往上看是领导力。员工执行力的提升需要领导力的指导，管理者领导力的实现需要通过员工的执行达成。任何一种"力"都很难独立运作，脱离领导力的执行力是无源之水，脱离执行力的领导力是空中楼阁。

（三）提高执行力行动之三：制定科主任目标考核管理规定

为强化科主任岗位职责，提高工作积极性和执行力，客观公正评价科主任履行岗位职责的情况，某医院根据科主任誓词，制定科主任目标管理考核规定，建立科学的管理考核评价机制，有效推进学科建设。

1. 评价原则

（1）以人为本，以发展学科为导向。科主任作为科室管理的第一责任人，围绕专科建设评价方案，强调科主任全面管理的积极性和主动性，旨在执行能力与管理能力的同步提升。

（2）科学精细，动态量化。考核内容与评价指标每年根据实际情况动态调整，每年考核一次，作为年度考核和十佳医生评选的重要依据。

2. 内容及标准

（1）岗位考勤管理（15%）：

1）在职在岗（5%）：履行好岗位职责，完成医院交办的各项工作和应急任务，保证通信工具24小时畅通，安排好科室各项工作，合理排班。关机、拒绝或拖延医院交办的工作和应急任务予以酌情扣罚。

2）外出请假报告（5%）：外出参加会议、出差等按程序审批并在医务部登记。未审批者、未登记外出者、电脑考勤每月不达标、查房发现不在岗予以酌情扣罚。

3）参会率100%（5%）：按时参加会议及培训，迟到或早退、未经请假无故缺席、查房时发现会议精神与文件未传达予以酌情扣罚。

（2）核心制度落实（25%）：

1）每周一次业务学习（5%）：没有固定时间、发现没有学习予以酌情扣罚。

2）每周一次主任查房（5%）：没有固定时间、发现没有查房予以酌情扣罚。

3）每月一次质量分析会（5%）：没有组织、没有分析病种分布、投诉纠纷和死亡病例的整改等予以酌情扣罚。

4）每年一个QCC（5%）：年内没有申报、没有通过现场评估、没有成效予以酌情扣罚。

5）每年开展新技术（5%）：年内没有申报、没有与新技术相关论文发表、没有成效予以酌情扣罚。

（3）改善服务与流程（25%）：

1）满意度调查（5%）：根据第三方满意度四个季度平均分计算（包括科室满意度和医生满意度）。

2）门诊五个当天（5%）：不参加门诊、无故停门诊、检查预约不上和推迟出报告予以酌情扣罚。

3）急诊五个优先（5%）：拒收急诊患者、拒绝急诊检查、拒绝急会诊或手术予以酌情扣罚。

4）会诊五个关键（5%）：违反会诊规定予以扣罚，牵头MDT并有效者予以奖励。

5）手术五个关键（5%）：未准点开台、接台随意取消予以酌情扣罚。

（4）质量控制管理（25%）：

1）病历质量（5%）：病历未按时交病案室甲级病案率不达标予以酌情扣罚。

2）落实三个合理（10%）：药占比、抗生素、耗占比未达标每项予以酌情扣罚。

3）不良事件规范管理（5%）：①鼓励科室积极上报，建立不良事件限时报告制度，如查房中发现漏报或迟报每例扣1%。②不良事件持续改进，连续出现2起以上同类不良事件、出现院感事件或院感率超标予以酌情扣罚。

4）投诉纠纷管理（5%）：以报精细化管理办公室的有效投诉为准、发生医疗纠纷予以酌情扣罚。

（5）医保质量管理（10%）：遵守医保服务协议规定，违反规定、配合医保管理部门完成医保审核但反馈未按时完成予以酌情扣罚。医保费用管理按全年各医保费用情况以10%计算后赋分。

3. 评价要求

（1）每年年底根据人力资源部安排，由医务部牵头进行考核，按照分数高低进行排序，考核结果占科室年度综合考核的10%。

（2）考核结果作为年终评先、十佳医生的重要依据。平均线以下不能参加十佳医生评选。连续3年处于末位时作为不能继续聘任的重要依据。

（四）提高执行力行动之四：制定护士长目标考核管理规定

为强化护士长岗位职责，提高工作积极性和执行力，客观公正评价护士长履行岗位职责的情况，某医院根据护士长誓词，按照医院相关制度要求，制定护士长目标考核管理规定，建立科学的管理考核评价机制，有效推进护理管理队伍的建设。

1. 评价原则

（1）以人为本，以提升服务能力为导向：围绕护理标准服务、护理五级质控的重点项目，强调护士长的积极性主动性，旨在执行能力与管理能力的同步提升。

（2）科学精细，动态量化：考核内容与评价指标每年根据实际情况动态调整，每年考核一次，作为年度考核和十佳护士评选的重要依据。

2. 考核内容及标准

（1）岗位考勤管理（15%）：

1）在职在岗（5%）：履行好岗位职责，不串岗，安排好科室各项工作，合理排班。不在岗者、排班表不按要求者予以酌情扣分。

2）外出请假报告（5%）：护士长外出参加会议、出差等按程序审批并在护理部登记。未审批者、未登记外出者、查房发现不在岗者予以酌情扣分。

3）参会率100%（5%）：按时参加会议及培训，迟到或早退、未经请假无故缺席、查房时发现会议精神与文件未传达者予以酌情扣分。

（2）标准服务（35%）：

1）标准服务常态化考核（15%）：按照标准化服务（十大服务亮点）单元考核标准综合得分15%计入得分，并强化以下要求。站立相迎：随机抽查未按要求落实；导航指引：查房或随机抽查发现患者外出检查未指引、陪检不符合要求；出院服务项目：查房或随机抽查出院患者，不知晓、科室未制作并发放出院省心包、出院护送不符合要求予以酌情扣分。

2）满意度调查（20%）：①第三方满意度（10%）。根据第三方满意度四个季度平均分计算（包括科室满意度和护士满意度），高于设定目标计10%，等于设定目标计8%，低于设定目标每下降一个百分点扣0.1分。②护士长360°考核（10%）。根据平均得分数的10%计入得分，包括：上级测评权重35%；同级测评权10%；下级测评权重35%；自我评分权重10%；患者测评权重10%。

（3）五级质量控制管理（40%）：按照五级质量控制管理考核标准综合得分40%计入得分，并强化以下要求。

1）日常检查（10%）：包括一天五查执行情况、护理部巡查、晚夜班、节假日查房。每周查房分数平均分的10%计入得分。

2）行政业务查房（10%）：每周实际分数的10%计入得分，如当月追踪督查未整改加倍扣分。

3）不良事件规范管理（10%）：鼓励科室积极上报，建立不良事件限时报告制度，如查房中发现漏报或迟报以酌情扣分；不良事件持续改进，连续出现2起以上同类护理不良事件以酌情扣分；投诉纠纷管理：以报精细化管理办公室的有效投诉为准，发生护理责任的医疗纠纷予以酌情扣分。

4）医护一体化（5%）：做好医护配合，落实医护一体化，开展好QCC，未落实者不得分，查房中发现未落实、科室不配合、不协调、不团结予以酌情扣分。

5）门禁管理（5%）：落实门禁管理及宣教。查房时发现患者及家属不知晓、发现有推销、多人陪护者、有门禁系统的科室未落实、无门禁系统的科室外来人员管理不到位予以酌情扣分。

（4）医保质量管理 10%：

1）患者身份核实与入出院管理 5%：医保患者入院 3 天内进行身份审核，出院 3 天内完成出院结算，发现有违规情况予以酌情扣分。

2）合理收费、合理记账 5%：发现有违规情况予以酌情扣分。

3）加分项：发现并杜绝冒名顶替予以酌情加分。

3. 评价要求

（1）每年年底根据人力资源部安排，由护理部牵头进行考核，按照分数高低进行排序，考核结果占年度综合考核的 10%。

（2）考核结果作为年终评先、十佳护士的重要依据。平均线以下不能参加十佳护士评选。连续 3 年处于末位时作为不能继续聘任的重要依据。

对个人而言，执行力是指按时、按质、按量完成工作任务；对医院而言，则是在预定的时间内实现医院的战略目标。医院管理执行力的核心在于职能科室及各临床科室主任、护士长的执行力，他们不仅承担着管理职责，还负责具体执行任务。

执行力是实现目标的基础，只有在确保执行力的前提下，才能进一步提升服务力。当我们能够高效完成任务时，就能腾出更多时间和精力关注服务对象的需求，从而提供更优质的服务。此外，强大的执行力还使我们能够在服务过程中更加灵活、迅速地应对各种挑战，从而有效提高服务质量。

§5.3　服务力

早在 20 世纪 90 年代初期，杰克·韦尔奇就认识到"服务导向"比"产品导向"更重要，于是通用电气的经营战略从卖产品转变为向用户提供解决方案。

服务力远不止一个微笑那么简单——它是一种综合能力，一个企业想要做大做强，就必须提升服务力。对于医疗行业，拥有高质量的服务力同样是提高行业核心竞争力的一个关键要素。

一、概述

服务力是指为他人做事情、使他人受益的程度，也指一个服务系统提供服务的能力程度，通常被定义为系统的最大产出率。医疗服务力是指医院以患者和一定社会人群为主要服务对象，以医学技术、设备、诊疗环境为基础服务手段，能够提供最大程度实际医疗产出的、非物质形态的服务能力，包含资源配置、技术人员、工作效率与效果、医疗诊治能力与医疗技术水平等主要要素。

二、更高要求的服务力——卓越服务

在当今竞争激烈的医疗市场中，公立医院仅凭基础医疗服务很难形成核心竞争力，要增强患者的忠诚度并赢得其信任，必须以卓越服务为关键突破口，通过提升患者满意度来塑造良好的医院形象，进而将其纳入品牌建设战略。这不仅是提升医院市场竞争力的有效途径，更是促进公立医院高质量发展的重要驱动力。

国家医改纵深推进的出发点和落脚点，就是要坚持以患者为中心，办人民满意的医院。国务院办公厅《关于推进公立医院高质量发展的意见》提出，力争通过 5 年努力，公立医院发展方式从规模扩张转向提质增效，运行模式从粗放管理转向精细化管理，资源配置从注重物质要素转向更加注重人才技术要素。实现这三个转变的核心，就是提高技术水平、改善人才结构和实施精细化管理，而医院管理的关键抓手就是改善服务，提高患者的满意度。因此，医院必须将医疗服务提升到与医疗技术同等重要的地位。新的服务模式意味着公立医院需秉持"患者至上、安全为本"的理念，将医疗服务从优秀、优质提升至卓越，真正实现全方位满足患者需求并确保医疗安全。

三、什么是卓越服务

（一）卓越服务的概念

卓越是非凡、超越一般的意思，是一种永不满足的、追求出类拔萃的进取性精神。卓越服务概念由德国标准化协会于 2011 年首次提出，该标准化协会制定了《以卓越的服务成就客户》标准，提出通过卓越服务实现客户满意；欧洲标准化委员会的技术规范中将卓越服务描述为：通过卓越的服务创造卓越的客户体验，赢得客户的忠诚度，形成良好的商业口碑和品牌声誉。我国学者任真年等认为卓越服务集中体现以患者为本、以员工为本，满足顾客基本和现实需求。

卓越服务是在优质服务的基础上，持续不断地满足并超越服务对象的期望，建立"以患者为中心"的医疗服务体系。卓越服务理念的核心是永远不满足现状，在工作中不断提高服务能力、技术水平，以提升患者的就医体验为目的，以获取更高品质的综合性服务。

（二）医院卓越服务理念、目标、内涵

医疗技术是医院服务的核心，医院要提高服务能力，必须加强医疗技术水平的提升。

卓越服务的理念：医院卓越服务就是以人民生命健康为中心，坚持患者至上，体现人民至上、生命至上、健康至上、安全至上。

卓越服务的目标：打造患者满意、职工幸福、社会赞誉的卓越服务示范性医院。

卓越服务的内涵：卓越管理，让患者更安全；卓越医疗，让诊疗更有效；卓越护理，让患者更舒适；卓越人文，让医患更忠诚。

（三）卓越服务对医院的意义

医院卓越服务是一个涉及管理、医疗、护理、人文等多个方面的综合性服务，是医院整体服务水平的重要组成部分。

1. 卓越管理，让患者更安全　医院管理是医院服务的基础，管理水平的高低直接影响医院的服务水平。因此，医院要提高服务能力，首先需要加强医院管理。

（1）建立科学的管理体系：医院"以行政管理部门为医疗护理服务、后勤保障部门为临床医技服务、临床医技部门为患者服务"的原则，优化组织结构，确保各部门协同高效运作。

（2）加强医院人员管理：医院服务质量的高低取决于医务人员的素质和服务态度，通过开展"10S精益管理"、推行"员工十大行为准则"、第三方满意度调查、定期进行员工素质提升培训等方式提高医务人员的工作技能和服务意识，进而增强服务能力。

（3）加强医院信息化建设：这是医院管理的重要组成部分，可提高服务效率，降低医疗成本。通过建立电子病历、医院信息管理系统、在线挂号等举措，医院能优化医疗流程，提升整体服务效率，确保患者就医体验更加便捷和高效。

2. 卓越医疗，让诊疗更有效　医疗技术是医院服务的核心，医院要提高服务能力，必须加强医疗技术水平的提升。

医院要以保障医疗安全为核心，建立健全医疗质量管理和控制体系，持续提升医疗质量和技术水平。健全医院、部门、学科、科室与个人相结合的质量管理机制，建立个人技术档案，定期开展院科两级新技术评选。建立适应社会发展和分级诊疗需求的急危重症与应急处置体系。全面实施单病种与临床路径管理，适应医保支付方式改革。建立多学科诊疗协作机制，结合医联体、医共体、专科联盟和远程医疗建设，开展重大疾病规范诊疗，加强区域医疗中心和重点专科建设，不断满足患者多层次、差异化的医疗服务需求。

3. 卓越护理，让患者更舒适　护理工作是医院服务的关键，护理服务品质直接影响患者的就医体验。因此，要提升医院服务力，护理服务工作是不可或缺的关键环节。

提高护理质量的首要任务是建立完善的护理服务与质量控制管理体系，全面构建按岗定责的质量控制体系，并实施分级护理和责任制整体护理，以确保护理服务的高效与规范化。首先，要加强临床护理，通过落实责任制整体护理、强化基础护理、注重医患沟通、提供健康指导等措施，拉近与患者的距离，提升患者满意度。其次，要拓展护理领域，发展延续性护理服务，推广"互联网＋"护理模式，提升基础护理服务能力，确保为患者提供全方位、全程、专业、超值且高效的卓越护理服务，精准对接患者的个性化护理需求，从而提升护理服务的整体质量与效果。

4. 卓越人文，让医患更忠诚　医院的人文建设是医院服务的源泉，是塑造以文化为核心的医院品牌的必备条件。要确保医院服务力具有持久和强大的原动力，人文建设必不可少。

医院以提升患者就医的幸福感、获得感为重点，对照国家绩效考核和等级医院评审要求，注重医学人文关怀，加强医务人员分层分级的系统化培训和人文教育，制定医院卓越服务手册，开展科普与健康教育，倡导"信心、爱心、细心、诚心、舒心"的五心服务理念，提高沟通能力和主动服务意识，切实维护患者生命权、健康权等十大权益。坚持以患者满意为最高标准，将人文关怀和人文服务贯穿于整个医疗护理服务过程，建立和谐的医患关系。保障和维护医务人员在职业环境、培训培养、专业发展、福利待遇等方面的权益，不断提高医务人员的职业获得感和荣誉感。

四、如何提升医院服务力

医院对服务力的更高要求体现在推行卓越服务上，这意味着将传统的以医生看诊为中心的就诊模式，转变为以患者需求为导向的多维度综合服务模式。通过优化各项流程，提升就诊效率和体验，从而增强患者对医院的"忠诚度"。那么，如何提升卓越服务能力呢？可以从多个维度入手，包括门诊工作流程、急诊重症救治、疑难病例会诊、围手术期安全与疗效管理以及护理服务等方面进行优化。下面将具体介绍制定措施的内容，供大家参考，并建议大家根据实际情况适时调整。

（一）提高服务力行动之一：优化门诊工作流程，实施门诊"五个当天"

门诊是医院的窗口，服务首先要从门诊抓起。站在患者角度，改善门诊服务要从优化门诊工作流程开始。某医院为提高患者满意度和医院的品牌影响力，决定在门诊实施"五个当天"，即保证患者来院"当天看上病、当天做上检查、当天发出报告、当天看完病及当天住上院"，并取得了较好效果。

1. 措施要求

（1）保证患者来院当天看上病：

1）预约挂号：①坚持推进预约诊疗服务，实行实名制预约挂号，门诊办公室与信息中心开通各种挂号渠道和预约平台，通过各种形式宣传医院预约途径，让患者能够提前在家中完成挂号。同时，与外联部合作，开通基层医院和社区的预约指导服务；与保健办、健康管理中心合作，建立随访预约平台。②全院各部门为预约挂号创造条件。如导诊组协助患者使用自助系统；一站式服务系统在医生工作站和病室电脑上登录进行预约和挂号，对需要复诊的患者在诊间或出院时通过预约挂号系统现场为患者做好复诊预约。要求预约挂号率、复诊患者预约率、随访率达到60%。

2）分诊、导诊与一站式服务：①门诊实行"一站式服务"，整合导医导诊、分诊、简易门诊、投诉接待、门诊相关审核审批服务、现场预约服务、门诊健康教育、住院床位联系与协调等相关职能。②导诊人员熟练掌握门诊布局及工作内容，指导信息填写，给予患者正确的就诊指导、提供及时的帮助，落实便民惠民各项措施。③门诊大厅保持明亮整洁，各楼层诊区管理护士按时到岗，并做好开诊前的准备工作；熟悉患者挂号、分诊和候诊业务，按照专科专治和按病种分诊的原则维持好候诊秩序，正确分流患者，并密切观察候诊患者的病情变化，对高热和急、危重患者应提前安排诊治，必要时护送至急诊科救治。④分诊人员应根据患者要求，合理分流患者，随时观察候诊患者数量，出现就诊高峰或医生人力不足时，应及时报告门诊办，由门诊办公室协调科室进行增援，严格实施弹性管理，做到不流失患者。

3）挂号收费：①工作人员应在7：30按时开窗，坚守岗位，着装整齐，态度和蔼，解答耐心。熟悉挂号类别，根据患者需求、医生等级和就诊量均衡挂号。按需要为患者提供门诊病历。②实行挂号收费一体化弹性管理。根据患者流量及需要，确定好各楼层合理开窗数量。窗口排队超过 15 人时应及时增开窗口。③采取大科挂号分流方式。根据就诊患者的数量，在门诊办公室的协调下，先挂专科号，再挂知名专家号，然后是大科号，科学调节患者，保证每个患者来院均能看上病。挂号收费员应熟悉岗位业务，挂号时引导患者对同一专科内不同医生进行选号分流，避免扎堆现象。

4）退号与限号：①各专科实行普通门诊不限号。门诊办公室负责协调合理安排专家号源，各专科不能出现因科室原因导致的限号和退号。②同一专科多名医生坐诊。当出现高职称医生就诊患者积压严重的情况时（候诊超过 20 人），由诊间护士通知门诊办，由门诊办公室协调挂号室将患者分流至同专科其他医生处就诊。③不同专科多名医生坐诊。当出现一个专科就诊患者积压严重的情况时（候诊超过 20 人），由诊间护士通知门诊办，由门诊办公室协调挂号室将患者分流至同专科的上一级大科的其他医生处就诊。④当专科出现大量患者积压时，门诊办公室应及时通知相应专科负责人。专科负责人应主动组织科室其他医生增援或适当延长门诊时间。门诊办公室在根据就诊情况请求科室增援时，各科室应积极配合，及时抽调人员支援。若科室主任因人员紧张无法启动增援措施，并需要限号或退号时，应及时向门诊办公室报告，门诊办公室负责人应请示该专科主管院领导协调解决。

5）医生坐诊：①门诊医务人员应严格遵守劳动纪律，准时到岗开诊，到岗时间以电脑登录门诊系统为准。出诊后不得离岗、早退及找人代岗。②门诊办根据各科申报制定的年度医生排班表，要求各临床科室副高以上职称的医生每周坐诊 2 个单元次（每半天为 1 单元次）以上，时段固定。为便于患者当天看结果，原则上实行连续一天的坐诊排班制。各专科根据门诊量可安排主治医生的专科门诊。③各科室应于每月 22 号前提交下月的门诊医生周末排班表，提前 7 天提交法定节假日排班表。④门诊排班不得变动或停改诊，只有特殊情况（如上级行政部门、重要会议、医院临时的指令性任务、其他突发性事件）不能按排班表出诊者，填写书面申请单，经科主任同意并上报主管院领导审核签字后，提前 7 天以上送交门诊办公室。紧急任务应由相关职能部门负责人报请主管院领导同意后，电话通知门诊办公室主任。院内外相关活动（包括会议）如有替代人选，应避免安排正在门诊坐诊的医生参与。⑤改诊经过审批同意后，科室主任应积极调度人员，换诊医生应安排相同专业、相同或更高职称的医生出诊。门诊办公室负责联系已预约的患者更改预约时间或取消预约，并通知更改排班信息。

（2）看病后当天做上检查：

1）门诊各检查和治疗服务窗口实行限时承诺服务，所有检查和治疗项目均有明确的完成时间，并经医务部审核确认。医生开具检查单后，应确保当天完成。对于需要禁食禁饮或特殊准备的检查，应提前为患者预约好检查和治疗时间，并详细告知患者相关注意事项。

2）实施门诊检查治疗项目零预约原则，各医技检查科室做到随到随做，并按确定的时间当天完成检查及治疗项目。由于仪器故障等情况不能完成检查及治疗的特殊项目，门诊办公室应督促科室启动应急预案，组织相关部门排除障碍，同时及时发布通知，确保门诊医护人员知晓并告知患者，做好相关预约工作。

3）门诊各检查治疗部门实施连续值班制和弹性管理，以确保患者当天做上检查。不能完成的项目需要向门诊办公室报告，并协调解决。经过审批同意预约的特殊检查项目和特殊情况，各医技检查科室应合理安排并精确确定预约检查时间，确保按时完成检查。

4）对急诊或特殊患者，各医技科室应明确急诊医技检查的范围，规范检查的流程，确定检查和发报告的时限，并由医务部审核确认。对急、危重患者应优先安排，确保各项检查按时完成。急诊床边检查项目必须在规定时间内进行。

5）各检查治疗部门的医护人员应热情接待患者，详细告知患者检查治疗前的准备及检查治疗中的注意事项，耐心解答患者提出的疑问，做好相关的健康指导并告知报告领取的时间和地点。合理安排工作流程，减少患者等候时间。

（3）当天取到报告单：

1）各医技检查科室应按类别明确各项检查完成后的报告时间，经医务部审核后在门诊办公室备案。对于无法当天获取结果的特殊检查项目及特殊情况，应及时告知患者，并预约好领取结果的时间和方式。

2）规范和完善标本采集、运送、签收、核查、保存制度和流程，严格检验报告授权制度和审签、发放制度，进一步完善实验室质量保证体系。对有疑问的检验结果，应重复检验并与临床科室联系；对超过临床限定范围的生命指标（危急值）结果应及时报告临床医护人员。

3）各种阅片阅图要严格落实三级管理制度，优化内部流程，确保当天发出报告。加强投照和切片质量，减少患者重复检查。对于需要加强或增加检查部位的患者，应本着优先原则于当天解决。

4）各医技检查科室要明确取报告单的地点，一站式服务台为患者提供咨询、保存、邮寄报告单等便民措施。

（4）当天看完病：

1）实行首诊负责制，门诊医生在为患者看诊过程中应准确指导患者进入下一个诊疗环节，确保患者当天完成检查并获得检查报告。在当天免费为患者解读结果，并开出处方或住院证，对于急诊或诊断不清的患者，应送至急诊室留观。

2）门诊相关治疗科室需配合当天患者就诊和治疗，本着零预约原则安排患者当天进行诊疗。

3）在经审批允许范围内，如因当天无法拿到结果而导致无法看完病时，应向患者解释相应检查和诊疗的特殊性，并通过复诊预约挂号完成对患者的诊疗。对于情况较为简单的患者，可以直接挂简易门诊号予以解决。

4）建立门诊疑难疾病会诊机制，通过多学科门诊模式，由门诊办公室协助主诊医生组织会诊，尽快为患者明确诊断。对门诊中的疑难杂症，首次接诊医生可开具门诊会诊申请单，由门诊办公室组织协调对患者的会诊，会诊医生接到通知后应准时参加并提供专业意见。

5）各专科积极做好随访工作，对于需要定期就诊的门诊患者及出院患者，进行系统管理，有效开展随访，并建立随访评估体系，以提高患者信任度和满意度。

（5）当天住上院：

1）对于需要当天住院的患者，各专科诊间医生应合理安排好患者住院事宜。一站式服务台设立接待窗口，负责联系床位确保患者当天住院。若当天住院存在困难，应及时报告门诊办公室，并联系急诊留观处理。

2）对于急诊患者，要求在急诊抢救室诊治一般不超过 24 小时，在急诊留观室一般不得超过 72 小时。危重症患者在生命体征基本稳定且允许转运的情况下，若诊断明确，应及时收治住院治疗。

3）急诊病区主要收治重症患者和病情（伤情）复杂难以明确诊断者，在救治过程中，由急诊医学科副主任及以上职级的医生进行病情评估和判断，根据主要病情将患者转入相关科室；特殊情况下由医务部或医院总值班召集紧急院内多学科联合会诊。

4）各临床科室坚持首诊负责制和专科专治原则，及时收治门诊患者当天住院。按照先危重后疑难、先专科后普通的患者收治原则，保证重点患者优先入院。医务部制定各专科收治范围，病室不能随意拒收患者，如果收治困难，需要先报告科室主任，协调后勤行政部门，经请示医务部报分管院领导同意后妥善处置。

5）各临床科室积极加强病床周转，出现加床时联系跨科收治，由医务部负责协调。重症患者及时收入 ICU 救治，各科室 24 小时必须充分利用抢救病床，确保危重患者能在当天住院，畅通急诊绿色通道。

2. 管理要求

（1）门诊办公室牵头召开门诊联席会议，医务部、护理部、外联部、保健办、信息中心、后勤服务部、保卫办及门诊相关部门参加。研究、讨论和协调遇到的问题，通报相关质量、服务、制度落实等情况。

（2）门诊办公室将各科医生出门诊考勤情况、门诊预约量、月门诊量、门诊工作质量、投诉量、患者满意度等指标定期公布，作为科室年度考核等评价的重要依据。

（3）门诊办公室将督查落实"五个当天"的措施列入工作目标，每月对当天看不上和看不完病的每一个环节进行日常督导，控制门诊患者流失，做到门诊检查治疗"零预约"、门诊服务"零投诉"。

（4）加强门诊疑难病例管理，组织协调门诊疑难病例会诊，有效督导患者当天住上院。

3. 监督管理　为规范医疗行为，提升服务质量，门诊对医务人员实行了严格的监督管理，包括严格执行工作纪律、操作规范和服务标准，对违反下列规定的行为，如迟到早退、离岗、拒收患者、操作失误或服务态度问题，依据医院相关条例给予警告、扣罚绩效、暂停执业或解聘等处罚，以维护医疗秩序和患者权益。具体要求如下：

（1）上班离岗、违规停改诊、分诊准确率在 90% 以下、出现扎堆挂号现象、窗口患者排长队现象（每队超过 10 人）、一般性投诉等，每人次予以相应的绩效处罚。

（2）各科室不得无故拒收患者，尤其是急诊需要救治的患者不得拒收。如因床位问题无法接收患者，应及时报告医务部协调解决。对于无正当理由拒收患者的行为，将对当班人员给予相应的绩效处罚。

（3）严格杜绝医疗护理差错：对于因工作人员失误导致的标本错误、发错报告等，每次予以相应的绩效罚款。如因此造成患者伤害，将按照医疗纠纷相关处理规定进行处罚或追究相应的法律责任。

（4）严格控制门诊退号退费：对于擅自给予专科退号、限号，或因出诊医生和窗口部门服务态度、服务质量等原因造成患者退号退费者，每人次予以相应的绩效扣款。

（5）各部门、各岗位工作人员应尽力为患者提供优质服务，密切关注患者对本部门服务的满意度，及时收集并反馈患者的意见与建议，不断提升服务质量，确保患者满意度持续提高。对于每次满意度调查未达到高满意度标准的科室，将依据相关绩效管理制度进行处罚。

（6）医务部每月组织抽查门诊病历、处方及检验检查报告，定期对门诊病历质量和处方质量进行点评，并督促改进质量。对于发现的相关质量问题，将按照规定实施绩效罚款。

（7）无正当理由拒不执行"五个当天"措施而影响患者看不上或看不完病者，每次予以相应的绩效罚款。

（二）提高服务力行动之二：强化急诊重症救治，确保急诊"五个优先"

急诊最重要的是畅通救治的绿色通道，为保障院前急救与院内救治的有效衔接，形成完整的急诊医疗体系，某医院实施"五个优先"，即急诊优先看病、转诊优先收治、重症优先住院、疑难优先会诊、创伤优先手术。为确保"五个优先"落实落地，需要从院前急救与转运、急诊科就诊与抢救、ICU管理、呼吸治疗等多个环节进行管理，使急诊危重患者能在医院得到及时、准确和有效的抢救，也进一步提高了医院的重症救治水平。

1. 院前急救与转运

（1）救护车配置合理，设施设备（包括氧气、担架等）处于备用状态，司机在岗并确保行车安全。出诊人员要经过规范的院前急救能力培训，注意路途观察和处理，病情危急者于接诊途中电话通知相关科室，以便提前到急诊科等候。

（2）现场转运：急诊科医护人员和医院急诊小组成员承担院前转诊和现场救治任务。接到120急救电话时，急诊科安排车辆，通知出诊人员5分钟内出发执行院前急救任务。

（3）医院间转诊：外联部要求医院派车转运的患者，对于诊断明确者由相关临床科室安排医生、护士出诊，对于诊断不明确者则由急诊科安排。自行转运至急诊室的患者，由急诊科在第一时间接诊并根据病情判断，及时转入相应专科进行进一步治疗。

（4）应急救援：群体、突发和公共卫生事件由医务部和医院急诊领导小组统一指挥，急诊科、应急队和相关部门随时待命。

2. 急诊科就诊与抢救

（1）设定醒目的急诊标示和流程，抢救通道严禁占用，减少各种无关流动人员，避免打架斗殴，设专门保安进行巡查。

（2）设24小时专职导（分）诊人员，对每一位急诊患者进行识别、预诊、分级和登记，有序就诊和分区管理。急诊科大门前来救护车时，主动迎接。

（3）各专业诊室、急诊化验（含血液室）、取药、收费等窗口部门实行 24 小时轮班制度，不得脱离岗位或以其他形式替代。病房医生兼顾急诊工作的部门需经医务部批准，且急诊患者不得前往病房或急诊室以外的场所就诊。

（4）承担急诊抽血、急诊治疗等相关工作，放射、超声和检验各项检查均要求在急诊楼完成，按照急诊时间按时发出报告。

（5）需立即住院者，主要疾病诊断明确且无须专科会诊，由急诊科主治医生或以上级别医生直接联系病房并开具电子住院证，安排患者入院。

（6）病情危重不宜搬动或住院困难者，急诊科按照医保原则和收治标准范围，确定收急诊病房（EICU）或在抢救室救治或留观，待病情稳定或候床后及时收住院。

（7）需多专业会诊、联合抢救、急诊介入或手术时，相应专科在接到急诊科会诊电话后，必须在 10 分钟内派遣符合要求级别的医生到场。急诊室可直接联系手术室安排手术，外科、麻醉科做好配合。

（8）病情严重者及时告知家属，发送病重或病危通知并签字。急诊科值班护士管理"急诊绿色通道"印章，在其处方、检查单、会诊单、住院证左上角盖上印章（电子化则有加急提示），相关科室予以优先处置，不得无故推诿。

（9）如遇"三无"患者，应遵循"边救治边确认"的原则，由当班医生填写"三无人员救治单"，上班期间由急诊科主任把关（非上班期间由急诊科二线班把关），上班时间需向医务部报告并由其签字（非上班时间由医院总值班签字）。相关费用暂由医院承担，并按疾病应急救助基金申请的要求填写相关材料。

3. ICU 管理

（1）按照 ICU 收治原则与标准，重症患者应当及时转入与转出。经 ICU 会诊，与患者家属沟通同意后转入，病情稳定后及时转回，科室不得以各种理由拒绝。

（2）ICU 收治的外科重症患者，出现手术指征时，立即请专科会诊，由主刀医生组织术前讨论，手术室密切配合，直接实施手术。术后病情仍然危重，再回 ICU 救治，病情稳定者直接转入相应的专科病房。

（3）专科患者尤其是术后患者，转入 ICU 后由 ICU 负责患者管理，主刀医生及时书写术后病志，定时查房与会诊，与 ICU 共同管理患者，书写查房记录。

（4）ICU 实施无陪护管理，严格执行洗手、无菌操作和规范隔离，有效控制院内感染。加强多部门协作和会诊讨论，如设施设备不足或其他应急状况，由相关行政职能部门及时协调处理。

（5）危重患者转入转出时应分别结算，以及分别书写转入转出记录。抢救死亡后由 ICU 负责结算、后续管理和组织死亡讨论。

4. 呼吸治疗

（1）呼吸治疗是重症患者救治的重要手段，呼吸治疗专科是医院的重要科室，负责全院所有科室的呼吸治疗及呼吸机系统管理。

（2）各普通专科的呼吸治疗需及时邀请呼吸治疗专科会诊，除急诊科、ICU（包括

NICU、PICU）、呼吸科、麻醉科外不得实施有创机械通气。

（3）呼吸治疗专科对全院呼吸机的应用进行全程管理和指导，并定期对呼吸机进行质量控制和检测。

5. 其他场所的突发急诊重症救治

（1）医院门诊与医技科室等部门需要有应急抢救的基本设施和药品，并处于备用状态，相关人员应当进行基本急救知识培训。

（2）住院患者外送检查时需有相应人员陪检，潜在重症患者护送时还需要携带相关抢救物品。

（3）门诊区域或医技科室发现需要抢救的患者，由接诊医生和护士负责现场抢救，不得推诿，呼叫专科医生紧急现场会诊决定进一步治疗或护送至急诊科救治。

（4）普通专科病房抢救室及其设施设备处于完好备用状态，患者发生病情变化时及时转抢救室并与家属沟通，下病危通知单。根据病情严重程度，及时请 ICU 会诊，原则上普通专科不能出现死亡病例。

（5）紧急抢救时，需要气管插管者立即通知麻醉科，要求麻醉师在 5 分钟内赶到。需要进行除颤时，应立即通知就近的急诊科、麻醉科或 ICU 进行处理。

6. 全面落实重症患者救治的五个优先措施

（1）急诊优先看病：

1）急诊科对急诊患者不识别、预诊和分诊者每次予以相应的罚款，急诊各专科无故拒绝急诊科分诊的患者或让急诊患者去病房或急诊室以外的场所看病就诊者，每次予以相应的罚款。

2）急诊人员脱岗，排班不合理，二线人员呼叫联系不上，急诊会诊不按时到达或会诊医生资质不符合要求，急诊化验、取药、收费等窗口部门不开放，每人每次予以相应的罚款。

3）盖有急诊绿色通道印章（或电子化加急提示）的处方、检查单、会诊单、住院证，各相关科室应优先处置，不得无故推诿。不能立即检查需要预约（包括超声、放射）或结果报告不及时，每次予以相应的罚款。急诊检查结果报告时间要求三大常规、血气分析、超声等 30 分钟内，凝血全套、血生化、配血、X 线平片、CT 检查 60 分钟内。严格执行危急值报告制度。

4）门诊遇到病情复杂或跨科重症患者时，首诊科室应组织抢救，必要时护送至急诊室进行现场急会诊，或及时安排住院治疗。对于推诿责任或未按时到位的会诊人员，每次将处以相应罚款。

5）急诊危重患者可以先给予必要的紧急抢救，经医务部（白天）或总值班（夜间）签字并经收费处登记签章后可先取药、检查、住院，联系家属后再补办理相关手续。推诿患者每人每次予以相应的罚款。

6）欠费、无费用和"三无"患者，及时报告医务部或总值班，决定继续处理方案。没有按医务部要求进一步诊治处理，其欠费由所在科室承担，并予以相应罚款。

7）群体与公共卫生事件应急救治等特殊情况，应及时报告科主任和医务部，费用经医务部签字后执行。重大救治由医院急诊领导小组统一指挥，不报告、不主动、不配合，产生的不良后果由当事人承担，每次予以相应的罚款。

（2）转诊优先收治：

1）院前转诊不及时或拒绝出诊，每次予以相应的罚款。急诊科及时将转运回院的患者、下级医院送达或 120 急救中心送至医院的患者直接收入相应专科，无故拒绝收治者，每次予以相应的罚款。

2）外联部、医务部安排外院转送来的患者，直接联系相关临床科室，如床位紧张，值班人员应报告科主任和护士长解决，遇到困难时与总值班或医务部联系协调解决。无故拒绝收治或不按程序汇报或不及时收治者，每次予以相应的罚款。

3）ICU 优先收治各专科重症患者，遇到沟通不畅、纠纷、费用等问题时报告医务部讨论决定。不及时会诊或转入转出障碍每次予以相应的罚款。

（3）重症优先住院：

1）急诊就诊后需要立即住院者，电话通知相应专科做好抢救准备；重危患者由急诊科医护人员护送患者收入相应病房，并做好交接。拒收者或不按收治范围收治者每次予以相应的罚款。

2）确定收急诊病房（EICU）或在抢救室救治或进行留观处理者，急诊科按照医保的原则进行处理，费用超标者由科室负责，并每次予以相应的罚款。

3）普通专科病房患者发生病情变化，如下病危、转抢救室、转 ICU 等处置不及时，则每次将依据相应的绩效考核进行扣罚。由此引发的纠纷、赔偿及差错事故，由相关科室承担责任。

（4）疑难优先会诊：

1）急诊会诊时，10 分钟内不到达者，每次予以相应的罚款。

2）对于急诊患者需要急诊介入和手术的情况，遇到复杂专科问题时，应在手术室组织讨论并开展联合手术。未能按时参与的人员，将根据相关规定处以罚款。

（5）创伤优先手术：

1）创伤等外科重症患者常需在第一时间进行急诊手术，检验、血库、药房、麻醉、手术室和相应专科需同步跟进，配合术前准备。手术室在接到手术通知后，30 分钟内准备好手术室及相关物品，立即通知手术相关人员到场。不能按时和无故拖延者每次予以相应的罚款。

2）重大创伤、群体事件和公共卫生应急救治手术及时报告医务部，启动应急预案，不服从和按时到位者追究当事人责任。

（三）提高服务力行动之三：加强疑难病例管理，实施会诊"五个到位"

为适应国家新医改，落实分级诊疗制度，充分利用大型三甲医院的优质医疗资源，全面提高医院医疗管理质量，促进业务发展，有效协调科间协作和院际合作，减少患者流失，完善疑难病例就诊和管理，把握核心环节，某医院实施会诊"五个到位"，取得了较好效果。

1. 疑难病例管理的原则

（1）强化专科门诊和随访，按照疑难病例优先收治的原则不流失患者。

（2）强化多专业协作，按照就诊主要问题收治原则不推诿患者。

（3）强化会诊质量，按照分类、分级、分层次会诊的原则不延误患者。

（4）强化主任职责，科内疑难患者需及时会诊，必须经会诊后确认我院不能解决的患者方可转院，原则上不怠慢患者。

2. 五个到位的内容

（1）一般会诊全面服务到位：

1）范围：各科收治的患者伴随有其他专科的疾病或并发症，需请其他专科协助诊断和治疗的会诊。

2）完成时间：48 小时内。

3）会诊资质：主治及以上职称的专科医生。

4）会诊要求：主管医生开具会诊医嘱及申请单，上级医生签字后提出；会诊医生按时会诊，床旁查看患者，做好会诊记录，如会诊存在疑问应当时请示上级医生解决；主管医生或委托值班医生陪同会诊并汇报病情；会诊后主管医生及时执行医嘱。

（2）紧急会诊及时处理到位：

1）范围：各科收治的患者出现病情加重或恶化时需要其他相关专科协助现场抢救、指导治疗、转科或需紧急参与手术的会诊。

2）到位时间：10 分钟。

3）会诊资质：总住院或主治及以上职称的医生。

4）会诊要求：值班医生报告上级医生，查看患者后提出会诊请求，紧急情况下可同时电话通知会诊科室；上级医生把关紧急会诊指征，科内积极处理，减少等待；会诊医生按时赶到，床旁查看患者，参与抢救，提出建议或口头医嘱，做好会诊记录，如会诊存在疑问应当时请示上级医生解决；做好病情解释，需转科者做好医患沟通和科间协调。

（3）专科疑难会诊精确指导到位：

1）范围：各科收治的疑难患者合并有其他二级临床学科的专业疾病，需要学科范围内的相关专科专家参与的会诊。

2）到位时间：24 小时内。

3）会诊资质：专科或亚专科主任、医疗秘书或相关专业副主任医师及以上专家。

4）会诊要求：由医疗组长或专科主任提出专科疑难会诊申请，管床医生填写会诊申请单，科主任确认后提交；会诊医生需提出明确中肯的专业意见，有转科指征优先安排床位，避免患者流失；管床医生和上级医生陪同会诊，汇报、交流并讨论病情，使诊疗更全面，特殊问题可请示并报医务部；做好会诊记录，执行好会诊医嘱，解释好病情。

（4）全院会诊协同互助到位：

1）范围：病情疑难复杂经专业会诊结论不明确、突发公共卫生事件、重大医疗纠纷或某些特殊患者等需要多科共同协作配合者。

2）到位时间：经医务部同意后确定会诊时间，通知到各参加会诊科室后，相关会诊人员需按时参加。

3）会诊资质：科主任、主任医师。

4）会诊要求：必须是科内讨论过还需进一步明确诊疗者，由科主任提出，主管医生写出病历摘要，与申请报告一同交医务部；医务部根据病情、科室建议及专家会诊水平确定人员，并通知到位，全程参加，协调到位；会诊由科主任主持，主管医生汇报病历，各位专家发言，共同制订最适合患者的治疗方案；做好全院大会诊记录，将结论和预后反馈至医务部。

（5）院外会诊专家选派到位：

1）范围：经医院批准并派往其他医疗机构为患者开展执业范围内的诊疗活动。

2）会诊时间：按照与医务部协商确定的时间。

3）会诊资质：专科领域中有一定影响力的副主任医师及以上职称的专家。

4）会诊要求：申请单位需向我院发出会诊邀请函，医务部批准备案后派出；会诊专家需保证会诊质量，做好沟通，体现水平；回院后及时反馈医务部。

3. 疑难病例和会诊管理的措施

（1）原则：

1）作为年度学科建设考评的重要依据。

2）作为医疗行政查房的重要指标。

3）作为医院精细化管理的重要考核项目。

（2）要求：

1）科室 CD 型病例要求达到 70% 以上，每超过（降低）10%，学科建设考评予以相应加（减）分，如若科室 CD 型病例在 50% 及以下则减分更多［以后将按照疾病诊断相关分组（DRG）的要求进一步强化］。

2）专家参加全院大会诊的次数将作为院内专家返聘及选派参加院内外会诊的重要参考依据。

3）一级缺陷每次予以相应罚款，包括申请会诊不当、会诊医生资质不够、会诊到位不及时、会诊时未床旁查看患者、无主管医生或值班医生陪同会诊、科主任没有按要求把关、没有做好会诊记录、会诊医嘱未及时执行等，全院大会诊不按时参加、申请全院大会诊的科室准备不充分、申请程序不规范、会诊后结论及患者预后未及时反馈至医务部等。

4）二级缺陷每次予以相应罚款，包括拒绝参加会诊、会诊存在疑问未当时请示上级医生解决、紧急会诊没有通知本科室上级医生或未及时赶到、转科沟通不畅等，院外会诊或手术没经医院批准、会诊质量不高引起投诉、与家属沟通解释病情不到位等。

5）三级缺陷每次予以相应罚款，包括会诊后相互指责或推卸责任、有转科指征没有优先安排床位导致患者流失等。科内疑难患者没有及时组织会诊，未经会诊转院者。

6）四级缺陷每次予以相应罚款，包括院内外会诊过程中激发矛盾或引起医疗纠纷等。

（四）提高服务力行动之四：确保安全和疗效，实施围手术期管理"五个关键"

为全面贯彻"以人为本，以患者为中心"的医疗服务理念，全面提高医院医疗质量管理的核心环节，规范围手术期的各项工作程序及诊疗行为，加强科间协作，提高手术运转效率，保障患者围手术期安全与疗效，促进患者术后康复，需抓住围手术期管理过程中的五个关键环节。

1."五个关键"的内容

（1）术前讨论与评估：医生组讨论、术前谈话、手术通知单、麻醉访视评估。

（2）准点开台与接台：第一台准时、做到无缝接台、准确计算手术时间。

（3）严格执行手术前暂停（time out）：所有手术开始（切皮）前由洗手护士宣布进行术前暂停，全体人员停止一切操作，主刀医生主持核对，说出患者姓名、性别、手术名称、手术部位（腕带信息）等信息，手术医生、麻醉医生、巡回护士分别以口头方式反馈"核对正确"后开始切皮，并由巡回护士记录。

（4）强化术中配合：

1）严格主刀负责制：手术过程中术者对患者整个手术过程负有完全责任，避免上台迟和离台早。

2）麻醉监测：手术过程中，麻醉医生应始终全程监护患者各项生命指标，及时发现与处理各种异常情况，并与主刀医生沟通，严格掌握术中输血适应证。

3）巡回护士：原则上不能术中换人，清点物品到位，做好开台接台联络和患者接送。

（5）术后管理：

1）术后去向：麻醉医生严格依照手术患者的恢复情况，同主刀医生协商后确定患者去向（术后恢复室或病房或外科监护室）。

2）术后记录：术后首次病程记录（术后小结）应该由参与手术的医生按照《病历书写规范》要求在术后即时完成。手术记录应由主刀医生按照《病历书写规范》要求在术后 24 小时内完成。特殊情况下可由第一助手书写，但主刀医生必须审签。

3）术后巡视：落实术后主管医生、主刀医生、责任组长（或主任）三级巡视，要求手术当天（晚）主动巡视；责任护士全程负责；术后麻醉医生至少访视患者一次并记录。

2.管理措施

（1）原则：①作为年度学科建设考评的重要依据。②作为医疗行政查房的重要指标。③作为医院精细化管理的重要考核项目。

（2）要求：

1）外科系统各科室应当以收治手术患者为主，病区收治患者手术率要求在 60％以上，每超过（降低）10％，将在学科建设考评上进行相应的加（减）分，如手术率在 50％及以下则减分更多。

2）为体现专科特色，适应分级诊疗的开展，科室三类及以上手术病例要求达到 60％以上，每超过（降低）10％，将在学科建设考评上进行相应的加（减）分，如三类及以上手术病例在 50％及以下则减分更多〔以后将按照疾病诊断相关分组（DRG）的要求进一步强化]。

3）鼓励学科做大、做强和做精，拥有多个病区的学科，要求每个病区均有明确的方向，且病区内亚专科患者数要求在60％以上，每超过（降低）10％，将在学科建设考评上进行相应的加（减）分，如病区亚专科病人数在50％及以下则减分更多。

（3）奖罚：

1）一级缺陷：包括未进行术前讨论、主刀医生未参与术前讨论与谈话；随意取消手术；未按规定时间造成开台接台延迟；麻醉访视未在规定的时间内完成；取消手术的责任部门与责任人。

2）二级缺陷：包括术前讨论未由科主任或医疗组长主持；未正确执行术前暂停和记录不到位，麻醉监测记录不准确；术后记录书写不及时；术中输血不符合规定。医疗安全隐患较大手术未行高风险手术谈话见证；未按规定进行术后巡视；主刀医生不按时上台和早离台。

3）三级缺陷：包括未进行三方核对；未进行术前讨论；手术记录书写不及时。

4）四级缺陷：包括物品核对不准确，术后并发症未及时发现和处理，围术期过程中导致和激发矛盾或引起医疗纠纷等。

所有缺陷均按规定予以相应的绩效处罚。

（五）提高服务力行动之五：提升护理质量，实施护理质量管理"五级控制"

为强化医院护理管理，形成医院护理质量和优秀的患者安全文化，促进专科护理水平提高。特制订护理质量管理"五级控制"方案。

1. 目标　构建"患者/家属-责任护士-责任组长-护士长-护理部"五级质量控制与管理体系，对医院护理质量控制做到宏观管理与微观管理相结合，职责明确，形成人人参与的全方位质量管理。

2. 五级护理质量控制架构与内容

（1）一级（患者及家属）：倡导合作，以提高患者健康素养为目标，重在"五项参与"，在责任护士指导下完成：环境维护、身份核查、知情同意、安全防范、复诊预约。

（2）二级（责任护士）：强化基础，以贴近患者为核心，执行"五项措施"，在责任组长指导下完成：入院评估、基础护理、医护一体化、无缝交接、出院指导。

（3）三级（责任组长）：提升能力，以专科护理能力为保障，落实"五大目标"。在护士长指导下完成：风险控制、品质管理、专科技术、专科学习、专科患者管理。

（4）四级（护士长）：抓住关键，以教练型管理为方法，践行"五项督查"。在护理部、科护士长指导下完成：交接质量、核心制度、医嘱执行、专项周查、每月必查。

（5）五级（护理部）：重视执行，以前瞻性设计为原则，紧扣"五个重点"。在主管院领导指导下完成：重点人员、重点时段、重点环节、重点部门、重点问题。

3. 具体要求

（1）采取"问题点记录法"强化督导：

1）按照五级质量控制评价标准同质化要求，多院区同步实施。

2）护理部巡查、大科护士长督查、节假日和晚夜班周查房，不能出现零上报。

3）一般问题点：经核实后每个问题予以相应扣分，按年度统计纳入科护士长、护士长考核，并与目标管理、评先评优挂钩。

4）严重问题点：违反核心制度及诊疗护理规范的严重问题点，每月经护理质量管理委员会讨论确定等次，报医院相关管理办公室。

（2）医疗行政查房：①五级质量控制的内容纳入医疗行政查房中的护理查房模块，并进一步细化和具体化。②将每次查房的问题点进行整理，按照一般问题点和严重问题点分类处理。

（3）不良事件和投诉处理：①建立不良事件限时制度，及时报告到护理部，每月分析，查找原因，进行讲评。②凡收到投诉必进行调查分析，按照规范化管理标准，确定相应等级并予以处罚。

（六）提高服务力行动之六：标准化护理服务单元建设

某医院围绕发展主题，将礼仪融入日常护理工作，以规范化的护理流程和高效的服务体系为患者提供全程优质、同质化的护理服务，最终旨在提升患者满意度。

1. 目标

（1）制定护理礼仪与职业化培训手册，形成护理服务"十大亮点"。

（2）每个单元改造 5 个护理服务流程。

（3）每个单元制定 2 个专科疾病护理常规。

（4）每个单元每年完成一项 QCC 项目。

（5）每个护理单元第三方满意度调查在原来基础上每年提高 3%，最终达到 90% 以上并持久保持。

2. 措施

（1）"体现礼仪、规范服务"十个亮点：站立相迎、责任到位、导航指引、无缝服务、心理疏导、平行沟通、降低分贝、操作洗手、家属参与、一卡预约。

（2）改造五个护理服务流程和两个专科疾病护理常规：在医院已有服务流程的基础上，通过改造服务流程提高工作效率，包括优化流程，减少不必要的环节，或提供更多的服务，满足患者的需求；运用循证医学原理，对已有护理常规进行更新，制订出科学实用、安全有效的专科疾病护理常规，经护理部组织专家审核通过后应用于临床，为患者提供优质的专科护理。

（3）完成一项 QCC 项目：在保障基础质量的基础上，针对临床问题的每一个点，进行技术突破，力求取得实际运用效果，结合新技术新项目同步开展。

3. 要求

（1）全院护理单元人人参与。

（2）组建专门考核督查小组，制定评价标准，对考核内容分步骤进行分解，实现逐项改进的目标。（评价标准见附一至附四）

1）"体现礼仪、规范服务"十个亮点：实行现场考核，由护理部主任/副主任及护理专家组成考核督查小组，随机组织考核。考核组严格按照评价标准现场评分。

2）五个护理服务流程及两个专科疾病护理常规：采取专家书面评审和现场评价相结合的方式评分（书面评审占30%，现场评价占70%）。各护理单元在每年的3月以前完成流程和常规的书面材料，经护理部组织专家统一评审并获医院批准后执行。

3）QCC项目由护理部统一组织年初申报，过程督导，年底集中评价（现场评价占40%，成果发布占60%）。

4）满意度调查：以活动开始前第三方满意度调查结果为基准，每季度开展一次，以相同次数平均分纳入考核。

4. 效果评价

（1）评价项目及权重：①"体现礼仪、规范服务"十个亮点占40%；②五个护理服务流程占20%；③两个专科疾病护理常规占10%；④QCC项目占10%；⑤第三方满意度调查占20%。

（2）奖励：第一年评选第一批护理服务示范单元，按照医院集体奖励项目给予奖励。第二年全部达标。

〔附一〕"手牵手、心连心"标准化护理服务单元建设现场评价标准

科室：_____　考核时间：_____　考核人：_____

"体现礼仪、规范服务"十个亮点

项目	评价标准	分值	考核方法	考核情况	得分
站立相迎	主班护士负责，其他人员执行首接负责制。要求距离五步远时目光问候和微笑示意欢迎；三步距离立即放下手头的工作，起立，用"您好"问候；两步距离说"需要我帮助您吗？"，并完成如下工作： ①患者及家属：引导至床旁，嘱咐稍等，并通知责任护士 ②外来参观人员：介绍自己，带至科室负责人身边 ③院领导及职能部门巡查：配合巡查 ④会诊人员：将其引导至会诊患者床旁并向患者介绍 ⑤后勤人员：介绍需要解决的问题并带至具体位置 ⑥其他外来非工作人员：如外卖、送报、推销等，婉言谢绝	10	随机查看现场		
责任到位	责任护士负责。 ①患者入院接待5分钟到位：在患者未到床旁之前，床单位准备齐全，患者到达后5分钟内进行入院评估 ②入院沟通30分钟：入院当天责任护士完成各项入院程序，包括护理评估、入院告知、诊疗指导 ③出院指导30分钟：患者出院时协助办理出院手续，指导患者出院后的后续康复，包括功能锻炼、饮食与休息、正确服药、复诊时间及要求	10	①查看现场 ②满意度调查		

项目	评价标准	分值	考核方法	考核情况	得分
责任到位	④所负责的患者零差错 ⑤所负责的患者零投诉 ⑥所负责的患者对护士技术、服务的满意度在90分以上	10	①查看现场 ②满意度调查		
导航指引	责任护士负责。 ①科室制作导航卡 ②导航卡指示方位清晰 ③导航卡提示内容通俗易懂 ④导航卡提示内容体现个性化 ⑤患者掌握相关内容	10	现场查看		
无缝服务	全体护士职责。 根据医院相关工作制度，针对暴露的问题执行责任追究制	10	现场查看		
心理疏导	责任护士负责。 ①手术患者、有创诊疗患者、心理障碍患者、癌症患者、突发病情变化患者、意外伤害患者必须完成心理疏导 ②手术患者、有创诊疗患者在手术、有创诊疗前、后一天完成心理疏导 ③突发病情变化、意外伤害患者当班完成心理疏导 ④心理障碍患者、癌症患者每班进行心理疏导，并重点交接	10	现场询问患者		
平行沟通	责任护士负责。 ①平视与微笑：职业化微笑、平视对方 ②沟通距离：双方距离保持在0.5～0.75 m，站立的角度与患者大概呈45°角 ③肢体语言：得体 ④坐床旁：卧床的患者 ⑤专注倾听：目视对方，全神贯注 ⑥双向交流：重视患者感受，适当做出回应	10	查看现场		
降低分贝	全体护士职责。 ①维持三度（清洁度、安静度、整齐度）：保持病房清洁、安静、整齐，禁止大声喧哗，控制车轮声响，室内声响控制在45 dB以下 ②管理电话铃声：电话铃响三声内接听，实行首听负责制 ③接应呼叫铃声：呼叫铃声不超过三声，实行接应负责制 ④定时电视播放：15:00—21:00	10	查看现场		

项目	评价标准	分值	考核方法	考核情况	得分
操作洗手	全体护士职责。 洗手设施齐全、操作规范	10	查看现场		
家属参与	责任护士负责。 鼓励家属参与患者康复的全过程。手术、有创诊治知情同意、危重患者病情告知、中风、骨外伤等疾病康复设施及功能训练、糖尿病、慢性肾炎、心脑血管疾病饮食控制、冠心病、脑血管意外疾病运动康复、管道自我护理 6 项家属必须参与	10	现场询问患者		
一卡预约	责任护士负责。 ①责任护士发放复诊卡 ②交代复诊相关事宜，患者知晓	10	询问出院患者		
护理服务流程与专科疾病护理常规					
护理服务流程	全体护士按照流程执行	100	查看现场		
专科疾病护理常规	全体护士按照常规执行专科疾病护理	100	查看现场		

〔附二〕 护理服务流程书面评审标准

科室：_____ 流程名称：_____ 评审时间：_____ 评审人：_____

评审项目	评审标准	分值	评分方法	评审情况记录	得分
科学性 （40分）	设计科学、严谨，不违反制度和规范	20	违反法律、法规和部门规章，违反医疗护理原则，不得分		
	符合临床实际，可操作性强	20	内容脱离实际，或无可操作性，不得分		
高效性 （30分）	操作简捷方便，有利于提高工作效率	30	在原有流程基础上每减少一个环节加 5 分		
利他性 （30分）	有利于减轻患者负担	20	为患者每减少一个环节加 5 分		
	方便其他部门操作和配合	10	与其他部门沟通良好，能够协调配合，给满分		
总　分					

〔附三〕 专科疾病护理常规书面评审标准

科室：_____ 常规名称：_____ 评审时间：_____ 评审人：_____

评审项目	评审标准	分值	评分方法	评审情况记录	得分
精细化程度 （35分）	内容具体化、数据化、可操作性强	35	内容没有细化，不具体每处扣2分；能用数据说明的内容没有数据化，使用含糊的语言或套话每条扣2分；内容脱离临床实际，或无可操作性一处扣5分		
科学化水平 （50分）	在原有基础上有新的知识点，体现知识的更新	25	无新的知识点不得分；有知识点的更新每个新的知识点加5分		
	提供循证医学依据	25	新的知识点未提供循证医学证据一处扣5分；证据不充分，可靠性不强或存在质疑一处扣2分		
参考文献 （15分）	数量	5	20篇以下不得分；20～40篇得3分；40篇以上得5分		
	质量	5	核心期刊以上参考文献占50％以上得5分；统计源期刊以上参考文献占50％以上得3分；否则不得分		
	完整、格式正确	5	参考文献不完整或格式不正确一处（1篇）扣0.2分；未按照论文书写要求在正文中标注参考文献或标注与实际不对应一处扣0.5分		
总分					

〔附四〕 QCC成果评价标准

项目		内容	分值	得分	考核人
现场评审 （40分）	组织与培训	①有小组课题登记 ②小组成员分工明确 ③小组成员对QCC小组活动程序、方法、工具了解	10		
	活动情况与活动记录	①活动过程按QCC活动程序计划进行 ②取得的数据、各项原始记录妥善保存 ③活动记录完整、真实，并能反映活动的全过程 ④活动记录内容与成果发布资料内容一致	10		
	活动成果的维持与巩固	①对成果内容进行核实和确认，达到所指定的目标 ②成果改进的有效措施已纳入有关标准及管理规范 ③实际工作中已按新的标准进行，并把成果巩固在较好的水准上	20		

项目		内容	分值	得分	考核人
成果发布 （60分）	选题	①选题结合临床，具体务实 ②课题名称简洁明确，符合 QC 选题要求 ③现状分析清楚明了，数据充分，通过分析明确问题根源，并为制定目标提供依据 ④目标值设定结合实际，并有量化的数据	10		
	原因分析	①应针对问题的根本分析原因，因果关系要明确、清楚 ②原因分析透彻，可达到直接采取措施的程度 ③主要原因从末端因素中选取 ④应对所有末端因素进行要因确认，且用数据、事实客观地证明其主要原因	10		
	对策与实施	①针对所确定的主要原因，逐步制定对策 ②每条对策实施后都有检查，确定是否已完成及有无效果（达到目标） ③能按照对策表逐条实施，且实施后的结果均有交代 ④大部分的对策是由本组成员实施 ⑤分析工具运用正确、适宜	10		
	实施效果	①取得效果后与原状比较，确认其改进的有效性，与所制定的目标比较，看其是否已达到 ②取得的效果实事求是，无夸大；数据真实，无造假 ③能够注意到无形效果的评价 ④改进后的有效方法和措施已纳入相关标准（如科室制度、规范、流程等），并按要求实施 ⑤改进后的效果能维持、巩固在良好的水准，并用图表表示出巩固期的数据	15		
	发表效果	①条理清楚，前后连贯、逻辑性好、要点明确、重点突出，并在规定的时间内完成（10分钟内） ②资料以图、表、数据为主，已达到醒目、直观的效果，避免通篇文字，照本宣科	15		
成果发布 （60分）	发表效果	③语言精确，通俗易懂，不用专业性太强的词语和内容 ④从容大方，不做作，思维清晰 ⑤现场回答提问时诚恳、简要、不强辩	15		

科室：　　　　　　小组名称：　　　　　　选题名称：　　　　　　考核时间：

医院的服务力可以反映和塑造文化力，医院的文化力也可以影响服务力。高水平的服务质量和良好的患者体验可以展示医院的价值观和使命，树立医院的品牌形象。此外，通过与患者的互动和反馈，医院可以不断改进和创新服务，进一步丰富和发展其文化内涵。积极的医院文化也可以激励员工提供更优质的服务，促进团队合作和沟通，提高工作效率和患者满意度。医院的服务力和文化力是相辅相成的，它们共同影响着医院的发展和竞争力。一个具有强大服务力和积极文化力的医院能够更好地满足患者的需求，提升医疗质量，实现可持续发展。

§5.4　文化力

一、概述

作家梁晓声说："文化是植根于内心的修养，无须提醒的自觉，以约束为前提的自由，为别人着想的善良。"于医院而言，文化是医院软实力中最核心的内容，是实现医院健康、可持续发展的深层动力。

二、意义

医院文化是适应现代医院管理客观要求的产物，是医院在建设和发展过程中逐步形成的物质文明和精神文明的总和，是一种以医院的价值体系为中心，以人的思想观念为主体，以医院管理哲学和管理行为为出发点的现代医院管理理论，被人称之为"管理之魂"。它是医院长期以来形成的一种稳定的文化传统，能将医院内部各种力量统一于共同的指导思想和经营哲学之下，汇聚到一个共同的目标和方向上，从而对促进医院的全面发展有着重大的现实意义。医院文化作为一种全新的医院管理理论，是以形成最佳的经营管理为目的，"以人为本、以患者为中心"为主体，以对医院共同价值观的共识和医院经营目标的认同为基础，以形成团队意识和精神为核心的崭新医院管理理论。它与传统管理模式的主要区别在于，除了强调人的因素的重要性外，更注重发挥群体的力量和建立群体的优势。医院文化渗透在医院各项工作的一切活动中，它不仅是一种文化现象，也是一种管理理念。

三、措施

医院文化建设倡导"上下"同步和全院全员全面参与。员工通过落实"员工十大行为准则"，严格自我要求，不断提升综合素养，营造积极向上的价值观和文化氛围；科室通过打造"一科室一文化"建设，增强团队凝聚力与工作效率，提高服务对象满意度；党支部通过创立"一支部一品牌"，增强党组织的凝聚力和战斗力，为党建工作提供坚实保障；医院通过践行"一年一主题"，围绕年度目标，明确努力方向，落实主体责任，激发员工积极性，将党的创新理论与医院业务紧密结合，共同推动医院文化建设。

（一）提高文化力行动之一：落实"员工十大行为准则"

1. 概述　医院文化是医院的核心价值观，包括医院全体员工共同的理想、信念、价值观、规章制度、管理特征、道德规范和行为准则等精神因素。良好的医院文化可以帮助医院提升整体素质和形象，从而在市场竞争中脱颖而出。过去，国内医院文化建设的重点主要在于提高医疗技术水平和医疗服务的规范化。随着医学科技的不断进步，医院文化建设的重点已经转向患者体验和医患关系的建立。国内外成功的经验和实践表明，员工的态度、技能和行为对医院文化的建设有着直接的影响。推行员工行为准则能够促进员工的职业素养和职业操守，提高医院服务的质量和效率，推动医院文化的建设，从而实现医院的可持续发展。

某医院通过制定《员工十大行为准则》来提升员工素养。该准则内容涵盖了价值观念、医疗服务、形象仪表、礼仪文明、环境卫生、职业操守等方面（具体内容详见以下案例），对员工行为实施高标准、严要求，旨在营造和倡导积极健康的文化氛围和价值观念。实践证明，该准则的推行有效提升了医院的服务软实力，为医院的可持续发展和改善患者健康结局提供了有力支撑。

2. 案例展示　某医院实施卓越服务，并通过制定《员工十大行为准则》来提升员工素养，其内容为"爱党爱国爱人民，爱院爱岗爱学习。准时准点严纪律，正装正貌正仪表。言行文明有礼貌，首诊首接不推诿。清洁环保不浪费，诚信履职不兼职。团结协作不拆台，自省自律保廉洁"。通过制定《员工十大行为准则》：

（1）打造学习型组织，营造积极向上的学习氛围：例如，针对临床医生的技能培训，医院邀请省内外知名专家进行授课，通过讲解病例、手术视频、病历评议等方式，帮助临床医生不断提升诊疗水平和技术能力。同时，医院还开展了员工自我提升的学习交流活动，邀请不同科室的优秀员工分享自己的工作经验和心得，激励全院员工共同学习、共同提高。这些努力规范了员工的言行，提高了员工的工作素质和服务水平，为卓越服务行动注入了新的动力。

（2）打造制度型组织，形成团结协作的工作氛围：医院除了建立行为准则考核机制，还制定、修改和完善了相关制度，如明确工作流程、加强内部沟通等。同时，医院还开展了日常巡查和专项督查以确保准则实践有效落实。

（3）打造文化引领型的组织，建立卓越的宣传品牌：为更好地宣传《员工十大行为准则》，医院在党建微信平台开设了专栏。在此专栏中，医院定期发布与员工行为准则相关的文章、图片和小视频，让员工更加深入地了解和掌握准则的内容。同时，医院也会将员工在工作中遵守行为准则的优秀典型和亮点做法制作成小视频或宣传稿进行宣传推广。这种宣传方式不仅能激励员工学习先进事迹，还能加强员工自我约束和行为规范，帮助员工更加生动、深入地了解和认识《员工十大行为准则》。

（4）打造人文关怀型组织，构筑医职双赢的发展平台：医院倡导员工主动、积极和创造性地为患者服务。如在新型冠状病毒流行期间，医院员工发扬爱心、勇于担当，积极参与到核酸检测、应急献血、送餐送物等志愿服务中来，为疫情防控和患者治疗贡献了力量。这些行动得到了社会和患者的高度赞扬和广泛认可。员工在这些服务中得到了精神上的满足，增强了对医院和职业的认同感和归属感，同时也为患者提供了更优质的服务。

（5）打造内涵发展型组织，提升医院综合实力：《员工十大行为准则》的推行，助力内部素质的提升和外部形象的树立，提升了医院的品牌形象，成为提升医院综合实力的重要推动力。

3. 总结　《员工十大行为准则》的制定，是医院积极落实"以人为本"管理理念的重要举措。通过实施，不仅提高了员工的职业素养和行为规范，也明显改善了服务质量和医院形象。该准则的实施对于医院的发展至关重要，也为其他组织提供了宝贵的启示，强调员工行为规范和素质提升有助于在竞争激烈的市场中脱颖而出。未来，医院应进一步完善准则的制定和实施，加强对员工行为的监督和管理，不断提高服务质量和医院形象，为医院的可持续发展奠定坚实的基础。

（二）提高文化力行动之二：打造"一科室一文化"

1. 概述　文化是人类生存活动中创造出的物质和精神成果，具有延续、传承和发展的作用。科室文化是指医疗团队在日常工作中形成的一种共同的价值观、行为准则和工作方式。科室文化是从医院文化演化而来的，是一个科室在长期的医疗实践活动中塑造、培养、提炼而成的，是科室业务技术和精神风貌的集中体现。一个良好的科室文化可以提高医疗团队的凝聚力和工作效率，为患者提供更好的医疗服务。

在医院文化建设中，各科室文化建设是基础单元，影响着医务人员、科技工作者的价值观及从业行为，对于推进学科建设和人才培养、提高职工满意度和幸福感、充分发挥科室业务功能、推进医院可持续发展有着不可低估的作用。因此，加强医院科室文化建设已成为医院文化建设中不可忽略的内容。科室文化建设如果仅仅依靠自发的历史积淀，很难适应当今社会发展对医院工作的要求，因而需要采取更加积极的措施去培养和塑造，促进科室和医院文化发展，提升科室和医院"软实力"。

2. 案例展示　某医院大力实施"文化兴院"战略，成立文化建设领导小组，制定员工行为准则，统筹推进物质文化、制度文化、行为文化、精神文化一体建设，着力打造一种彼此依靠信赖、共同进步发展的医院文化。各科室在院党委领导下，以"守护妇女儿童健康"为主线，聚焦专业特色，精心设计科徽、科训，凝练"一科室一文化"。

如党委办公室"忠诚担当、团结奋进"，秉承始终对党忠诚、站稳人民立场；始终担当作为、守护妇幼健康；始终团结一致、凝聚发展之力；不断奋进争先、干在实处。产科"博爱仁术、护佑新生"，坚守母婴安全的文化底蕴。儿保科"厚德、至善、精博、卓越"以心筑牢"儿童优先"的价值传承。检验科"以质检之、以德验之"彰显医者仁心、心怀仁德、守牢质量这根生命线。全院多个科室（科室数目需确定）参加了科室文化凝练与展示。

该医院通过文化建设，荣获首批国家妇幼健康文化特色单位、省高质量发展示范医院建设单位、省现代医院管理制度试点单位等多个奖项。这些成绩不仅伴随着公众对医院环境、职业形象、员工行为等各方面的认可和信任，也是医院软实力获得全面提升的有力体现。

3. 总结　"一科室一文化"的科室文化建设对于医疗机构来说具有重要意义。一个良好的科室文化可以提高医疗团队的凝聚力和工作效率，提高患者的满意度，推动医院整体发展，为提供高质量医疗服务奠定坚实基础。

首先，它能促进团队凝聚力的提升。在一个科室内，医生、护士、技术人员等成员需要紧密合作，携手完成各项工作任务。良好的科室文化能够建立成员之间的互信与合作关系，增强团队协作精神，共同应对工作中的挑战。同时，它为团队创造了积极向上的工作氛围，激励每个成员积极投入工作，追求卓越。

其次，科室文化建设能够显著提高团队的工作效率。通过鼓励成员积极探索和创新，文化建设不断推动工作质量和效果的提升。团队成员通过分享经验与学习资源，促进彼此间的知识交流和成长，进而提升整个团队的综合素质，推动科室整体表现的持续改进。

此外，科室文化建设对于提升患者满意度具有深远意义。患者是医疗服务的核心对象，良好的科室文化能够让患者感受到团队的关心和专业，增强医患之间的信任感。这不仅有助于缓解患者的焦虑情绪，还能有效提升治疗效果和康复速度，从而提高患者对医疗服务的整体满意度。

（三）提高文化力行动之三：创立"一支部一品牌"

1. 概述　文化建设作为医院党的建设的重要组成部分，既是组织工作，更是意识形态工作，"一支部一品牌"是加强支部建设的有效途径，旨在提升党组织的凝聚力和战斗力。各支部需结合自身实际情况，塑造独具特色的品牌，包括品牌名称、标识、内涵及理念。通过"一支部一品牌"建设，激发支部创造力与活力，提高知名度与影响力，进一步增强党组织的凝聚力与战斗力，为党建工作提供坚实保障。

2. 案例展示　某医院聚焦我为群众办实事，让服务贯注仁心，提升服务对象就医体验，开展"党建与服务融合"案例评比。以党建业务融合为主线，以特色品牌创建为抓手，以载体持续创新为导向，努力打造"一个支部一个特色，一个支部一个亮点，一个支部一座堡垒"。54 个支部 56 个有情感、有温度、有色彩的服务案例。

（1）创新"三全"服务：志愿者服务中心创新"三全"服务模式（管家式全过程服务、一站式全方位服务、一条龙全时空服务），助力健康孕育。"三全"管家模式，实现"小管家，大服务"。管家式服务贯穿全过程，365 天 24 小时"线上线下"贯穿全时空，多科室协作贯穿全方位，提升孕产妇健康管理，为母婴安全保驾护航，让服务对象更安心、放心、舒心。

（2）"一件事一次办"：围绕"办好一件事，只需跑一次"的目标，该院院办党支部、医学遗传党支部、门诊党支部、财务党支部打造服务提速、畅通道、优流程的案例，推行"一站式预约""一站式采血""一站式转诊""一站式结算""一站式报账""行政审批一站式""羊水穿刺一站式"等，发挥"小窗口，大能量"作用，以最短的时间、最快的速度、最优的服务，把服务对象主体要办的事项办好，让服务对象满意度越来越高。

（3）"服务一次，陪伴一生"：盆底专科党支部完善术后回访体系，以服务对象满意为目标，积极推行医院倡导的院前、院中、院后的一体化医疗服务模式，将医疗服务延伸至院后和家庭，使住院患者的院外康复和继续治疗能得到科学、专业、便捷的技术服务和指导，把服务对象的事情当成自己的事，真正做到"服务一次，陪伴一生"。

（4）开展"四个助力"：门诊党支部开展"四个助力"行动，设立"先锋示范岗""志愿者服务站"，开设"关爱一老一小"服务点、联盟单位绿色通道、晶心关爱母婴室、免费爱心营养早餐、行李寄存点等，完善"无假日门诊"服务内涵，推出"三个当天"服务举措（当天看上病，当天做完检查，当天住上院），进一步提高服务对象的就医获得感，提升门诊患者的满意度；采血室实行6个"一"服务，即一碗爱心粥、一颗爱心糖、一杯甜心水、一张舒适椅、一条温馨提示、一片休息区。同时，医院门诊智能线上导诊、3D全景智能导航、空中诊室问诊、病历复印到家、药物配送到家等贴心举措，让"为民办实事"常态化、长效化有机结合起来，持续做实人民群众可感受、能体验、得实惠。

3. 总结 "一支部一品牌"，在落实"为民办实事"行动中，体现党支部的战斗堡垒作用和党员的先锋模范作用，彰显为民服务显真心，贴心服务暖人心。通过开展"一支部一品牌"创建活动，积极探索新形势下加强党建工作的新方法，探索党员发挥先锋模范作用的新途径，使每个党支部都拥有一个有内涵、有影响的团建品牌，在医院党建工作中形成较大的影响力、较高的知名度和美誉度，为全院基层党建工作的科学发展起到一定的示范、引领和辐射带动作用。

（四）提高文化力行动之四：践行"一年一主题"

1. 概述 在高效发展的时代背景下，"一年一主题"作为一种前瞻性手段，核心在于深度聚焦与战略发展的紧密结合。它不是口号，而是一种管理创新的工具；它不是战略，但是构成战略的要素；它不同于具体计划，但贯穿于各项活动之中，是年度计划制定的纲领；它区别于执行，但又是医院战略推进的路线；它的实施效果可能不会立竿见影，真正"解决"一个问题，可能需要一年甚至更长时间；它也不能只追求短期效果，而是促使我们形成长期的行为习惯和思考方法。

2. 案例展示 某医院践行一年一主题的做法如下：

（1）选择主题：某医院根据上级政策，为推动医院作风建设走深走实，让新风正气在新征程上不断充盈，以"改文风、转作风、强队伍"为主题，着力开展作风建设。

（2）制订目标和计划：根据医院主题撰写医院年度工作计划，并通过院长办公会、党委会、职代会审议通过。

（3）实施计划：

1）大力实施"政治铸魂工程"：①强化忠诚意识。提高政治站位、强化政治担当，掀起认真学习宣传党的精神热潮，组织中心组学习和第一议题学习，组织团员青年学习党的讲话精神等。②强化从严治党。制定党建工作要点，列出工作责任清单。开展作风建设年工作，简化职能部门办事流程，临床保健医技总支列出"我为群众办一件实事"清单。组织召开领导班子民主生活会、民主党派座谈会，推进落实意见建议。

2）大力实施"固本强基工程"：完善组织建设。完成党委、纪委换届选举，配强好班子，提升战斗力。以"五化"建设为重点，开展党建考核"三结合""三挂钩"，各科室积极创建"党建示范点"，着力申报"党员示范岗"，激发内生动力，推进基层党组织全面进步。落实"双培养"机制，发展高知党员。开展整建提质工作。全面梳理党支部设置情况，每月督查支部工作情况，开展党风廉政查房。

3）大力实施"正风肃纪工程"：①以政治建设为引领，通过强化会议决策、换届选举、巡察反馈整改的监督，推动政治监督常态化。②以"网格化"全员监督为抓手，通过风控事项监督、党风廉政查房、经济往来单位诚信廉洁考评、"以案释纪"警示教育月活动以及廉政风险点排查等，推动日常监督具体化。③以纠"四风"树新风为目标，通过"作风建设年"活动、中央八项规定和省委九项规定精神执行情况自查自纠以及重要节点系列廉政教育工作，推动作风建设走深走实。④以能力提升为主题，通过季度纪检工作例会、纪检干部培训等方式，推动队伍建设专业化。对经济往来单位进行考评，通过风险防控系统对"三重一大"流程事项完成情况进行监督。

4）回顾与反思："作风建设不可能一蹴而就，毕其功于一役，必须常抓不懈、久久为功。"该院通过找准作风问题症结，靶向精准施治，引导党员干部自觉校准思想之标、绷紧作风之弦，不断推进作风建设常态化长效化，努力在全院上下形成求真务实、清正廉洁的新风正气。

3. 总结 "一年一主题"活动的开展，将党的创新理论与医院业务紧密融合，为医院发展改革与发展凝心聚力、鸣锣开道。通过引导职工聚焦年度目标任务，鼓励其立足岗位、主动作为、勇于担当，推动个人与医院的有机融合，进而促进医院高质量发展。同时，通过明确发展方向，落实各级党组织的主体责任及各部门的具体责任，激发全体员工的工作积极性，确保全院上下同心协力、步调一致，共同推动医院的高质量发展。

参考文献

[1] 段永刚. 全面质量管理（第四版）［M］. 北京：中国科学技术出版社，2018.

[2] 朱丽琴，祝益民. 医院卓越服务体系建设与管理实践［M］. 北京：人民卫生出版社，2023.

[3] 周庆，桑爱民，高建林. 加强管理部门工作作风与效能的实践与思考［J］. 医院管理论坛，2018，35（2）：61-62，60.

[4] 李春香. 护理人员专业核心价值观与组织公民行为相关性实证研究［D］. 太原：山西医科大学，2015.

[5] 孙永正. 管理学［M］. 北京：清华大学出版社，2007.

[6] 国家卫生健康委员会. 2021年我国卫生健康事业发展统计公报［EB/OL］. （2022-07-12）［2023-01-14］. http：//www.nhc.gov.cn.

[7] 王锐，那丽，马月丹，等. 卫生健康高质量发展的内涵与路径选择［J］. 卫生经济研究，2022，39（7）：1-4.

[8] KIM D，KUMAR V，KUMAR U. Relationship between quality management practices and innovation［J］. OPER MANAG，2012，30（4）：295-315.

[9] 何含兵，柴金龙，赵世光，等. 基于大质量观的公立医院高质量发展转型策略［J］. 中国医院管理，2021，41（8）：1-3.

[10] 朱洪彪. 现代医院管理制度深化改革的三个维度［J］. 中国卫生，2022（10）：58.

[11] 罗莉，许媛媛，房良，等. 基于全面质量管理理论构建城市医疗集团HB-HTA小组的论证［J］. 中国卫生质量管理，2023，30（7）：78-81.

[12] 赵昂，曹卫军，张哲民，等. 基于全面质量管理理念的专科医院医疗技术管理实践与成效［J］. 现代医院管理，2024，22（1）：50-53.

[13] 胡琼伟，臧鑫，唐通军. 现代医院管理制度下医院等级评审实践与思考［J］. 现代医院，2024，24（3）：348-350.

[14] 杨红梅. 医院全面质量管理体系的构建研究［J］. 现代企业文化，2022（11）：34-36.

[15] 匡超，李盈，王佳. 基于三大质量管理理论的医院全面质量管理体系构建探索［J］. 经济管理文摘，2021（1）：30-31.

[16] 谢珮，朱平华，庞婷，等. 现代医院管理制度下公立医院决策机制评价指标构建研究［J］. 中国医院，2022，26（4）：19-21.

[17] 蒲莹莹，朱清叶，陈子扬，等. 我国公立医院高质量发展的热点与重点问题分析［J］. 中国卫生事业管理，2023，40（7）：516-519.

[18] 姚敏，孙燕楠，耿丽丽，等. 公立医院高质量发展几个相关文件的分析与思考［J］. 中国卫生标准管理，2024，15（6）：35-38.

[19] 李枝国，程湘晖，周蓉，等. 以质量月报推动全面质量管理体系改进［J］. 中国卫生质量管理，2012，19（2）：42-43.

[20] 范关荣. 医院质量管理：制度与规程［M］. 上海：世界图书出版公司，2010.

[21] 王炳龙，程永忠. 医疗质量与安全管理［M］. 北京：中国协和医科大学出版社，2022.

[22] 马旭东，尹畅. 医疗质量持续改进案例集［M］. 北京：科学技术文献出版社，2023.

[23] 丁胜，蒋文君. 医疗质量管理办法视角下过程质量管理在我院的应用与体会［J］. 江苏卫生事业管理，2017，28（6）：48-49.

[24] 徐蕊，钟秀明，刘华锋. 基于三大质量管理理论的医院全面质量管理体系构建［J］. 现代医院管理，2020，18（5）：2-6.

［25］ 曾仕强. 中国式管理［M］. 北京：北京联合出版公司，2015.

［26］ 滕锦楠，戴真煜，陈立萍，等. 内部审核机制在医院质量持续改进中的应用［J］. 中国医院管理，2018，38（7）：34－36.

［27］ 中华人民共和国财政部，中国证券监督管理委员会，审计署，等. 企业内部控制应用指引第 15 号：全面预算［J］. 冶金财会，2012，31（4）：46－47.

［28］ 国务院办公厅关于推动公立医院高质量发展的意见. 国办发〔2021〕18 号［EB/OL］.（2021－6－4）. https：//www. gov. cn/zhengce/zhengceku/2021－06/04/content_5615473. htm.

［29］ 中华人民共和国财政部. 行政事业单位内部控制规范（试行）. 财会〔2012〕21 号［EB/OL］.（2012－11－29）. http：//kjs. mof. gov. cn/zhengcefabu/201212/t20121212_713530. htm.

［30］ 中华人民共和国财政部. 2019 年度行政事业单位内部控制报告. 财会函〔2019〕16 号［EB/OL］.（2019－12－27）. http：//kjs. mof. gov. cn/gongzuotongzhi/202001/t20200103_3454448. htm.

［31］ 关于印发公立医院内部控制管理办法的通知（国卫财务发〔2020〕31 号）［J］. 中华人民共和国国家卫生健康委员会公报，2020（12）：208－217.

［32］ 湖南省财政厅. 行政事业单位内部控制基本操作指引. 湘财会〔2016〕12［EB/OL］.（2016－7－22）. http：//czt. hunan. gov. cn/czt/ztzl/kjxxw/zcfg_1/201607/t20160722_5060450. html.

［33］ 关于印发《关于深化中央企业内部审计监督工作的实施意见》的通知（国资委 国资发监督规〔2020〕60 号）［J］. 交通财会，2020（11）：87－91.

［34］ 张宗久. 中国医院评审实务［M］. 北京：人民军医出版社，2013.

［35］ 罗胜强. 医院内部控制建设实务与案例解析［M］. 上海：立信会计出版社，2023.

［36］ 卓屹. 2008 版 ISO 9001 质量管理体系运行指南［M］. 北京：中国标准出版社，2009.

［37］ 刘颖，曹琦，王丹. 现代医院管理制度背景下公立医院领导力探索［J］. 中国卫生政策研究，2019，12（4）：13－19.

［38］ 周雪，刘国栋，张亚超，等. 公立医院高质量发展阶段院长数字领导力及其培育的三元模型［J］. 中国医院管理，2023，43（10）：74－77.

［39］ 王萌.《品管圈护理实用手册》出版：放品管圈活动联合集束化护理对放射科患者康复质量的提升［J］. 介入放射学杂志，2022，31（6）：636.

［40］ 张丹，严越，刘庭芳. 品管圈现况把握阶段常见问题解析［J］. 中国医院管理，2021，41（3）：42－45.

［41］ 李金花，祝益民，朱丽辉，等. 医院卓越服务研究进展与展望［J］. 中国护理管理，2024，24（3）：442－446.

［42］ 朱秀梅，鲍明旭，方琦. 变革领导力与创业拼凑：员工建言与刻意练习的权变作用研究［J］. 南方经济，2018（6）：102－119.

［43］ 贠杰. 组织领导力：中国共产党治理成就的制度逻辑［J］. 管理世界，2021，37（8）：20－30.

［44］ 鲁安平，李成祥. 医院全面质量管理［M］. 北京：中国展望出版社，1990.